医師国家試験の
取扱説明書

民谷健太郎

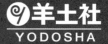

謹告

　本書に記載されている診断法・治療法に関しては，発行時点における最新の情報に基づき，正確を期するよう，著者ならびに出版社はそれぞれ最善の努力を払っております．しかし，医学，医療の進歩により，記載された内容が正確かつ完全ではなくなる場合もございます．

　したがって，実際の診断法・治療法で，熟知していない，あるいは汎用されていない新薬をはじめとする医薬品の使用，検査の実施および判読にあたっては，まず医薬品添付文書や機器および試薬の説明書で確認され，また診療技術に関しては十分考慮されたうえで，常に細心の注意を払われるようお願いいたします．

　本書記載の診断法・治療法・医薬品・検査法・疾患への適応などが，その後の医学研究ならびに医療の進歩により本書発行後に変更された場合，その診断法・治療法・医薬品・検査法・疾患への適応などによる不測の事故に対して，著者ならびに出版社はその責を負いかねますのでご了承ください．

はじめに

　2013年の秋。私は軽井沢に向かう途中でした。
　医師5年目は、医師国家試験予備校講師の仕事を主軸にしていた頃です。当時、東京に住んでいたということもあり、大学受験の浪人時代にお世話になった予備校講師の西きょうじ先生に再会したいと思い立ちました。無理を承知でコンタクトを取ったところ、会えることになったのです。
　うれしさと緊張感と懐かしさと、いろいろな感情が複雑に混同した心理状態で軽井沢行きの電車に乗りました。

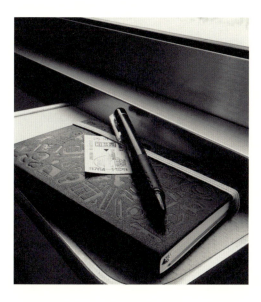

　実は、あらかじめ「時間は限られているから話したいことを事前にまとめておいてほしい」という宿題が課されていました。浪人時代にお世話になったことの御礼と、近況を報告したかったというシンプルな動機があっただけでしたが人に会うということは相手の時間をつかうことでもあるのです。自分本位ではなく相手のことを配慮しなければ…と頭を抱えながら、ああでもない、こうでもないと電車の中で悶々としてしたのです。

　軽井沢に着いて電車を降りると、雲の位置が高いせいか、いつも以上に空が広く思えました。いつのまにか、邪念は消え失せていました。せっかくの機会だし、貴重な時間を楽しむことに集中した方がいいに決まっている、と。
　そして、待ち合わせの場所で、彼と再会しました。席に着いて自分は何者かを伝えるために用意してきた2枚の名刺を渡しました。

□ 医師国家試験予備校講師の名刺
■ 救急科医師の名刺

　私は「臨床医×医学教育」の領域で仕事をしている民谷健太郎です、と２枚の名刺を添えて自己紹介をしました。そのとき、目が丸くなって目尻が緩み「おもしろいヤツだな」「大したもんだ」と言った恩師の表情が印象的でした。大それた話をすれば、その瞬間に自分のアイデンティティが確立されたかのような電撃が走ったのです。昼食をとった後は、なんと、additional time が与えられ、愛犬の散歩に付き添わせていただきました。小一時間、軽井沢の道をゆっくりと歩き、とても穏やかな気持ちになれたこと、そして、そのときの紺青の空は例えようのないくらいの壮大さで満ちていたことを今でも鮮明に覚えています。

　あれから５年、『医師国家試験の取扱説明書』が書籍化されました。
　私の医師国家試験予備校講師としての経験と、現役救急科医のキャリアを具現化したのが本書だといっても過言ではありません。昨今、単なる「資格試験」の対策のみでは医師国家試験には対応が難しい時代に突入しました。従来型の過去問中心の演習スタイルが重要であることには変わりありませんが、「臨床色の強い問題」の対応には限界があります。そこで自分の強みを生かして医学生や研修医に何か還元できないかという発想で生まれたのが、メールマガジン【医師国家試験の取扱説明書〈通称、国試のトリセツ〉】です。本書はメールマガジンの記事の中でも特に有用だと思われるものを厳選して、その配置にもこだわりました。現役の臨床医だからこそ書ける医師国家試験の解説本として、末永く医学生に愛読されるような設計を心がけています。
　「十年後の医学生の手にも」というコンセプトが本書に組み込まれています。医師国家試験対策における普遍的なルール、コツ、方略を毎年の受験生に伝えたいという思いで書き上げました。多くの医学生が医師になるためのプロセスの一端を本書が担えたら幸いです。

2018年8月9日　民谷 健太郎

医師国家試験の取扱説明書

はじめに 3
カリキュラム〜本書の処方箋〜 8
カラーアトラス 12

第1章 医師国家試験の取扱原則

Introduction 16
1 医師国家試験の過去問を大切に取り扱う 19
2 診断ツールを自在に操る 23
3 臨床実地問題の本文は前から後ろへ順に読む 27
4 本文→画像→設問→||大きな壁||→選択肢の順を厳守する ... 30
5 文字は全てに目を通す 33
6 迷ったら主訴と設問に着眼する 37
7 精度と速度のバランスを調整して演習する 41

第2章 資格試験の観点からの医師国家試験

Introduction 46
§1 一般問題
8 出題者の意図を汲む 51
9 選択肢のつくり方を意識する 55
10 正しい内容を述べた選択肢から要点を抽出する 59
11 誤った内容を述べた選択肢では誤りの箇所を正す 61
§1 一般問題／§2 臨床実地問題
12 taxonomyの理論で出題パターンを認識する 64
§2 臨床実地問題
13 症例情報の後半には特異度の高い所見が来やすい 71
14 主訴に立ち返る 75
15 設問文を正確に捉える 79
16 画像所見は言語化する 83

§3 必修問題
- **17** 見直しで迷ったときには最初の答えを優先させる …… 86
- **18** 禁忌問題は治療・緊急性・倫理的配慮で察知する …… 92
- **19** local factor は排除する …… 99
- **20** モヤモヤ問題をいち早く察知して適切に対応する …… 103

§4 演習の工夫
- **21** 過去問は直近3カ年分を徹底的に研究・演習する …… 109
- **22** 30秒サマリーで反復の回数を増やす …… 112
- **23** 速読では①診断、②根拠、③治療 を確認する …… 118
- **24** 臨床実地問題の典型症例は本文ごと覚える …… 123

第3章 実臨床の観点からの医師国家試験

Introduction …… 130

§1 アセスメント
- **25** アセスメントとは情報に意味を与えること …… 133
- **26** 背景知識が評価基準を決める …… 137
- **27** 情報の取捨選択のセンスを身に付ける …… 141
- **28** 解剖と病態を想像する …… 145
- **29** EBM を問題から汲み取る …… 149
- **30** 陰性所見に注目する …… 153

§2 診断推論
- **31** 診断のエントリーはパターン認識で捉える …… 157
- **32** snap diagnosis では以降の情報を確認目的に利用する …… 161
- **33** 似たような疾患はグループ化して拾い上げる …… 165
- **34** 症候論から鑑別疾患を挙げる …… 169
- **35** semantic qualifier で鑑別リストを単純化させる …… 173
- **36** 緊急度は red flag sign で伝える …… 177
- **37** 二項対比で鑑別する …… 183
- **38** 診断を下すには定義が必要となる …… 187

§3 decision making
- **39** 優先度を考えて decision making を組み立てる …… 191
- **40** 知見の update を絶えず重ね続ける …… 195
- **41** 治療効果判定の指標を設計する …… 198

§4 実臨床リアリティ

- **42** 実臨床と資格試験との乖離を知る ……………………………… ☐☐☐ 203
- **43** closed question で疾患特異的な情報を引き出す ……………… ☐☐☐ 207
- **44** 時間感覚をイメージする ………………………………………… ☑☐☐ 210
- **45** 疫学的な頻度を意識する ………………………………………… ☐☐☐ 215
- **46** 置かれている状況を的確に把握する …………………………… ☐☐☐ 219
- **47** 臨床には正解がない ……………………………………………… ☐☑☐ 223

第4章 統合演習 …………………………………………………………… 228

付録

- ❶ 本書のデザイン ……………………………………………………… 292
- ❷ エラー集 ……………………………………………………………… 297
- ❸ 30秒サマリー実例集 ………………………………………………… 306
- ❹ 各種文献の使い分けについて ……………………………………… 310
- ❺ 推薦図書 ……………………………………………………………… 312

おわりに ………………………………………………………………………… 316

column 一覧

●本書の活用方法…17 ●最初の3秒…18 ●無意識の意識化と反復演習…36 ●主訴から得られる恩恵…78 ●論点…82 ●先手の診療…85 ●選択肢の弊害…87 ●所見の多数決…91 ●現場で本当にβ遮断薬禁忌を回避できるか…93 ●禁忌問題に対する心構え…98 ●メールマガジン「医師国家試験の取扱説明書」…102 ●医師国家試験の特性…108 ●患者と症例…125 ●"粋な診療"をめざして…126 ●解剖学・生理学の重要性…148 ●EBMとは…151 ●陰性所見の効用…156 ●言葉の選択…160 ●診断推論の早期閉鎖…164 ●最初から与えられるか、自身で拾い上げるか…172 ●低血糖で血液培養…176 ●疾患概念の確立と実践と…190 ●安全に失敗してもよい環境を…194 ●シマウマは好きですか？…218 ●「今」「ここ」でできること／できないこと…221 ●臨床実地問題の本文が一般問題で出題されるとしたら…238 ●基本的な医学知識の習得のために…243 ●足し算的の次は引き算的…250 ●誤読が生じるメカニズム…255

カリキュラム
～本書の処方箋～

　本書は「医師国家試験の取扱説明書」です。そのタイトルが示すように、医師国家試験をどのようにハンドリングしていくかが主題となっています。

　主な読者の対象は5、6年次の医学生を想定して制作しましたが、「医師国家試験」に興味を持っている方が本書を手に取ることも想像できます。医師国家試験の受験期の医学生以外にも、病院実習前の医学生、初期研修医、指導医、大学教員、医学生の保護者、医療業界の他職種、というように多岐にわたることでしょう。そこで、それぞれの立場・時期に応じて本書を効率よく活用できるようなカリキュラムを設計しました。以下のように読者の対象をtype AからFの6系統に分類して、それぞれに推奨される処方を示しています。AからEは医学生/医師、Fはその家族を想定しています。

- **A** After Clinical Clerkship　　受験準備期の医学生〈6年次〉
- **B** Before Clinical Clerkship　　病院実習前の医学生〈1-4年次〉
- **C** Clinical Clerkship　　病院実習中の医学生〈4-6年次〉 ← main target
- **D** Medical Doctor　　臨床医 (特に 初期臨床研修医)
- **E** Educator　　指導医/大学教員
- **F** Family of medical student　　医学生/医師の家族

　受験準備期は、医師国家試験の過去問演習が中心となります。過去問解答解説集（メディックメディアの「クエスチョン・バンク」など）や各予備校講義がメインの教材となりますので、その演習効率を向上させるようなカリキュラムにしました。資格試験の観点で、医師国家試験を確実に合格するためには、どうすればよいかという一点に照準を当てています（第1章、第2章に焦点を当てています）。

　病院実習中は、比較的時間を確保できる期間です。過去問演習に割く時間はもちろん、昨今の医師国家試験の臨床化傾向に対応できる唯一の時間とも換言できます。したがって、十分な時間を費やして、本書を前から順に通読することを推奨しています。

　また、病院実習の前段階では、まずCBTやOSCEをクリアしなければならないという障壁がありますが、長期的な視点で医師国家試験の準備をしたいという医学生は本書のよい適応となるでしょう。臨床医の思考や実臨床のリアリティを早期に展望できるように、読みやすいコラムや実習前に役立つコンテンツを中心にpick upしています。

　卒後についても、初期研修医で有用な技術や、指導のヒントになる箇所をカリキュラムとして提示しています。(第3章に焦点を当てています)

　このように、読者の立ち位置ごとに推奨されるコンテンツを設計したので、右ページの図を参考に現在位置を確認し、typeごとの処方箋をチェックしてください。

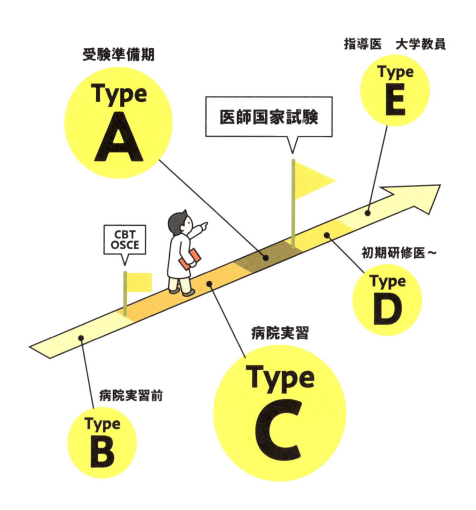

詳細は次ページへ→

Type A 受験準備期（試験まで6カ月以内）

試験合格をいちばんの目的として、過去問演習の効果向上を図る。　　　演習日

- [ ] 第1章　［解く］→［読む］（計 7問）　　　　　　　　　　　　／　／
- [ ] 第2章　［解く］→［読む］（計17問）　　　　　　　　　　　　／　／

- [ ] p108 column「医師国家試験の特性」　　　　　　　　　　　　　／　／
- [ ] p238 column「臨床実地問題の本文が一般問題で出題されるとしたら」　／　／
- [ ] p172 column「最初から与えられるか、自身で拾い上げるか」　　　／　／
- [ ] p91　 column「所見の多数決」　　　　　　　　　　　　　　　 ／　／

- [ ] 第3章　［読む］　（時間が確保できれば）　　　　　　　　　　／　／
- [ ] 第4章　［読む］　（時間が確保できれば）　　　　　　　　　　／　／

Type A' 受験直前期（試験まで1カ月以内）

主に試験当日を想定した準備を最優先事項とする。　　　　　　　　　演習日

- [ ] 本書マーカー部分のみを拾い読み→直前に確認したいフレーズを1ページにまとめる　／　／
- [ ] 付録②エラー集　　　　　　　　　　　　　　　　　　　　　　／　／

- [ ] #21 過去問は直近3カ年分を徹底的に研究・演習する　　　　　　／　／
- [ ] #15 設問文を正確に捉える　　　　　　　　　　　　　　　　　／　／
- [ ] #39 優先度を考えて decision making を組み立てる　　　　　　／　／
- [ ] #17 見直しで迷ったときには最初の答えを優先させる　　　　　／　／
- [ ] #20 モヤモヤ問題をいち早く察知して適切に対応する　　　　　／　／
- [ ] #18 禁忌問題は治療・緊急性・倫理的配慮で察知する　　　　　／　／
- [ ] p98 column「禁忌問題に対する心構え」　　　　　　　　　　　／　／
- [ ] p305 致命的なエラーを未然に防ぐ Power Phrase 集　　　　　　／　／

Type B 病院実習前

病院実習で効果的な学びを得るには、
どのような準備をして臨めばよいかのヒントをつかむ。　　　　　　　演習日

- [ ] p126 column「粋な診療をめざして」　　　　　　　　　　　　　／　／
- [ ] p243 column「基本的な医学知識の習得のために」　　　　　　　／　／
- [ ] p18　 column「最初の3秒」　　　　　　　　　　　　　　　　　／　／
- [ ] p93　 column「現場で本当にβ遮断薬禁忌を回避できるか」　　　／　／
- [ ] p148 column「解剖学・生理学の重要性」　　　　　　　　　　　／　／

- [ ] # 2 診断ツールを自在に操る　　　　　　　　　　　　　　　　／　／
- [ ] #13 症例情報の後半には特異度の高い所見が来やすい　　　　　／　／
- [ ] #16 画像所見は言語化する　　　　　　　　　　　　　　　　　／　／
- [ ] 統合演習5　カルテ記載のコツ　　　　　　　　　　　　　　　 ／　／

- [ ] 第3章　［読む］（計 23問）　　　　　　　　　　　　　　　　／　／

- [ ] p152 coffee break「evidence をどのように検索するか？」　　　／　／

Type C　病院実習中

第1章→第2章→第3章→第4章　配置された順に[解く]＋[読む]　　演習日

- ☐ 第1章　[解く]→[読む]（計 7問）　　／　／
- ☐ 第2章　[解く]→[読む]（計17問）　　／　／
- ☐ 第3章　[解く]→[読む]（計23問）　　／　／
- ☐ 第4章　[解く]→[読む]（計10問）　　／　／

- ☐ 付録④各種文献の使い分けについて　　／　／

Type D　臨床医（初期研修医）

初期研修医の日常診療において役立つエッセンスを集めた。　演習日

- ☐ #2 診断ツールを自在に操る　　／　／

- ☐ p78　column「主訴から得られる恩恵」　　／　／
- ☐ p250 column「足し算的の次は引き算的」　　／　／
- ☐ p152 coffee break「evidence をどのように検索するか？」　　／　／

- ☐ #22 30秒サマリーで反復の回数を増やす　　／　／
- ☐ 付録③ 30秒サマリー集　　／　／

- ☐ 第3章　[読む]（計23問）　　／　／

Type E　指導医／大学教員

医学生を指導するという立場で有用なコンテンツを提示する。　演習日

- ☐ #1 医師国家試験の過去問を大切に取り扱う　　／　／
- ☐ #12 taxonomy の理論で出題パターンを認識する　　／　／

- ☐ p82　column「論点」　　／　／
- ☐ p85　column「先手の診療」　　／　／
- ☐ p160 column「言葉の選択」　　／　／
- ☐ p164 column「診断推論の早期閉鎖」　　／　／
- ☐ p194 column「安全に失敗してもよい環境を」　　／　／

- ☐ 付録（①〜⑤のすべて）　　／　／

Type F　医学生／医師の家族

家族に医師国家試験の受験生がいる方へ。　演習日

- ☐ #21 過去問は直近3カ年分を徹底的に研究・演習する　　／　／
- ☐ #42 実臨床と資格試験との乖離を知る　「医師国家試験改善検討部会 報告書」　　／　／
- ☐ #47 臨床には正解がない　　／　／
- ☐ 統合演習⑩ VBP　[解く]→[読む]　　／　／

- ☐ p231 coffee break「窓の縁」　　／　／
- ☐ p108 column「医師国家試験の特性」　　／　／
- ☐ p172 column「最初から与えられるか、自身で拾い上げるか」　　／　／
- ☐ p255 column「誤読が生じるメカニズム」　　／　／

Color Atlas

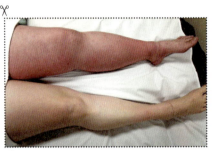

Ⓐ **2** 診断ツールを自在に操る
〈108H31〉参照　p23

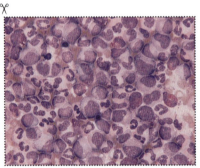

Ⓑ **9** 選択肢のつくり方を意識する
〈110I49〉参照　p55

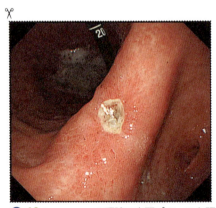

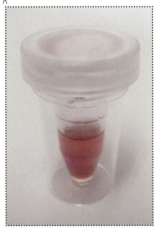

Ⓒ **12** taxonomyの理論で出題パターンを認識する
〈108G67、68〉参照　p64、65

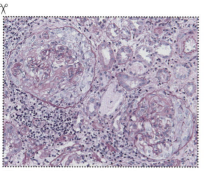

D 13 症例情報の後半には特異度の高い所見が来やすい
〈109D38〉参照　p71

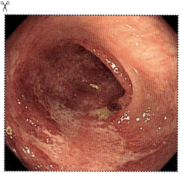

E 16 画像所見は言語化する
〈110A48〉参照　p83

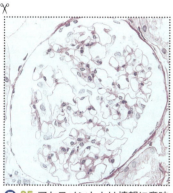

F 25 アセスメントとは情報に意味を与えること
〈100A38〉参照　p133

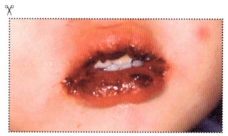

G 38 診断を下すには定義が必要となる
〈108I56〉参照　p187

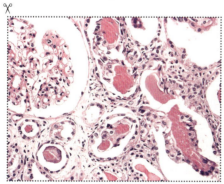

H 統合演習6
〈108I50〉参照　p263

第1章

医師国家試験の取扱原則

第1章

医師国家試験の取扱原則

Introduction

　本書では医師国家試験の過去問の中から良問を pick up して、それがどのような点で良問なのか、また、そこから抽出すべき学びのエッセンスは何なのかについて考察します。

　第1章は、「医師国家試験の取扱七大原則」がテーマです。医師国家試験の過去問は、演習には良質な教材となります。今後の医師国家試験を占うという点で、そして、臨床医としての御作法を身に付けられるという点で、極めて優れた題材だと言っても過言ではないでしょう。

> **医師国家試験の取扱七大原則**
> #1　医師国家試験の過去問を大切に取り扱う
> #2　診断ツールを自在に操る
> #3　臨床実地問題の本文は前から後ろへ順に読む
> #4　本文→画像→設問→||大きな壁||→選択肢の順を厳守する
> #5　文字は全てに目を通す
> #6　迷ったら主訴と設問に着眼する
> #7　精度と速度とのバランスを調整して演習する

　#3、#4、#5は七大原則の中でも最重要項目です。この原則を忠実に守ることで、多くの恩恵を受けられることになります。資格試験の演習としての観点では、過去問演習の効率化が図れるために少ない時間で大きな成果が期待できます。また、これらの原則は臨床医の思考に基づいてルール化されたものなので、原則を踏まえて過去問を演習するだけで、臨床医の思考プロセスを自然に身に付けることができます。最終的には、実臨床の観点からもこれらの原則の有用性を実感できるはずです。

　また、「診断」とは何か？ということを考えるには、感度・特異度といった診断手法の基本が前提になるので、#2「診断ツールを自在に操る」の項では、医師国家試験の攻略・実臨床への応用のどちらにも通用する内容を扱います。

医師国家試験の過去問演習を資格試験目的（単なる受験という意）で捉えたときに、次のような質問や疑問の声が受験生から聞こえることがあります。

「医師国家試験の過去問を解いているだけだと、臨床からかけ離れている気がする。初期研修医になる前に臨床力を高められる教材・方法はありますか？」

　将来的に臨床力を身に付けたいと思っている医学生にとっては、資格試験に通過するためだけと考えてしまうと、過去問演習が無意味に感じることもあるのでしょう。しかし、医師国家試験が大学受験と大きく異なる点は、将来の仕事に直結する内容を扱うということです。したがって、過去問演習の方法を少しアレンジするだけで、実は将来の臨床力につなげられるので無駄ではないと回答するようにしています。そのような意味でも、#1「医師国家試験の過去問を大切に取り扱う」というメッセージが本書で繰り返し登場します。

　ここで紹介する七大原則は、至高の格言です。これが、資格試験を解く上でも、そして臨床医の思考を身に付ける上でも有利に働くということが、本書を読み終える頃には身を以て実感できるような構成にしました。
　どうして本文を前から後ろに読む必要があるのか、選択肢から見てしまうと何が危険なのか、試験対策の格言が臨床力に関係するとはどういうことなのか、一緒に読み解いていきましょう！

column

本書の活用方法

　本書には、チェックボックスや課題の記入欄があり、読者による書き込みを推奨しています。著者の希望としては、どんどん書き込みをして自分なりのカスタマイズをしていただきたいというのが本音です。表紙にステッカーを貼るもよし、紙に使用感が出るまで読み返すのもよし、気になる箇所は切り抜いてもよし、究極は医師国家試験の合格のために本書を最大限に活用していただけると幸いです。

　記入フォームには日付欄もあるので併せて活用してください。思考を言語化するトレーニングの機会としても有用ですし、後日読み返したときに「この頃は、こうやって考えていた」ということを記録として残しておくこともできます。間違いや失敗を恐れずに、その時点での等身大のコメントを書き記してほしいという思いも込めて、日付欄を配置しています。樹木の年輪のように、成長の証が視覚化されるという効果も狙っていますので、迷うことなく書きなぐっていただきたいです。

　羊土社の編集スタッフも書き込みをしやすいような紙の素材を選んでくれているので、たくさんの書き込みを期待しています。最初の一筆が肝心なので、早速、好きなページに何か書いてしまいましょう（外観が同じなので、所有者の氏名を書くことを強く勧めたいです）。

> **column**

最初の3秒

　診療はどの瞬間から、はじまるのでしょうか。例えば一般外来では、患者が席に着いて対話をしはじめる時点がスタートに該当するのでしょうか。予診票が事前に記入されるようなシステムであれば、それは診察の前に入手できる貴重な情報となります。同様に、患者が診察室に入って来てから席に着くまでを観察するだけでも、有用な所見が得られるかもしれませんし、待合室にまで出向いて患者を直接呼ぶという方法を取れば、さらに前段階からアプローチすることができます。

　病棟の回診においても、救急車で搬送された患者の初療においても、患者に接したときの最初の3秒で得られる情報は思っている以上に膨大です。特に、経験を積めば積むほど、一度に認識できる情報量も増え、瞬時に得た情報の取捨選択も適切に行うことができます。

　その3秒に凝縮された医師のセンスがどのように磨かれていくかについても、本書のところどころで触れていきます。診断推論のartの領域にも迫る記述ですので、楽しみにしていてください。本書の最初に配置された〈110H2〉は、まさに「最初の3秒」がテーマとなっているので、「自分が診察するとしたら」という臨場感をもって読み進めていきましょう。医師国家試験の取扱説明書のはじまりです。

1 医師国家試験の過去問を大切に取り扱う

▶ Question

歩行時の姿位を次に示す。
この患者の左下肢に予想されるのはどれか。

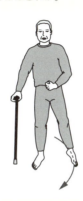

a 筋緊張低下
b 腱反射減弱
c 足クローヌス
d 線維束性収縮
e アステリキシス

〈110H2〉

正解 ⓒ

　本問のテーマは運動神経の障害です。イラストで示された肢位は上肢屈曲位・下肢伸展位であり、"Wernicke-Mann肢位"とよばれます。また、その肢位での歩行様式を「ぶん回し歩行」や「片麻痺歩行」と表現することがあります。これは脳梗塞などの後遺症で片麻痺となってしまった方がとる歩行様式であり、片側の上下肢の痙性麻痺が特徴的です。

　痙性麻痺とは、その名の示す通り、四肢が「突っ張ったような」麻痺であり、触診を行うと筋緊張が亢進していることがわかります。その対義語としては、弛緩性麻痺が該当します。こちらも文字通りの意味で「ダラっと緩んだような」麻痺を指します。

　痙性麻痺の所見から上位運動ニューロン障害を考え、ⓒ足クローヌスが正解となります。クローヌスは、上位運動ニューロン障害で見られる所見の1つであり、主に下肢で認めます。被検筋を受動的に急激に伸展させた際に筋が収縮と伸展を繰り返す現象で、「間代」とも呼ばれます。一方、ⓐ筋緊張低下やⓑ腱反射減弱、ⓓ線維束性収縮は下位運動ニューロン障害でみられる所見であり、ⓔアステリキシスは肝性脳症などの代謝性脳症で認める「羽ばたき振戦」を示す用語ですので不適です。

医師国家試験の取扱原則
#1 医師国家試験の過去問を大切に取り扱う

　本問を取り上げたのは「良問」だからという理由です。本書での「良問」とは、**「1つの問題から得られる学習項目・エッセンス・教訓が豊富で、繰り返し演習する価値のある問題」**と定義します。本問を通じて「上位運動ニューロン障害と下位運動ニューロン障害との鑑別」を復習することができるという点で「良問」だと判定しました。これは神経内科の講義で必ず触れられるテーマですし、各種試験にも頻出のテーマであり、しかも実臨床においても有用な知識となるのです。

　下位運動ニューロンは直接筋を支配しているので、その障害では筋を「動かせなく」なり、弛緩性麻痺を呈します。それに対し、上位運動ニューロンは主に、下位運動ニューロンを抑制する役割があります。筋緊張が亢進し過ぎないように、また、意図しない反射が出てしまわないように運動を制御している機能があるのです。したがって、上位運動ニューロン障害では筋緊張が亢進した痙性麻痺のパターンを呈します。深部腱反射が亢進することや病的反射が出現することも同様の理由で説明できます。

表● 上位運動ニューロン障害と下位運動ニューロン障害との鑑別

上位運動ニューロン障害	下位運動ニューロン障害
・痙性麻痺	・弛緩性麻痺
・深部腱反射の亢進	・深部腱反射の低下
・病的反射の出現	・病的反射なし
・筋トーヌス亢進（＝突っ張った状態）	・筋トーヌス低下（＝ダラっとした状態）

また「線維束性攣縮」というキーワードは下位運動ニューロン障害でみられることも付記しておきます。さらに学習が進むと、上位運動ニューロン障害・下位運動ニューロン障害に加えて筋の障害や神経筋接合部での障害についても触れることになりますが、まずは前ページの表について確実に覚えることが重要です。

　なお、脳梗塞に伴う運動麻痺は、上位運動ニューロンの障害に該当するので、「痙性麻痺」「筋トーヌスの亢進」「深部腱反射の亢進」「病的反射の出現」を認めます。
　このように基本的な医学知識が身に付いていると、臨床力の強化にも繋がります。
　外来の診察室で患者を呼んだときのことを思い浮かべてください。診察室のドアを開けて、椅子に座るまでのわずかな数歩を観察できます。その歩行様式が本問のイラストのような片側のWernicke-Mann肢位をしていたら、その患者の既往歴を瞬時に推論することもできるのです。
　過去問の演習の過程で、その背景に潜む出題テーマや関連知識から学びを得られた場合には、実臨床における診療にも大いに役立ちます。これが〈110H2〉を良問と言い切れる理由なのです。

　〈110H2〉のように、医師国家試験の問題の背景には明確な出題テーマが存在しています。一般に、一度解いてしまうと、2回目以降の演習では正解の選択肢を選ぶこと自体は容易となってしまいます。正解・不正解の結果のみに注目すると「正解できるから、この問題は卒業！」という判断で以降はskipすることも起こり得ます。しかし、**過去問演習の本質は「正解を選ぶこと」ではなく「正解に至るプロセス」**にあります。普段の演習では、**どのような過程を経て正解に至るのかを意識化**することが上達の近道になるのです。

　本書では、医師国家試験の過去問をどのように取り扱っていくと学習効果が高いかを説明していきます。その第1原則として掲げたいのが「医師国家試験の過去問を大切に取り扱う」という大原則です。本書を通じて、どのように「大切に」したらよいか、また、「取り扱う」とは具体的に何をしたらよいかを順を追って説明します。

医師国家試験の過去問は
① **出題テーマは医師になるうえで必要な知識・技術・態度が厳選されている**
② **正しく取り扱えば臨床力upにつながる**
③ **トレーニングに最適の教材である**

Coffee Break

チャンスについての考察

　機会というのは雨のように無数に降り注いでいるので、大事なのはそれをつかもうとするかどうかなのです。あとはその機会に耐えうる準備が事前になされているか否か。それがすべてです。

札幌東徳洲会病院 救急センター（センター長）　瀧　健治　先生

2 診断ツールを自在に操る

▶ Question

48歳の女性。左下肢の腫脹を主訴に来院した。
現病歴：3日前から特に誘因なく急に左下腿の腫脹、疼痛が出現した。
既往歴：2年前から更年期障害に対してホルモン補充療法を受けている。
生活歴：喫煙歴はない。飲酒は機会飲酒。
家族歴：特記すべきことはない。
現　症：意識は清明。身長154 cm、体重65 kg。体温36.8℃。脈拍92/分、整。血圧110/72 mmHg。呼吸数15/分。SpO_2 96 %（room air）。眼瞼結膜に貧血を認めない。眼球結膜に黄染を認めない。頸静脈の怒張を認めない。心音と呼吸音とに異常を認めない。腹部は平坦、軟で、肝・脾を触知しない。下肢の写真を右に示す。左下肢には部分的に表在静脈拡張が認められ、左下肢全体に圧痛を認めた。

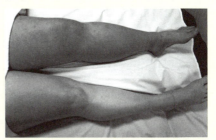

（p12 カラーアトラス🅐参照）

この患者で最も考えられる疾患についての諸検査の検査特性を表に示す。

	感度	特異度
Dダイマー測定	89 %	55 %
空気容積脈波検査	85 %	91 %
下肢静脈造影MRA	91 %	93 %
血小板シンチグラフィ	73 %	68 %
下肢静脈圧迫超音波検査	91 %	98 %

検査特性と侵襲を考慮した場合、確定診断のためにまず選択すべき検査はどれか。

ⓐ Dダイマー測定
ⓑ 空気容積脈波検査
ⓒ 下肢静脈造影MRA
ⓓ 血小板シンチグラフィ
ⓔ 下肢静脈圧迫超音波検査

〈108H31〉

正解 e

中年女性の片側の下肢腫脹・疼痛・発赤です。下肢腫脹で鑑別に挙げるべきは、リンパ浮腫、蜂窩織炎、深部静脈血栓症などです。
病歴・身体所見で診断に有用そうな情報をpickupすると次のような記述に注目することになりそうです。

- 中年女性
- 片側の下肢腫脹
- 急性の発症
- 熱感、疼痛、腫脹
- 更年期障害に対するホルモン療法
- 全身の浮腫や右心不全の徴候なし
- 左下肢の表在静脈の一部が拡張

更年期障害に対するホルモン療法の箇所からは、ホルモン製剤の内服の可能性が挙げられ、もしそうであれば血栓症のリスクが高くなります。
以上の検査前情報から深部静脈血栓症を疑うことになり、ここから更に確定診断に向けた検査を追加します。その検査特性について問うている点で臨床に即しているといえます。
ここでは、感度・特異度を中心に診断学の基本となるツールについて理解を深めましょう。

医師国家試験の取扱原則
#2 診断ツールを自在に操る

感度・特異度については、医療統計の領域で頻出のテーマです。実臨床においても殊にEBMにおいて、重要な役割を果たすことでも有名です。

「感度」とは

感度・特異度を語るには、疾患の「有」or「無」と、検査の「陽性」or「陰性」の4マトリクスで考えるのが定番です（表）。慣れるまでは丁寧に1個ずつ確認していくのがよいでしょう。場数を踏めば、容易にイメージできるようになります。
感度は、疾患「有」の集団が分母に来ます。つまり、疾患「無」の集団を対象としていないと換言できます。分子には、検査で「陽性」になった数がきます。
したがって、**感度 ＝ 検査「陽性」／ 疾患「有」**となります。
一方、疾患「有」の集団なのに、検査で「陰性」になる場合も生じます。これを「偽陰性」と言います（偽陰性率＝検査「陰性」／疾患「有」）。分母が感度と同じなので、感度＋偽陰性率＝1が成立します。

表●感度・特異度を考えるための2軸・4象限

	疾患 有	疾患 無
検査 陽性	●	
検査 陰性	▲	

	疾患 有	疾患 無
検査 陽性		■
検査 陰性		◆

$$感度 = \frac{検査「陽性」}{疾患「有」} = \frac{●}{●+▲}$$

$$特異度 = \frac{検査「陰性」}{疾患「無」} = \frac{◆}{■+◆}$$

感度が高いということは、その疾患の患者の大部分が検査陽性となります。言い換えると、偽陰性率がきわめて少なくなることを意味するので、**感度が高い検査で陰性が出れば「除外」に有用である**ことがわかるでしょう。

「特異度」とは

次に特異度について考えます。特異度は、疾患「無」の集団が分母に来ます。そして分子には検査で「陰性」となった数が来ます。

したがって、**特異度 = 検査「陰性」/ 疾患「無」**となります。

感度と偽陰性率との関係のように、特異度+偽陽性率=1の式が成り立ちます。すなわち、偽陽性率とは、疾患「無」の集団にもかかわらず検査「陽性」となってしまった場合の割合を指すのです。

特異度が高いということは、その疾患に罹っていない者の大部分が検査陰性となるということを指します。言い換えると、偽陽性率がきわめて少なくなることを意味するので、**特異度が高い検査で陽性が出れば、その疾患に罹患している確率がきわめて高い**ということを意味します。

以上から感度・特異度がともに高い（1に近い）検査では、その検査を行うだけで疾患の有無を判別できるのです。

まとめると、

- 感度　：疾患罹患者のうち検査陽性となる割合
- 特異度：疾患非罹患者のうち検査陰性となる割合

- 感度が高い　→陰性ならば除外診断に有用
- 特異度が高い→陽性ならば確定診断に有用

となります。

「陽性尤度比」とは

ここから少し話を派生させます。実臨床では、検査前確率（事前確率）を考え、検査特性を踏まえた検査結果から、検査後確率（事後確率）を算出します。つまり、その疾患に罹っている可能性を考えるには、検査前確率と検査特性とが必要となります。

ここで言う「検査特性を踏まえた検査結果」というのが、陽性尤度比に相当します。

陽性尤度比の求め方は、**（感度）/（1－特異度）**となります。この値が高いほど、検査が陽性になった場合に「その疾患らしさ」を高める指標となります。「尤度」と書くとわかりにくいかもしれませんが、英語は likelihood ratio（LR）と表記します。つまり「もっとも（尤も）らしさ」を表す指標が陽性尤度比なのです。

さて、前置きが長くなりましたが、本問について考えてきましょう。「検査特性」と「侵襲」とを考慮した場合に、確定診断に有用な検査を選ばせるという問題です。前者は陽性尤度比を考えればよく、後者は実際の検査手技の侵襲性を考えることになります。

本問では、正確には感度と特異度とから陽性尤度比を求めることが推奨されますが、単純に「感度・特異度がともに高い検査のうち、低侵襲の検査」という条件を満たすものを選べばよく、正解は❺下肢静脈圧迫超音波検査になります。

深部静脈血栓症の検査前確率が高い状況が想定されているので、陽性尤度比（検査特性）の最も高いものを選べば検査後確率が高くなり、確定診断に迫ることとなります。本問では、感度・特異度ともに最も高いのが下肢静脈エコーであり、エコー検査自体が低侵襲な検査なので最適解となります。ちなみに、本問の検査特性データから、下肢静脈エコーの陽性尤度比を求めると、次のようになります。

陽性尤度比　＝　（感度）/（1－特異度）　＝　0.91 /（1－0.98）　＝　45.5

尤度比が1の検査では、疾患「有」への影響はないという評価となり、2、5、10と尤度比が増えるごとに疾患「有」への影響が強くなります。尤度比10の時点で疾患「有」に対するインパクトがかなり高いという評価となるので、45.5がいかに高い陽性尤度比かが、わかるでしょう。

このように、検査特性をよく理解していれば、検査が診断のツールとして機能します。本問では「感度」や「特異度」に焦点が当てられた構成になっておりますが、「診断」にかかわる問題に対して汎用性の高い原則となるのが、この「医療統計の基本」なのです。

- 診断ツールとして検査特性を活用する
- 感度が高い検査は「除外」に有効
- 特異度が高い検査は「確定」に有効

3 臨床実地問題の本文は前から後ろへ順に読む

▶ Question

　64歳の女性。皮膚の黄染を主訴に来院した。5年前から肝機能異常を指摘されていたが、自覚症状がなかったためそのままにしていた。3週前から皮膚の痒みが出現し、1週前に皮膚が黄色いことに気付いたという。服薬歴に特記すべきことはない。輸血歴はない。飲酒は機会飲酒。身長163 cm、体重57 kg。眼球結膜に黄染を認める。右肋骨弓下に肝を4 cm、左肋骨弓下に脾を3 cm触知する。

血液所見：赤血球335万、Hb 10.8 g/dL、Ht 35％、白血球3,300、血小板8.5万。

血液生化学所見：総蛋白7.8 g/dL、アルブミン3.2 g/dL、総ビリルビン2.8 mg/dL、直接ビリルビン1.8 mg/dL、AST 186 IU/L、ALT 148 IU/L、LD 184 IU/L（基準176〜353）、ALP 559 IU/L（基準115〜359）、γ-GTP 253 IU/L（基準8〜50）。

免疫学所見：CRP 2.4 mg/dL。HBs抗原陰性、HCV抗体陰性。リウマトイド因子（RF）陰性、抗核抗体40倍（基準20以下）、抗ミトコンドリア抗体80倍（基準20以下）。

　治療薬として適切なのはどれか。

ⓐ テトラサイクリン
ⓑ インフリキシマブ
ⓒ インターフェロンγ
ⓓ 5-アミノサリチル酸
ⓔ ウルソデオキシコール酸

〈106D43〉

正解 e

　中高年女性の肝機能障害の症例です。皮膚掻痒感からはじまり、黄疸を呈して受診に至りました。有意所見としては、眼球結膜の黄染・肝脾腫、採血ではALPとγ-GTP高値が目立ち、抗核抗体陽性・抗ミトコンドリア抗体陽性を根拠に、原発性胆汁性胆管炎（primary biliary cholangitis：PBC）の診断となります。PBCは肝移植が根本的な治療となりますが、保存的には e「ウルソデオキシコール酸」の投与が治療法となります。

医師国家試験の取扱原則
#3 臨床実地問題の本文は前から後ろへ順に読む

　原則#3は、当然といえば当然なのですが、意外と忘れがちになってしまうので、ぜひとも習慣化していただきたい鉄則です。

　この原則を伝えたいときに本問が、よい題材になります。まず、この問題全体を眺めたときに「抗ミトコンドリア抗体」が皆さんの目にはどのタイミングで映るのかを考えてみてください。

① 真っ先に目が行き、eのウルソデオキシコール酸に飛びつく
② 真っ先に目が行くが、気にしないで前から読み解く
③ 前から順に目を通すので、本文の後半で認識する

　①の方は一般問題を苦手とする傾向があります。なぜ苦手なのかを調査・原因分析したところ、逆説的に臨床実地問題の解き方が雑だったという結果が得られました。一般問題はある意味、地道な反復演習が大きく影響するのですが、効率を求め過ぎて最短距離ばかりを狙い過ぎると、臨床実地問題の本文中の重要な情報でさえスキップして読み飛ばしてしまいます。その結果、そこから得られる学びを拾い切れないというリスクを負います。②の方は、結果的に本文を読み飛ばさずに済むので、重要な情報を見落とす危険性は①よりも少なくなります。ただし、キーワード依存の傾向があるので注意が必要です。本書を読み終えた頃には③のような習慣になっているのが理想的です。

　医師の症例プレゼンテーションは、病歴（主訴、現病歴、既往歴、内服薬、社会生活歴など）からはじまり、身体所見、検査所見、アセスメント、診断・治療という流れで行われます。

　実は、<u>**患者情報の前半には「感度の高い所見」が来やすい**</u>という性質があります。特に主訴は感度ほぼ100％に近いとみなしてもよいくらいです。また、最初の方で得られる情報は、さほど特異度が高くはないことも覚えておきましょう。

それに対し、**患者情報の後半ほど「特異度の高い所見」**が来やすくなります。特異度の高い検査で陽性ならば確定診断につながるので、臨床問題の後半には診断に直結する情報が多く存在しているのが、症例情報の特性と言えるでしょう。

したがって、臨床実地問題の本文の後半に有用な情報が来やすいからと言って、読み飛ばしをして文章の後半を先に見てしまうような癖が付いてしまうと、近年の出題傾向（例えば、判断や思考を問う問題）に対応できなくなってしまいます。

原則#3に従って前から読んでいけば、以下に示すようなPBCのポイントが拾えます。これらのポイントが翌年の一般問題で問われることもありえるので、読み飛ばしの多い方が一般問題に不利になりやすいのは、ある意味必然の結果とも言えるのです。

PBCの出題ポイントの例
- 中年女性に好発
- 主訴は皮膚掻痒感・黄疸
- ALP、γ-GTP高値（これがAIHとの鑑別点）
- 抗核抗体陽性例が多い

AIH：autoimmune hepatitis（自己免疫性肝炎）

これらは抗ミトコンドリア抗体陽性という記述に飛び付いてしまった場合には、見逃されてしまう記述です。「臨床問題は本文から学ばせてもらう」という鉄則を毎年受験生に伝えてはみるものの、なかなか一度ではその重要性が伝わりにくいことも多く、ぜひとも本書を通じて、その重要性を伝えられたらと思っています。

- 臨床実地問題は前から後ろへ順に読む。
  その読み方は時系列順に沿っているので
  臨床医の思考過程が反映されている

- 読み飛ばしでは、一般問題で出題されやすい項目をもスキップしてしまうので、重要知識を確認する機を失う

4 本文→画像→設問→‖大きな壁‖→選択肢の順を厳守する

▶ Question

　65歳の女性。健忘を主訴に家族に連れられて来院した。3カ月前から家に引きこもりがちになり、倦怠感と不安とを訴えて外出しようとしなくなった。2週前からぼんやりして物忘れが目立つようになり、動作も緩慢になった。昨夜、誰もいないのに誰かを激しく叱っているところを家族が目撃した。意識レベルはJCS I-1。活動性の低下を認める。身長154 cm、体重67 kg。体温35.4℃。脈拍52/分、整。血圧94/48 mmHg。呼吸数12/分。顔面と両側の下腿とに浮腫を認める。心音と呼吸音とに異常を認めない。改訂長谷川式簡易知能評価スケールは18点（30点満点）、Mini-Mental State Examination（MMSE）は20点（30点満点）である。四肢の近位部に徒手筋力テストで4の筋力低下を認め、大腿四頭筋を叩打すると筋腹の膨隆が生じる。腱反射は打腱後の筋弛緩遅延を認め、Babinski徴候は陰性である。
　原因として最も考えられるのはどれか。

〈110A21〉

　今回は選択肢の影響力について考えていきたいと思います。ご覧の通り、冒頭では選択肢をあえて隠して問うてみました。

課題

　次ページで〈110A21〉の選択肢を示します。その前に現時点で考えられる診断名をあらかじめ記してください（可能なら、診断の根拠も述べるとbetterです）。

記載日　　　/　　　/

　先に選択肢を見てから、それを解答の根拠にした場合、問題の難易度が大幅に下がります。もちろん本番で困った場面で用いるテクニックとしてなら場合によっては許容されるとは思うのですが、普段の演習の際に選択肢に頼ってしまうと、負荷がどうしても下がってしまうのです。**負荷が下がると学習効率も下がる**のでトレーニングとしては相応しくない取り組み方なのかもしれません。

さて、本文を見ていきましょう。症例提示の前半では「認知症」を否が応でも想起せざるを得ません。次に考えるべきは、その鑑別です。Alzheimer型認知症、Lewy小体型認知症、前頭側頭型認知症、血管性認知症が代表的な鑑別疾患として挙がるでしょう。さらには、それぞれの特徴やキーワードを説明できるという段階を経て、最終的にはこれらの疾患を区別しながら鑑別診断を行えるようになるはずです。また、症候性の認知症も鑑別に挙がります。つまり、基礎疾患が他に存在していないか？ということを考えることになります。このような流れを汲んだうえで、気になる選択肢をオープンにします。

▶ Question

65歳の女性。健忘を主訴に家族に連れられて来院した。3カ月前から家に引きこもりがちになり、倦怠感と不安とを訴えて外出しようとしなくなった。2週前からぼんやりして物忘れが目立つようになり、動作も緩慢になった。昨夜、誰もいないのに誰かを激しく叱っているところを家族が目撃した。意識レベルはJCS I-1。活動性の低下を認める。身長154 cm、体重67 kg。体温35.4℃。脈拍52/分、整。血圧94/48 mmHg。呼吸数12/分。顔面と両側の下腿とに浮腫を認める。心音と呼吸音とに異常を認めない。改訂長谷川式簡易知能評価スケールは18点（30点満点）、Mini-Mental State Examination（MMSE）は20点（30点満点）である。四肢の近位部に徒手筋力テストで4の筋力低下を認め、大腿四頭筋を叩打すると筋腹の膨隆が生じる。腱反射は打腱後の筋弛緩遅延を認め、Babinski徴候は陰性である。

原因として最も考えられるのはどれか。

ⓐ 甲状腺機能低下症
ⓑ 前頭側頭型認知症
ⓒ ビタミンB_{12}欠乏症
ⓓ 進行性多巣性白質脳症
ⓔ 筋強直性ジストロフィー

〈110A21〉

正解 ⓐ

　後出しジャンケン的に問題を眺めてみると、「大腿四頭筋叩打の所見」や「腱反射の筋弛緩遅延」が甲状腺機能低下症のキーワードだということに気づけるかもしれません。いずれにせよ、選択肢の「甲状腺機能低下」という文字を見た後であれば、本文中の情報がより明確な意味を帯びて見えてくるかもしれません。つまり、「徐脈」「低体温」「活動性の低下」「体型」に着眼するのが、選択肢を見る前なのか後なのかで、演習の負荷が変わってくるのです。

　精神症状を伴う、徐脈・低体温の高齢女性という情報から甲状腺機能低下症を疑うのが本来の診断推論の流れとなります。

医師国家試験の取扱原則
#4 本文→画像→設問→ ‖ 大きな壁 ‖ →選択肢の順を厳守する

　選択肢の提示なしで診断にたどり着けましたか？　自分が思っている以上に過去問演習で選択肢に依存していることにハッとさせられるような良問だと思い、本文を選択肢なしの状態で紹介させていただきました。課題の答案を評価するポイントとしては、「認知症」のみでは不十分という点です。認知機能の低下が、背後に存在している基礎疾患によるものだと推論できたかどうかを振り返ってください。

　原則#3の「本文は前から後ろへ順に読む」と主張は近しいものがありますが、原則#4では特に「大きな壁」という箇所が重要です。

　つまり原則#3は本文の読み方について照準が当てられており、原則#4は本文・画像・設問・選択肢という単位で考えています。選択肢に頼って先に見てしまうと途端に負荷が下がるのです。しかも、トレーニングの負荷を下げるだけではなく、まるで自分の実力で正解できたかのような錯覚に陥ってしまうことも起こり得るでしょう。そのような理由から、負荷を損なわせないために**「選択肢を隠せ」**と指導することもありますが、個々人の演習スタイルや時期に合わせて適宜取り入れていただけたらと思います。

　最終的には、真の意味で国試に合格できる力が付いてくると、選択肢を見ないである程度正解に迫ることができるようになります。「診断は何か？」「検査で有用なものは？」「治療で適切なものは？」程度の問われ方であれば、スムーズに対応できるようになるはずです（さすがに、選択肢を吟味するタイプの問題は無理ですが）。

- 選択肢を見た瞬間に演習の負荷が下がってしまう
- 解答の根拠に選択肢の記述を含めるとあたかも自分の実力だと錯覚してしまうことがある
- 選択肢は必ず最後に見る

5 文字は全てに目を通す

▶Question

　52歳の男性。発熱と咳嗽とを主訴に来院した。3日前から39.2℃の発熱が出現し、市販の総合感冒薬を内服したが症状が改善しなかった。昨日から咳嗽、喀痰および息切れを自覚するようになり受診した。既往歴と家族歴とに特記すべきことはない。ペットは飼育していない。1週前に温泉に行ったという。意識は清明。体温38.5℃。脈拍96/分、整。血圧142/84 mmHg。呼吸数30/分。SpO_2 93％（リザーバー付マスク10 L/分 酸素投与下）。心音に異常を認めない。右胸部にfine cracklesとcoarse cracklesとを聴取する。

血液所見：赤血球390万、Hb 13.8 g/dL、Ht 39％、白血球8,300（桿状核好中球8％、分葉核好中球79％、好酸球1％、単球2％、リンパ球10％）、血小板24万。

血液生化学所見：総蛋白5.6 g/dL、アルブミン2.8 g/dL、AST 40 IU/L、ALT 38 IU/L、LD 340 IU/L（基準176〜353）、CK 350 IU/L（基準30〜140）、尿素窒素27 mg/dL、クレアチニン0.9 mg/dL、Na 128 mEq/L、K 3.6 mEq/L、Cl 102 mEq/L。CRP 35 mg/dL。

　喀痰のヒメネス（Gimenez）染色標本で桿菌を認める。胸部X線写真にて右中下肺野に浸潤影を認める。肺野条件の胸部単純CTを次に示す。

　抗菌薬として適切なのはどれか。2つ選べ。

ⓐ セファロスポリン系
ⓑ ニューキノロン系
ⓒ マクロライド系
ⓓ カルバペネム系
ⓔ ペニシリン系

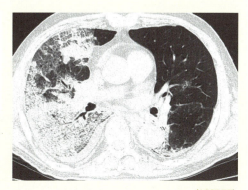

〈108D55〉

正解 ⓑ、ⓒ

　レジオネラ肺炎のヒントが本文中に散りばめられているので、診断は容易でしょう。また、選択肢も平易なので、高正解率が期待される問題です。
　レジオネラ肺炎は、いわゆる非定型肺炎とよばれるカテゴリーに属しています。非定型肺炎は細菌性肺炎と対比される用語です。
　①60歳未満
　②基礎疾患なし
　③激しい咳嗽
　④乏しい胸部理学所見
　⑤痰Gram染色陰性
　⑥白血球数<10,000/μL
　この6項目のうち4項目以上を満たせば、非定型肺炎の陽性尤度比11.0（感度77.0％、特異度93.0％）というevidenceがあります[1]。
　本症例では、①、②、⑤、⑥を満たし、非定型肺炎とみなすことができそうです。
　温泉に行ったという病歴とヒメネス染色の所見、および重度の呼吸不全に陥っていることを踏まえてレジオネラ肺炎を考え、適切な抗菌薬として、ⓑニューキノロン系・ⓒマクロライド系を選択します。

医師国家試験の取扱原則
#5 文字は全てに目を通す

　「文字は全てに目を通す」という、ごく当たり前の原則です。この原則が守られているかどうかを確認するチェック項目を以下に示すので、読み飛ばしがなかったかを確認してみるとよいでしょう。

> □〈108D55〉の検査所見で血清Na値に注目したか？
> □ Na 128 mEq/Lであり低ナトリウム血症を呈していることに気づいたか？
> □ レジオネラ肺炎の診断根拠として低ナトリウム血症を挙げたか？

　いかがでしょう。他の情報に目が行ってしまい、低ナトリウム血症が霞んで見える、または、見逃してしまうという読み飛ばしが生じませんでしたか？

　「肺炎」「温泉に行った」「ヒメネス染色」「選択肢にニューキノロン系とマクロライド系」→「レジオネラ肺炎だ！」という発想がキーワード依存の解法（悪い例）です。キーワードに依存しているという点と、選択肢の情報を診断のヒントにしているという点が臨床医の思考と合致しません。

正しくは前述のように、まずは非定型肺炎の診断をつけてから、温泉歴に注目したり、あるいは低ナトリウム血症を呈していることを根拠にレジオネラ肺炎を疑い、治療と並行してLAMP法での喀痰検査を検討します。また、既往のない52歳男性が、リザーバー付マスク10 L/分 使用下でもSpO$_2$ 93 %というのは相当に重度な呼吸不全です。重症肺炎の鑑別としても、レジオネラを想起することができます。あるいは、センスのある臨床医であれば本問で「比較的徐脈」を認めていることに気付いて、そこからレジオネラという発想が生まれます。

　医師国家試験の作成手順上、患者情報には、診断にかかわらない情報は記載されにくいという性質があります。裏を返せば、診断にかかわる情報が本文中に散りばめられていると換言できるのですが、そのような背景にもかかわらず、飛び付きたくなるようなキーワードのみを拾い上げるだけの解法では、重要な情報を読み飛ばしてしまう可能性があるということです。

　メリハリ・強弱をつけて患者情報を読むことはいいのですが、**大量の文字情報を読み飛ばすのは百害あって一利なし**です。

　また、本文だけではなく、選択肢の吟味の際には、**全ての選択肢に目を通すことも重要**です。明らかに正解と思われる選択肢が目に入っても、残りの選択肢を読み飛ばさずに、間違いの箇所を正していきましょう。そうすれば読み飛ばしで生じるミスを最小限に抑えることができます（選択肢の取り扱いについては#10、#11で詳しく後述します）。

- 読み飛ばしは厳禁
- キーワード依存の解法から、臨床医の思考過程に沿った解法へ

◆ 文献

1）Ishida T, et al：Clinical differentiation of atypical pneumonia using Japanese guidelines. Respirology, 12：104-110, 2007

column

無意識の意識化と反復演習

　スポーツや芸術の世界でも用いられるトレーニング方法があります。それは、無意識にしていることをいったん事細かに意識化するというものです。例えば自分がどのように体を動かしているのか、あるいは、どのように頭脳を使っているのかを言語化することで、「無意識」のものを「意識下」にもち込みます。そこでフォームの矯正が必要であれば、適宜言葉で修正することが容易になります。そして指の先に至る体のすみずみまで意識したことを、今度は「無意識にできるようになるまで反復演習しろ」と言われます。最初は意識しろと言われ、言われたまま一生懸命にしてみたら次は意識するなと言われ、一見矛盾しているかのように思えますが、最終的に脊髄反射のレベルにまでもち込むにはよい方法なのだと思います。

　医師国家試験に向けての演習も同様であり、最終的には脊髄反射のようにスムーズに演習できることをめざしますが、そこに至るためにいったん学習項目を掘り起こして顕在化させることが有効なステップとなります。

6 迷ったら主訴と設問に着眼する

▶ Question

原発性骨髄線維症の確定診断に有用なのはどれか。2つ選べ。

ⓐ 白赤芽球症
ⓑ 標的赤血球
ⓒ 血清LD上昇
ⓓ JAK2遺伝子変異
ⓔ 骨髄組織の鍍銀染色陽性

〈108I32〉

正解 ⓓ、ⓔ

　原発性骨髄線維症の確定診断はWHOの診断基準によってなされます。この診断基準には大項目が3つ、小項目が4つ含まれており、確定診断は大項目3つ全てと、小項目4つのうち2つが必要となります（表）。

　小項目は、身体所見や採血での末梢血所見が含まれており、どちらかというと簡便で低侵襲なスクリーニング的な要素で構成されています。他方、大項目には、骨髄穿刺および生検、染色体検査などが含まれており、疾患特異性の高い項目と除外項目とで成り立っています。

　したがって、題意に適うものとしては、小項目（必ずしも満たさなくてもよい）より、大項目（3つ全てを満たす必要のある）の方が「確定診断に有用」と言えそうです。

選択肢考察

ⓐ 白赤芽球症 …小項目
ⓑ 標的赤血球…サラセミアなどで認める所見です。骨髄線維症では、涙滴赤血球を認めることがあり、標的赤血球と混同してしまわないよう注意が必要です。
ⓒ 血清LDH（LD）上昇…小項目
ⓓ JAK2遺伝子変異 …大項目
ⓔ 骨髄組織の鍍銀染色陽性…大項目

表● 原発性骨髄線維症のWHO診断基準

大基準
1. 細網線維またはコラーゲン線維化を伴った巨核球の増殖と異形成があること、あるいは、細網線維の増生が認められない場合は、巨核球の増殖と異形成に加え、顆粒球系細胞の増加と、しばしば赤芽球系造血の抑制を特徴とする骨髄細胞成分の増加を伴うこと（例えば、線維化前の原発性骨髄線維症）。
2. CML、PV、MDSや他の骨髄系腫瘍の診断基準を満たさない。
3. JAK2 V617F変異やMPL W515k/Lのような、造血細胞のクローン性増殖を示す所見がある、あるいは、クローン性増殖の所見が認められない場合は、骨髄の線維化や変化が、感染症、自己免疫疾患、慢性炎症、ヘアリー細胞白血病や他のリンパ系腫瘍、転移性腫瘍、中毒による骨髄障害などによる、反応性の変化ではないこと。

小基準
1. 末梢血に赤芽球、骨髄芽球が出現
2. 血清LDHの増加
3. 貧血
4. 触知可能な脾腫

大項目3つ全てと小項目2つを満たす場合に原発性骨髄線維症と診断する。

CML：chronic myelocytic leukemia（慢性骨髄性白血病）、PV：polycythemia vera（真性多血症）、
MDS：myelodysplastic syndrome（骨髄異形成症候群）

スクリーニングに適した検査項目

疫学的には、原発性骨髄線維症を初診で診断する機会にはさほど恵まれません。疾患頻度が高くはない（年間人口10万人あたり推定0.3人と言われています）ことに加えて、約20％の症例が臨床症状を欠き偶発的に発見されるためです。有症状の場合、典型的には貧血症状や肝脾腫に伴う腹部症状を主訴に医療機関を受診します。

スクリーニングとして原発性骨髄線維症を拾い上げるきっかけとなるのが、末梢血所見と腹部画像検査となります。塗抹標本の涙滴状赤血球や白赤芽球症や脾腫、あるいは貧血（10 g/dL未満の感度は約70％とされています）が発見の契機となりそうです。これらの所見は、小項目に含まれているということは前述の通りです。

小項目の所見をヒントにすれば、スクリーニングに適した検査は、以下の「一般検査」のようになります。引き続き大基準の項目が満たされるかを吟味するために「精密検査」に進むのです。

一般検査
- 血算
- 血液生化学（LDHなど）
- 画像検査（腹部エコー、CTなど）

精密検査
- 末梢血の細胞表面抗原検査（CD34）
- 骨髄穿刺および生検
- 染色体検査（dry tapの場合は末梢血で行う）
- 骨髄シンチ
- JAK2変異（末梢血好中球を用いて行う）

確定診断を行うために必要なこと

病院実習に行くと、特に内科系や救急の指導医の先生から「定義は何？」と口頭試問をされることが多いとは思います。確定診断を行うということは、「この疾患だと言い切るための定義」を知っていることが前提となります。何となくの疾患像を挙げることではないということをここで強調させていただきます。

確定診断に有用なのは、「疾患特異性の高い所見」だということを知っていれば、JAK2遺伝子変異や骨髄鍍銀染色標本が答えとなることの、大きなヒントになるでしょう。

骨髄線維症が鑑別に挙がり、骨髄穿刺でdry tapになった時点で、続けて骨髄生検を行います。大項目の1つであるJAK2も選択肢に含まれていますが、この時点では骨髄生検の

方が優先されるという時系列を踏まえなければ解けない問題設計です（参考：〈110G55〉では、JAK2遺伝子検査は感度が高くないために、スクリーニングには不向きで、鑑別診断の初期においては選択されないというテーマが取り上げられています）。

医師は疾患を拾い上げるだけではなく、それが定義を満たすのか、あるいは類似疾患と誤診していないかを吟味することが求められます。キーワードと一対一で対応しているような簡単な構造ではないことに留意したいものです。

医師国家試験の取扱原則
#6 迷ったら主訴と設問に着眼する

本問は臨床問題ではありませんが、臨床問題を解いている最中に迷いが生じたときには**「主訴に立ち返る」**という医師国家試験業界で有名な格言があります。主訴は、その疾患に対する感度が高い所見の1つなので、陰性であれば除外診断に有用となります。つまり、仮説診断の妥当性を評価するために、一度「主訴に立ち返る」ことが有用で、もしも主訴とよく合致しない診断であれば、仮説が間違っていることを考えます。

さらに、主訴以外で困ったときの助けとなるのが設問文です。設問文とは、選択肢の直上に配置されている部分と定義します。選んだ答えが、設問の題意を満たさなければ不適となるので、**「設問文に立ち返る」**という鉄則もきわめて有効です。

本問の選択肢はいずれも原発性骨髄線維症のキーワードのみで構成されており、本番で迷った受験生が多数いたものと推測されます。そのときに前述の原則を思い出せれば正解への糸口が見出せたのかもしれません。

原則に従い、設問にもう一度着目してみると、「確定診断に有用なのはどれか」とあります。前述のように「疾患特異性の高い所見に注目すると？」と読み替えることができます。

大学受験を含む資格試験全般に当てはまる鉄則として「何が問われているか」を大切にする姿勢が挙げられます。本問では、単に原発性骨髄線維症のキーワードが問われているのではなく、確定診断に有用な疾患特異性の高い所見が問われているのです。

- 解答に迷ったときには「何が問われているのか」を確認する
- 主訴に立ち返ることも有効
- 主訴は除外診断でも効力を発揮する

7 精度と速度のバランスを調整して演習する

▶Question

72歳の男性。全身倦怠感を主訴に来院した。

現病歴：7日前に自宅を出たところでつまずいて転倒し、腰痛が生じたため自宅近くの診療所にて鎮痛薬を処方されて頻回に服用していた。3日前から全身倦怠感と食欲低下とを自覚していたが、今朝になり食事がとれなくなったため家族に付き添われて受診した。

既往歴：中学生時に虫垂炎。高血圧症、糖尿病および脂質異常症で内服治療中。

生活歴：喫煙は60歳まで20本/日を40年間。12年前から禁煙している。飲酒は機会飲酒。

家族歴：父親が肺癌で死亡。母親が脳卒中で死亡。

現症：意識レベルはJCS I -1。身長160 cm、体重66 kg。体温36.4℃。脈拍52/分、整。血圧120/60 mmHg。呼吸数18/分。SpO_2 98%（room air）。眼瞼結膜と眼球結膜とに異常を認めない。頸静脈の怒張を認めない。心音と呼吸音とに異常を認めない。腹部は平坦、軟で、肝・脾を触知しない。浮腫を認めない。

検査所見：血液所見：赤血球383万、Hb 11.0 g/dL、Ht 34%、白血球8,400、血小板22万。血液生化学所見：総蛋白7.0 g/dL、アルブミン3.5 g/dL、総ビリルビン0.9 mg/dL、AST 34 IU/L、ALT 42 IU/L、LD 341 IU/L（基準176〜353）、ALP 281 IU/L（基準115〜359）、γ-GTP 48 IU/L（基準8〜50）、アミラーゼ74 IU/L（基準37〜160）、CK 162 IU/L（基準30〜140）、尿素窒素32 mg/dL、クレアチニン1.6 mg/dL、尿酸8.4 mg/dL、血糖124 mg/dL、HbA1c 6.8%（基準4.6〜6.2）、Na 138 mEq/L、K 7.8 mEq/L、Cl 108 mEq/L。CRP 0.3 mg/dL。

直ちに行うべき検査はどれか。

ⓐ 頭部CT
ⓑ 心エコー検査
ⓒ 尿中薬物検査
ⓓ 12誘導心電図
ⓔ 胸部X線撮影

〈109G61〉

正解 d

　腎機能障害の72歳男性が、K 7.8 mEq/Lとパニック値を呈し、その対応について問うている良問です。腎機能の異常については、①経口摂取量が少なくなり脱水に陥った結果、腎前性腎不全となった、②腰痛に対して使用した鎮痛薬がNSAIDsだった、の2点が原因になっている可能性を考えます。特に既往や内服薬からは高カリウム血症を助長するようなものは記されていないので、急性で起こった変化を疑います。

　さて、高カリウム血症と来れば、ときに致死性不整脈を引き起こすので、対応に緊急を要する病態です。テント状Tなどの心電図変化があった場合には、すみやかに心筋保護作用を有するグルコン酸カルシウムを投与し、次に血清カリウム値を下げる治療を行うことになります。したがって高カリウム血症の第一手は **d** 12誘導心電図となります。

医師国家試験の取扱原則
#7 精度と速度のバランスを調整して演習する

　本問を例に挙げて、過去問を演習する場合に、どのように行うべきかを考察したいと思います。key wordは **「精度」** と **「速度」** です。医師国家試験に合格するための方略として陥ってしまいがちな罠のうち、**①スピードを意識し過ぎたり焦りのために演習の質が雑になってしまう、②1問に時間をかけ過ぎてしまい進捗が大幅に遅れてしまう、という2パターンが致命的**です。前者は精度に、後者は速度に問題があります。

　最終的に受験直前期にはテンポよく演習することになるので、演習速度の担保は必須なのですが、押さえるべきところをスキップして問題数だけを重ねても学習効果が乏しくなるだけです。したがって、一般的には「精度」が担保された状態で「速度」を意識した演習を行うのが理想的です。

　それでは、本問における学習項目を細かく分解することで「精度」と「スピード」について考えていきます。以下に〈109G61〉で学習できる内容を示します。

〈109G61〉の学習項目
- □ 診断に至るプロセス
- □ 腎前性腎不全・腎性腎不全・腎後性腎不全の鑑別
- □ AKI（acute kidney injury：急性腎傷害）の定義
- □ eGFR（算出に必要な項目・算出の計算式）
- □ 高カリウム血症の鑑別
- □ 高カリウム血症の心電図変化
- □ 高カリウム血症の初療（☆）
- □ 徐脈の鑑別から高カリウム血症を挙げる（※初期研修医レベル）

医師国家試験の過去問には「医学生が医師になるために必要とされる知識・技術・態度」が含有されています。したがって、問題作成者は自分がつくった問題（＝将来的には過去問として保存される）に「学習項目」を盛り込むことになります。本問では上記学習項目のうち、☆（高カリウム血症の初療）が主題となっています。高カリウム血症の初療・マネジメントを知っていれば、第一に12誘導心電図をとり〈109G61〉、心電図変化を認めた場合にはグルコン酸カルシウムを投与し〈109G62〉、この症例が高カリウム血症を呈した原因としてNSAIDsやACE阻害薬・ARBの存在を疑えるのです〈109G63〉。

　知識を派生させる気になれば、〈109G61〉の1問だけでリストに挙げたような事項を学ぶこともできます。ただ、前述の通り「あれもこれも」と手を延ばした結果、時間を大幅に消費してしまうと進捗に影響が出てしまいます。かといって、「答えが合っていればよい」というスタイルでは、身に付けるべき学習項目を簡単に見過ごしてしまうのです。
　〈109G61〉を機に一度、現時点の自身の演習フォームを見直してみてはいかがでしょうか。

演習フォームのチェックポイント
- □ スピードを意識し過ぎる余り「正解できればオシマイ」になっている
- □ 焦りのせいで問題文や設問文を読み飛ばしてしまうことが多い
- □ 深追いし過ぎて1問に時間をとられてしまい進捗が大幅に遅れている
- □ 演習の「精度」「速度」ともに適切である

記載日　　／　　／

　ベースの知識が身に付けば自然と演習スピードが増していきます。それは前述の理論からすれば、"身に付けるべき学習項目が習得される＝新規で身に付ける項目が減る"ということを意味します。最初のうちはコア知識の習得に時間を費やすことになり、演習を重ねるごとに習得のステップが確認作業に置き換わっていきます。自分がどの段階にいるのかを客観視して国試合格までの方略を設計することが大切です。

- 「精度と速度」のバランスが演習の要
　精度の伴わない速度　→　基本的な解法フォームの見直し
　速度の伴わない精度　→　カリキュラムの再設計
- 最終的には十分量の知識が備わるので確認するだけで済み、1問あたりに割く時間が軽量化される

ACE：angiotensin converting enzyme（アンギオテンシン変換酵素）
ARB：angiotensin II receptor blocker（アンギオテンシンII受容体遮断薬）

第2章

資格試験の観点からの医師国家試験

§1 一般問題
§2 臨床実地問題
§3 必修問題
§4 演習の工夫

第2章

資格試験の観点からの医師国家試験

Introduction

　第2章は「資格試験の観点からの医師国家試験」を取り扱います。

　医師国家試験は、第95回（2001年実施）以降、第111回（2017年実施）までは出題問題数が500問でした。第112回（2018年実施）より400問となり、3日間実施だった日程が2日間になっています。問題の分類は、一般問題、臨床実地問題、必修問題の3区分を踏襲しており、本章ではそれぞれの傾向と対策を講じていきます。

> §1　一般問題
> §2　臨床実地問題
> §3　必修問題
> §4　演習の工夫

§1 一般問題

　一般問題は、「設問文」→「選択肢」という構造で成り立っています。「単純な知識の想起によって解答できる問題」が大半を占めているのが特徴です。

　医師国家試験の問題作成のプロセスの中には「主題を定める」という留意事項があります。つまり、提示された問題には出題背景やテーマが存在しているのが通常です。問題作成者は「受験生が●●について■■できる」という到達目標を設計しているので、過去問の演習では、その到達目標に沿うことができれば学習効率が高まります（#8 出題者の意図を汲む）。

　設問文以外には、選択肢に一般問題の特徴が現れます。したがって、選択肢がどのような制約で作成されているのかを事前に知っていれば、選択肢を吟味する際に役に立つのです（#9 選択肢のつくり方を意識する）。正解の選択肢は、唯一であるように作られています。ここが医療現場と最も矛盾する点であり、医師国家試験と実臨床とが乖離する要因を担っています（第3章の #42 実臨床と資格試験との乖離を知る / #47 臨床には正解がない 参照）。また、提示された選択肢は、それぞれが「最もらしいもの」であることが望まし

とされており、「ナンセンス肢」を含まないように配慮されています。例えば、生後18時間の新生児がチアノーゼを呈して頻呼吸に陥っているときに考えるべき疾患は何かと問うた場合に、選択肢に「乳児肥厚性幽門狭窄症」が含まれていた場合には「ナンセンス」となるのです。この選択肢を「肥厚性幽門狭窄症」として差し替えれば、肥厚性幽門狭窄症が乳児の疾患であることを知っていなければ除外できなくなるので選択肢の適正化を図れます。

　医師国家試験は、多肢選択式問題の形式をとっているので、選択肢の吟味は避けられない行程となります。地道な作業ではありますが、復習の際には選択肢をひとつひとつ大切に扱うことで、効率を高めることができます（#10 正しい内容を述べた選択肢から要点を抽出する / #11 誤った内容を述べた選択肢では誤りの箇所を正す）。

　このように、一般問題を演習する場合には、背景に存在している出題テーマを汲み取ろうとするプロセスと、選択肢をどのように扱っていくかという2点が重要になります。ここでまずは、臨床実地問題を解く上でも重要になる一般問題へのアプローチ方法について考えていきましょう。

§2 臨床実地問題

　臨床実地問題は、図のような構造で成り立っています。すなわち、「本文」→「画像」→「設問文」→「選択肢」という順での配置です。

　このセクションでは以下のように、それぞれの要素ごとに取扱原則を設けています。

- 本文：#13 症例情報の後半には特異度の高い所見が来やすい

- 画像：#16 画像所見は言語化する

- 設問：#15 設問文を正確に捉える

- 選択肢：#9〜11（§1一般問題）参照
　　　　#14 主訴に立ち返る

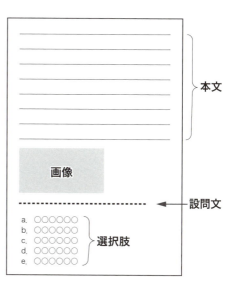

図●臨床実地問題の構成

これらに加え、第1章 七大原則の#2～6を組み合わせると、第112回医師国家試験から問題数の割合が増えた臨床実地問題への対策が可能となるのです。

臨床実地問題では、単に知識を問うような形式ではなく、(a) 与えられた情報をどのように解釈・評価するのか、(b) 知識を応用してどのように問題解決するのか、を問うような形式が好んで選ばれます。(a)は「アセスメント」と呼ばれる思考過程であり、第3章の§1で重点的にとり上げます。一方、(b)は問題解決能力を要するという点で(a)よりも高次的な形式となります。この形式では、医師の思考に沿った出題が可能になるという点で、より「臨床色の強い」問題が出来上がります。医師の思考については第3章の§2と§3で触れます。

このように、第2章では資格試験でのテクニカルな切り口で、(そして第3章では実臨床の要素を踏まえた切り口で) 医師国家試験を多角的に眺めることを意図しています。

§3 必修問題

必修問題は、医師として必ず知っておくべき基本が問われます。したがって、1問あたりの難易度は一般問題・臨床実地問題と比べると平易な問題が多く配置されるのが特徴となっています。合格基準は、80％以上の得点という絶対基準が適用されています。そのため「みんなが解ける問題を確実に得点する」という原則をいかに保てるかが、基準クリアの条件となります。

大学入試の試験当日には「魔物が潜んでいる」と喩えられることがありますが、医師国家試験も同様に普段通りの自分を出せないような状況が起こりえます。このセクションでは、本番でのパフォーマンスを著しく低下させるような代表的なケースを取り上げて、リスクヘッジを行うことを目指します。

例えば、本番では通常の演習とは異なり、正解を確認する術がないので見直しをした後で答えを変更したり、あるいは変更しようかどうか迷う状況が起こり得ます（#17 見直しで迷ったときは最初の答えを優先させる）。禁忌問題を気にしすぎて、「みんなが解ける問題」を間違ってしまうことも有り得ます（#18 禁忌問題は治療・緊急性・倫理的配慮で察知する）。

他には、自信満々で答えた問題が、実は自大学での常識に過ぎず、Global Standardから掛け離れているがために失点することもあります（#19 local factorは排除する）。

また、必修問題には高正解率の問題が大半を占めますが、中には正解率が5割に満たないような難問・奇問も紛れ込んでいるのが通常です。そのような問題に対面して生じたモヤモヤとした感情をいかに切り替えるかが大事なのです（#20 モヤモヤ問題をいち早く察知して適切に対応する）。

医師国家試験を解くのは人間なので、エラーがどうしても付きまといます。統計上、エラーのパターンは比較的限られており、エラーが生じるメカニズムとその対応策を事前に

知っていれば、本番のパフォーマンスを普段通りに近づけることができるはずです。巻末の付録に、遭遇頻度が高く、時に致命的になりやすいエラーを集めたコラムを配置しているので、必修問題に不安を覚える受験生は、そのエラー集も参考にすると良いでしょう。

合格圏に達している受験生は、普段通りに解ければ何ら心配する必要がないのが必修問題です。しかし、試験本番に潜む魔物に対して、どのような事前準備が行えるかが合否の鍵を握っているといっても過言ではありません。

§4 演習の工夫

まず、医師国家試験の過去問演習における鉄則から§4はスタートします（#21 過去問は直近3カ年分を徹底的に研究・演習する）。どのような理由で直近3カ年を重視するかについて言及しています。

次に、学習効率を高めるためには演習の量と質について考える必要があります。つまり、一問の演習あたりの精度と速度が効率を規定しているとも換言できます。量に重きを置き過ぎたせいで結果として押さえるべきポイントを反復する機会が少なくなってしまいがちな受験生は、演習のフォームを修正する必要があります（#22 30秒サマリーで反復の回数を増やす）。一方で、質に重きを置き過ぎたせいで結果として進捗が遅くなる傾向になる受験生は、演習速度を改善することが求められます（#23 速読では①診断、②根拠、③治療を確認する）。

演習のフォームという点では、七大原則の#3、#4、#5を徹底することで、一問あたりから得られる学びを増幅させることができます。しかし、#3、#4、#5は演習の負荷を上げる効果があり、演習の質が高まる一方で、演習速度を低下させるという欠点があります。質にしろ、量にしろ、度が過ぎた場合には成績が伸び悩む現象が起こります。適宜、演習フォームを見直して、精度と速度のバランスをうまく調整することが重要です。

このように、§4では普段のトレーニングをどのように最適化すればよいかについて考察します。

第2章以降は、問題ごとにCheckpointを設けています。いずれも本書に登場する「基本ルール」で構成されています。その問題を解くときに有用と思われる記述をpickupしています。解いた後で「基本ルール」を意識してアプローチしたかどうかを確認する目的で適宜利用してください。

より詳しい理解が必要であれば、該当するナンバー（#）を参照できるような配置にしているので、うまく活用していただけると幸いです。

Coffee Break

13年前の他己紹介

　絶対そっちを選ばない方がいいだろう、と100人いれば99人まではそう答えるだろうという状況で、反対を選べる1人。決して悪い意味ではなくて、そうして得られた、人とのつながりや経験とか体重とかを、今後に生かしていけるだろうことについては、無条件に信頼している。

札幌東徳洲会病院　救急センター（副センター長）松田知倫　先生

　※2005年10月、彼も私も医学生だったときに他己紹介で書いてもらった文です。
　　予言者か！

§1 一般問題

出題者の意図を汲む

▶Question

成人男性の背面を次に示す。
脊髄下端の位置に最も近いのはどれか。

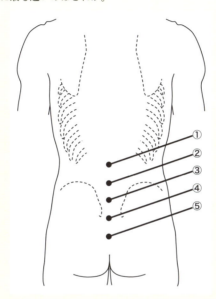

- ⓐ ①
- ⓑ ②
- ⓒ ③
- ⓓ ④
- ⓔ ⑤

〈108B21〉

Checkpoint

☐☐☐ #8 出題者の意図を汲む

☐☐☐ #19 local factor は排除する

正解 ⓐ

　単発問題です。左右の上腸骨稜を結ぶ②の上を通るラインが Jacoby 線と呼ばれ、腰椎穿刺のメルクマールになる重要な目印となります。この線上に L3/4 が来ると言われており、腰椎穿刺の手技においては、この線を頼りに触診で刺入部位を決定していきます。

　脊髄下端の位置は L1～2 の高さと言われていて、以降は馬尾に移行します。したがって、脊髄下端の位置は①（選択肢ⓐ）となります。

出題者の意図を汲む

　脊髄下端の位置という解剖学的知識が、実臨床での腰椎穿刺部位を決める上での根拠になっています。脊髄下端より頭側を穿刺すれば脊髄が損傷を受けますし、より尾側であれば馬尾に移行しているため安全に穿刺できます。この安全域の目安となるのが Jacoby 線なのです。Jacoby 線を基準に、腰椎穿刺の第 1 選択である L4/5（〈108B21〉図の③に該当）を同定します。L5/S1（〈108B21〉図の④）や L3/4（〈108B21〉図の②）は次の選択肢として穿刺されることがあることを付記しておきます。

　本問では、腰椎穿刺部位が出題テーマとなっています。ここからの派生事項としては、髄液所見の解釈や髄膜炎の鑑別というように関連知識が有機的に結び付きながら広がっていきます。

　このように、出題者が「どのような意図で問題を作成したのか」ということを意識して普段の演習を行うことによって、学習効率が高まります。本問の出題意図を「腰椎穿刺」とみなすならば、次に示す参考問題〈111B1〉や〈111C9〉も同一テーマの問題に見えてくるはずです。

▶ Question

　検者が右利きの場合、腰椎穿刺を行うのに最も適切な被検者の体位はどれか。

ⓐ 座位
ⓑ 砕石位
ⓒ 腹臥位
ⓓ 右側臥位
ⓔ 左側臥位

〈111B1〉

正解 ⓔ

腰椎穿刺の手技が出題テーマです。

慣れてくると、多少の悪条件下であっても手技を成功させることができます。さらに、手技には検者の流儀というか癖というものが付きまとってくることもあります。その結果、個人差が出たり施設間での違いが生じたりするのです。医師国家試験の問題を解くときには「local factorを根拠にしない」ということが大事です（#19 local factorは排除する）。

慣れてくれば、右側臥位であっても、左側臥位であっても、利き手と逆の手で針をもっても一定確率で手技が成功するようになります。そのような観点からは、本問は「**d** 右側臥位」も「**e** 左側臥位」も大差はなく、解答が割れるのも頷けそうです。結局、入ればよいというのが乱暴な言い方での率直な意見です。

ただし、左側臥位にして検者の左手に頭側が来るようにした方が、右利きには有利なように思えます。その理由としては、穿刺時に骨（棘突起）にぶつかったときにいったん針を引いて角度を変えてリトライしますが、その際に、針を少し頭側に向けます。それでもダメならさらに頭側に針を向けるという方法をとります。右利きの場合、針を右に向けるより左に向ける方が体勢的に楽になります。この一連の過程では、右利きの場合、左側臥位の方が行いやすいから、というのが模範解答となります。

さて、出題者の考える「テーマ」を思い浮かべながら次の問題も見てみましょう。

▶ Question

腰椎穿刺において穿刺針がくも膜下腔に達するまでに通過する組織の順で正しいのはどれか。

a 後縦靱帯　→　棘上靱帯　→　黄色靱帯　→　硬膜
b 棘上靱帯　→　棘間靱帯　→　黄色靱帯　→　硬膜
c 棘上靱帯　→　棘間靱帯　→　前縦靱帯　→　硬膜
d 後縦靱帯　→　棘間靱帯　→　前縦靱帯　→　硬膜
e 前縦靱帯　→　棘上靱帯　→　黄色靱帯　→　硬膜

〈111C9〉

正解 **b**

単なる解剖の問題ではなく、腰椎穿刺を行う際に必要とされる解剖の知識を問うた問題です。

腰椎穿刺は背側から穿刺して、脊柱管（厳密に言えば、背側のくも膜下腔）に達すれば終了なので、図1〜3からわかるように、前縦靱帯と後縦靱帯とは腰椎穿刺には無関係です。これを直感的にわかっていれば、選択肢の**a c d e**が除外でき、正解は**b**となります。

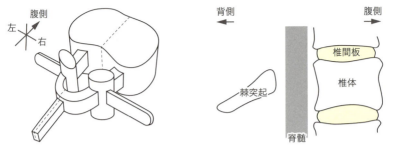

図1●脊椎の構造・シェーマ　　図2●脊椎の断面（矢状断）（図1---の断面）

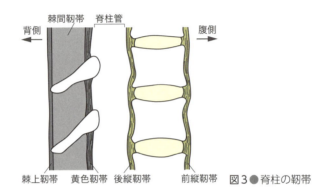

図3●脊柱の靱帯

　前ページのアプローチは消去法による解法なのですが、**トレーニングの段階では、消去法だけではなく積極法のアプローチの両方を確認**することが重要です。そのため、正解の選択肢「❺棘上靱帯 → 棘間靱帯 → 黄色靱帯 → 硬膜」を図で確認すると、より知識が定着しやすくなります。また、実臨床での腰椎穿刺のイメージトレーニングでは、棘上靱帯→棘間靱帯→黄色靱帯→硬膜という組織を貫通して、穿刺針をくも膜下腔に到達させることを解剖学的に想像しながら行ってみてください。

　出題者の意図という切り口で過去問を眺めてみると、〈108B21〉、〈111B1〉、〈111C9〉が同じような問題（＝腰椎穿刺の手技）に見えてきます。そうすることで、過去問を1問1問単独で演習するよりは、グループ化によって関連付けをしながら演習できるようになり、効率よく知識を得られるという利点があります。**出題背景にある「テーマ」は何か**ということを意識しましょう。

- 出題の背景に存在する「テーマ」が何かを察する
- 復習の際には、その出題テーマを確認する作業を含める

§1 一般問題

9 選択肢のつくり方を意識する

▶Question

　41歳の男性。職場の定期健康診断で白血球増多を指摘されたため来院した。1年前の健診でも軽度の白血球増多を指摘されていた。眼瞼結膜と眼球結膜とに異常を認めない。頸部リンパ節と鎖骨上リンパ節とに腫大を認めない。心音と呼吸音とに異常を認めない。腹部は平坦で脾を左季肋下に10cm触知する。下腿に浮腫を認めない。

血液所見：赤血球466万、Hb 14.7 g/dL、Ht 44％、網赤血球1.4％、白血球51,600（骨髄芽球1.5％、骨髄球6％、後骨髄球9.5％、桿状核好中球19.5％、分葉核好中球45.5％、好酸球3％、好塩基球7.5％、単球2％、リンパ球6％）、血小板37万。

血液生化学所見：総蛋白6.7 g/dL、AST 18 IU/L、ALT 15 IU/L、LD 601 IU/L（基準176〜353）。CRP 0.2 mg/dL。

　骨髄血塗抹May-Giemsa染色標本（Ⓐ）と骨髄血染色体分析（Ⓑ）とを次に示す。この患者で考えられる所見はどれか。

Ⓐ（p12 カラーアトラスⒷ参照）　　　　Ⓑ

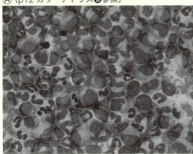 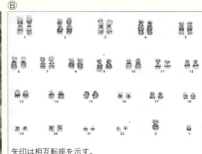

矢印は相互転座を示す。

ⓐ 尿酸低値
ⓑ 高カルシウム血症
ⓒ ビタミンB_{12}低値
ⓓ エリスロポエチン低値
ⓔ 好中球アルカリフォスファターゼスコア低値

〈110I49〉

Checkpoint

☐☐☐ #8 出題者の意図を汲む
☐☐☐ #9 選択肢のつくり方を意識する
☐☐☐ #11 誤った内容を述べた選択肢では誤りの箇所を正す

正解 e

　健診で白血球増多を指摘された41歳男性の症例です。白血球のみの異常増多であれば、疾患は限られます。感染症の類では、白血球数はせいぜい20,000台がやっとといったところですが、本疾患では5万、10万という値もしばしば目にすることがあるのが特徴的です。ATL（adult T-cell leukemia：成人T細胞白血病）も同様の表現形を呈することがありますが、ウイルス感染後、数十年を要するので高齢発症になるという点で鑑別できそうです。

　補足になりますが、医師国家試験で「健診で」というキーワードがあった場合には、おおむね「自覚症状がない」と言い換えることができます。実臨床においても、何らかの疾患が背景にあっても自覚症状がないために、健康診断でスクリーニングされることが起こりうるということは納得できるかと思います。

　健診での血算はフローサイトメトリー法（機械が自動的に血球をカウントする）が主体となるので、精査を進めるにあたっては末梢血の塗抹標本をオーダーすることが第一手となります。その結果が本文中に示されており、白血球数が5万超、白血球分画で、骨髄芽球や骨髄球、後骨髄球などを認めています。このような所見を「さまざまな分化度の白血球が末梢血に存在する」「各成熟段階の顆粒球系細胞が増加している」と表現することがあります。この白血球分画パターンをとる疾患として、慢性骨髄性白血病（chronic myelocytic leukemia：CML）と原発性骨髄線維症とが鑑別に挙げられます。

　血液腫瘍の可能性が考えられるので、骨髄穿刺を行い、同時に染色体検査（CMLにきわめて有効）をオーダーします。画像を見ると、骨髄も末梢血と同様に「さまざまな分化度の白血球」が存在し、かつ過形成（さまざまな細胞がギッシリ詰まっている）であることもわかるでしょう。染色体検査では、t（9；22）を認めており、フィラデルフィア染色体の存在が示唆されます。CMLらしい所見です。

　CMLと来れば、前述のような白血球分画の所見をはじめ、血小板数が正常〜増加、好中球アルカリフォスファターゼスコア低下、ビタミンB_{12}・尿酸・LDH高値、などの検査所見が一般的です。これらの検査項目が、本問では設問に組込まれているのです。

選択肢のつくり方を意識する

　国試の選択肢のつくり方としては、ある程度パターンが限られています。

- 正解の選択肢
- 疾患は合っているが、所見が異なっている場合
- 所見は類似しているが、疾患が異なる場合（鑑別すべき疾患の所見を提示）
- 全く関係のない記述

という選択肢を設けるのが一般的です。

受験生が疾患や病態を理解しているかを問うには、前述のパターンで選択肢をつくるのが効果的なのです。例えば、本問でいえば、骨髄線維症のキーワードを選択肢に紛れ込ませたり、急性白血病の所見である「芽球の増加」であったり、あるいはCMLの急性転化の際の所見を提示してみたり、というように、疾患概念が似ていて、鑑別を要する疾患群を匂わせるような選択肢をつくると、実力のある/なしで成績が二分されるような良問となります。

　そのような観点で❺の選択肢を見てみると、高カルシウム血症はATLのキーワードだということに気づきます。ここから、異常な白血球増多を呈する疾患としてCMLとATLを挙げることが重要だというメッセージが見え隠れするようにも思えます。❶、❸は前述のように、CMLのキーワードではありますが、高い・低いが逆に表記されています。

　以上を踏まえ、本問の選択肢を吟味してみましょう。出題者の意図は「慢性骨髄性白血病の検査所見」と考えられるので、選択肢のつくり方としては、次のパターンが予測できます。

1) 正解の選択肢
2) 疾患は慢性骨髄性白血病だが、検査所見が誤っている
3) 他の疾患の検査所見を紛れ込ませる
4) 全く関係のない記述

このパターン分けを踏まえ、〈110I49〉の選択肢をもう一度眺めてみましょう。

❶ 尿酸値はCMLで高値となる　　　　　：パターン2)
❷ 高カルシウム血症はATLのキーワード：パターン3)
❸ ビタミンB_{12}はCMLで高値となる　：パターン2)
❹ CMLはエリスロポエチンと関係ない　：パターン4)
❺ NAPスコアはCMLで低下する　　　　：パターン1)

　上記全てのパターンがまんべんなく配置されており、受験生の知識を評価する上で妥当性が担保された問題であると言えます。実際の正解率は高かったようですが、正しい記述の選択肢が毎年のように出題される高頻度事項だったというのが大きな要因と考えられます。「合否には影響を与えないが、学習の成果を適切に評価できる問題」に分類される良問だと思いました。

選択肢のつくり方のパターンを事前に知っておくと演習に役立つことがある

※臨床実地問題は診断が付けば一般問題に帰着されます。本問〈110I49〉は臨床実地問題に分類されますが、選択肢のつくり方に照準を当てていますので、本書では「§1 一般問題」に含めました。

Coffee Break

bpm

1分	=	60秒
1時間	=	3,600秒
1日	=	86,400秒
1カ月	=	2,592,000秒
1年	=	31,536,000秒
3.17年	=	1億秒

心拍数を60bpmと仮定すると
心臓が1億回、休まず拍動した頃に、3.17年が過ぎる計算になる。

第2章 ● 資格試験の観点からの医師国家試験

§1 一般問題

10 正しい内容を述べた選択肢から要点を抽出する

▶ Question

全身の浮腫を最もきたしにくいのはどれか。

ⓐ 肝硬変
ⓑ 心不全
ⓒ 深部静脈血栓症
ⓓ 蛋白漏出性胃腸症
ⓔ ネフローゼ症候群

〈109C7〉

Checkpoint

☑☑☑ #5 文字は全てに目を通す
☑☑☑ #9 選択肢のつくり方を意識する
☑☑☑ #10 正しい内容を述べた選択肢から要点を抽出する

正解 C

全身性の浮腫とくれば、どのような鑑別を挙げますか？ 本問では、残りの選択肢がヒントとなります。

> **全身性浮腫の鑑別**
> - 肝硬変
> - ネフローゼ症候群
> - 上記以外で低アルブミンをきたす疾患／病態
> - うっ血性心不全
> - 甲状腺機能低下症

ほぼ、選択肢のなかに収まっていることがわかりますか？ このような問題に出くわしたときには、**内容が正しい選択肢（本問の場合、C以外）から学びを得る**のがよいでしょう。内容が誤りの選択肢は、誤りを正すという行程を加えやすいので印象に残ることが多いのですが、正しい内容の選択肢というのはサラリと流されてしまい、記憶に残りにくいのが一般的です。本問を例にとると、C以外の正しい内容の選択肢からは全身性浮腫の鑑別の挙げ方を学ぶことができます。

一方で、深部静脈血栓症が他の選択肢とは仲間ハズレになっている点もセンスが感じられます。なぜならば、この疾患は「片側性の下腿浮腫」の鑑別に含まれるからです。

正しい内容を述べた選択肢から要点を抽出する

一般問題における選択肢の吟味については、以下の方法を推奨します。

- 正しい内容を述べた選択肢から要点を抽出する
- 誤った内容を述べた選択肢では誤りの箇所を正す

前述の通り、正しい内容の選択肢は頭に残りにくく、軽く流されてしまうことがよくあります。もし未知の知識であればなおさら、その選択肢をよい機会として知識の習得に生かすとよいでしょう。このときのコツとしては、**「誤りの選択肢として出題されるとしたら、どこが変わるだろうか」**と考えることです。そうすることで、1文のなかでも特に重要な箇所（要点）を見つけ出すことができるので、効果的に要点を抽出することが可能となります。また、誤りの選択肢では、誤りの箇所を正すという当たり前のような原則ですが、これは次項で詳しく触れていくことにします。

- 内容が正しい選択肢から学びとれることがある
- 内容が誤っている選択肢として出題されるとしたら、どこを変えるかを考える

§1 一般問題

11 誤った内容を述べた選択肢では誤りの箇所を正す

▶ Question

ショックの原因とその対応の組合せで正しいのはどれか。

ⓐ 敗血症 --- 大量輸液
ⓑ 大量出血 --- 副腎皮質ステロイド投与
ⓒ 緊張性気胸 --- 陽圧換気
ⓓ 肺塞栓血栓症 --- ジギタリス投与
ⓔ 高カリウム血症 --- 硫酸マグネシウム投与

〈110G18〉

Checkpoint

- #5 文字は全てに目を通す
- #9 選択肢のつくり方を意識する
- #11 誤った内容を述べた選択肢では誤りの箇所を正す
- #18 禁忌問題は治療・緊急性・倫理的配慮で察知する

正解 ⓐ

　敗血症性ショックは病態を考えることで治療につなげられます。敗血症性ショックでは、末梢血管の拡張、および血管透過性の亢進によって血圧低下が生じます。したがって、治療としては、輸液で血管内volumeを稼ぎつつ、それでも反応が悪い場合には昇圧薬を用います。ここでは強いevidenceのある「ノルアドレナリン」が第一選択となります。

誤った内容を述べた選択肢では誤りの箇所を正す

　今回は「誤った内容を述べた選択肢では、誤りの箇所を正す」という原則を扱います。至極当然のルールではありますが、直前期に演習スピードを上げようとしたときや、進捗が遅れているところを挽回しようと焦ってしまうことで、選択肢の吟味が疎かになって、雑になってしまうことがよくあります。
　解くたびに選択肢を吟味することは、周辺知識の整理／反復演習にも繋がるので、ここで推奨したい演習フォームの1つです。
　それでは、残りの選択肢について1つずつ吟味していきましょう。

ⓑの選択肢

　ショックにステロイドという、あまり馴染みのない組合わせなので、その違和感を根拠に選択肢を除外する方もいるかもしれません。じつは、ショックのなかにステロイドが奏効するものもあるのです。広義には血液分布異常性ショックに含まれるのですが、副腎不全がそれに相当します。
　臨床現場では、医原性の副腎不全や感染に伴う相対的な副腎皮質ホルモン欠乏に出くわすことがあります。前者は、長期間ステロイドを内服していた患者が内服を中断すると副腎不全に陥るというパターンです。他方、後者は感染が起こるとストレスホルモンとして副腎皮質ホルモンが大量に分泌されるのですが、需要量に供給が追い付かずに相対的なホルモン欠乏になるというパターンです。
　したがって、選択肢のなかで誤っているところを正すとすれば、「大量出血」を「急性副腎不全」に直すことになります。

ⓒの選択肢

　緊張性気胸では、胸腔ドレナージを行う前に陽圧換気を行うと病態がより悪くなるという知識を押さえておきましょう。今後も治療・処置の順番を問う問題で出題される可能性があります。「まず」「次に」といった切り口で出題されるかもしれませんね。したがって、ⓒは禁忌肢です。
　正しくは、「緊張性気胸は胸腔ドレナージを先に行った後で、持続陽圧換気が必要な場合には、胸腔ドレナージを前提に実施する」という記述がよいでしょう。
　ここで、混同しやすいのが「フレイルチェスト」であり、この治療は外固定・内固定

が相当するのですが、内固定とよばれるものが陽圧換気に相当します。陽圧換気という箇所を残したければ「フレイルチェスト---陽圧換気」に変えるとよいでしょう。

このように、誤りの選択肢を正すという過程を通じて、周辺知識の確認ができるというメリットが生じます。

• ❹の選択肢

　ジギタリスは使うとすれば、心原性ショックなので（現在は強心薬というよりは、rate controlの薬剤として用いることが多いです）、肺塞栓血栓症では用いません。やはりショックの基本は血管内volumeを確保することなので、輸液が優先されます。

• ❺の選択肢

　硫酸マグネシウムは、「高カリウム血症」ではなく「低カルシウム血症」などに伴うQT延長からのTdP（torsades de pointes）に対するキードラッグです。心電図変化を伴う高カリウム血症では、容易にVT（心室頻拍）やVf（心室細動）に移行する危険性が高まるので、グルコン酸カルシウムを投与して心筋保護を図るという治療法があります。高カリウム血症では、致死性不整脈を起こすことで循環動態が破綻し、時にショックに陥ることから今回の選択肢に登場したのではないかと推測できます。

問題作成者の観点からすれば、よい問題だなと思います。選択肢を丁寧に吟味することが学習効率を高めることにつながるのです。

・誤りの選択肢を正すことで知識の確認が都度行える

・選択肢をひとつひとつ吟味するという習慣をつける

12 taxonomyの理論で出題パターンを認識する

§1 一般問題／§2 臨床実地問題

▶ Question

次の文を読み、〈108G67〉～〈108G69〉の問いに答えよ。

62歳の男性。心窩部痛を主訴に来院した。

現病歴：3カ月前から時々心窩部不快感を自覚するようになった。最近、会社の同僚が同じような症状で胃癌の診断を受け手術を行ったため、自分も胃癌ではないかと心配になっていた。食欲低下も出現したため、市販の胃薬を内服したところ心窩部不快感と食欲不振とは改善した。その後仕事が忙しく、時々心窩部不快感はあったがそのままにしていた。1週間前に腰部を打撲し、自宅近くの診療所で治療を受け2日後には軽快した。3日前から心窩部痛が持続するようになり、夜間就寝中にも痛みで覚醒するようになった。テレビで胃癌の原因が*Helicobacter pylori*の感染であることを聞いて心配になり、上部消化管内視鏡検査を希望し受診した。

既往歴：特記すべきことはない。

生活歴：喫煙歴はない。飲酒は機会飲酒。

現　症：意識は清明。体温36.7℃。脈拍76/分、整。血圧128/70 mmHg。呼吸数16/分。腹部は平坦で、肝・脾を触知しない。心窩部に軽度の圧痛を認めるが、腫瘤は触知しない。直腸指診で異常を認めない。

検査所見：尿所見：蛋白（－）、糖（－）、潜血（－）。血液所見：赤血球330万、Hb 11.8 g/dL、Ht 32％、白血球7,200、血小板24万。

心電図と胸部X線写真とに異常を認めない。上部消化管内視鏡像を次に示す。

追加すべき質問はどれか。

ⓐ「生魚は食べていませんか」
ⓑ「痛み止めは飲んでいませんか」
ⓒ「最近海外に行きませんでしたか」
ⓓ「最近井戸水を飲んでいませんか」
ⓔ「血のつながった家族に大腸癌の方はいませんか」

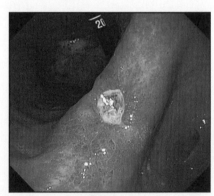

（p12 カラーアトラスⒸ参照）

〈108G67〉

▶ Question

Helicobacter pylori 感染診断を行った．その結果を次に示す．
用いた診断法はどれか．

ⓐ 培養法
ⓑ 血中抗体測定
ⓒ 便中抗原測定
ⓓ 尿素呼気試験
ⓔ ウレアーゼ試験

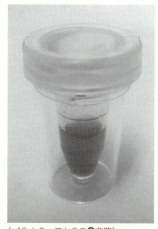

(p12 カラーアトラスⒸ参照)

〈108G68〉

▶ Question

治療として適切なのはどれか．

ⓐ 輸血
ⓑ 内視鏡的止血術
ⓒ 抗菌薬の単剤投与
ⓓ 内視鏡的粘膜下層剥離術
ⓔ プロトンポンプ阻害薬の投与

〈108G69〉

Checkpoint

☐☐☐ #8 出題者の意図を汲む
☐☐☐ #12 taxonomyの理論で出題パターンを認識する
☐☐☐ #16 画像所見は言語化する
☐☐☐ #43 closed questionで疾患特異的な情報を引き出す

正解 108G67 **b**, 108G68 **e**, 108G69 **e**

　特に既往のない62歳男性の症例です。3カ月前から心窩部不快感を自覚しており、食思不振も随伴したために市販の胃薬を内服したところ、いったん症状が改善しています。来院1週間前に腰部打撲で治療を行った後に心窩部痛が再び出現し上部消化管内視鏡を希望して受診したという病歴です。診察上、ABC（A：気道、B：呼吸、C：循環）は安定しており、心窩部の軽度圧痛を認める程度であり、他の腹部所見はなく、直腸指診でのタール便も認めていません。採血では、Hb値の軽度低下を認めます。上部消化管出血を疑っている文脈上、BUN値にも注目したいところですが、本問では与えられておりません。

　上部消化管内視鏡像では、胃角部中央に辺縁整の円形の潰瘍性病変を認めます。潰瘍周囲の浮腫は軽度、潰瘍縁が明瞭、白苔があり潰瘍辺縁にわずかな再生上皮が存在していることを根拠に活動期（A2）と判断します。活動性の出血は画像で確認できる範囲では認めず、胃潰瘍の診断となります。

　病歴の中に、整形外科的な治療介入があることからNSAIDs潰瘍の可能性を疑い、closed questionでNSAIDs内服の有無を聴取します。

選択肢考察〈108G67〉
ⓐ 生魚の摂取歴は主にアニサキス症の問診で必須となります。
ⓑ 痛み止め内服の有無はNSAIDs潰瘍を意図しており、題意に合致します。
ⓒ 海外渡航歴は旅行者下痢症などを疑ったときに聴取すべきですが、胃潰瘍との関連性は乏しいです。
ⓓ 幼少期の井戸水飲用を問えば*Helicobacter pylori*（以下 *H. pylori*）感染確立のヒントと成り得ますが、最近の飲用であれば、胃潰瘍との関連は乏しいです。
ⓔ 大腸癌と胃潰瘍の関連性は乏しいので、大腸癌の家族歴は診断に直接関与しません。

　3連問の2問目〈108G68〉では、与えられた画像を根拠に何の診断法を用いたのかが問われています。実際の検査容器の画像が与えられており、ウレアーゼ試験の仕組みを理解していれば正解に到達できるような問題設計になっています。

　*H. pylori*菌は強力なウレアーゼ活性を有し、胃内の尿素をアンモニアと二酸化炭素に分解し、胃酸から身を守っています。迅速ウレアーゼ試験は、内視鏡下で採取した胃粘膜生検組織中に含まれるウレアーゼ活性を検出することで、間接的に菌体の存在を確認する方法です。本問の画像の試薬にはpH指示薬が含まれており、試薬中の尿素がウレアーゼによってアンモニアと二酸化炭素とに分解され、pHの上昇を検出するというのがウレアーゼ試験の原理です。

関連事項として、H. pylori感染の検査を以下のようにまとめます。大きく分けて①内視鏡を用いた検査と、②内視鏡を用いない検査とがあります。

Helicobacter pylori感染の検査
① 内視鏡を用いた検査
- 培養法
- 迅速ウレアーゼ試験
- 組織学的検査

② 内視鏡を用いない検査
- 血清抗体測定（抗HP-IgG抗体）
- ^{13}C尿素呼気試験
- 便中抗原測定

^{13}Cで標識された尿素を経口的に摂取すると、胃内のH. pyloriのウレアーゼによってアンモニアと二酸化炭素に分解されます。この二酸化炭素は胃内で発生して、胃粘膜から吸収されて呼気として排出されます。この炭素分子は^{13}Cで標識されているので、その濃度を測ることでH. pylori感染の陽性/陰性を判断することができます。これが^{13}C尿素呼気試験の原理です。

①、②の中で迅速診断が可能なのは迅速ウレアーゼ試験のみであり、除菌判定に有効なのが^{13}C尿素呼気試験や便中抗原測定となります。

選択肢考察〈108G68〉

いずれの選択肢もH. pylori感染診断にかかわるもので統一されています。

ⓐ 専用の培地と条件で培養します。通常の培養検査と同様に抗菌薬の感受性試験ができるという利点があります。画像で示された容器がウレアーゼ試験のものであるということを根拠に否定します。

ⓑ～ⓓ 与えられた画像はpH指示薬に胃の生検検体を入れて色調の変化で判定を行うものです。検体は生検組織であり、血液、便、呼気ではありません。

ⓒ 上記解説の通りです。

最後に本症例の治療を考えます。「消化性潰瘍診療ガイドライン」[1]によれば、NSAIDs服用者の潰瘍治療は、NSAIDs中止可能な場合にはNSAIDsの中止、中止不可能な場合にはNSAIDs投与を継続した上で、PPIやプロスタグランジン製剤を投与するのが標準的治療となっています。したがって、治療計画の中核を成すのが「可能ならばNSAIDsの中止」「PPIの投与 or プロスタグランジン製剤の投与」となるのです。

上部消化管出血では、現在も活動性の出血があるかないかで治療方針も変わります。治療オプションとしては、バイタルサインの安定化、貧血の程度に応じて輸血の検討、内視鏡的な止血術などが挙げられます。

選択肢考察〈108G69〉

ⓐ 輸血は重度貧血の場合や、活動性の出血によりさらに貧血が進行することが予測される場合に考慮されます。本症例では、バイタルサイン安定、Hb 11.8 g/dL であり積極的に輸血をするほどの貧血ではないこと、加えて内視鏡所見的に活動性の出血がないことを根拠に、輸血はこの場面では必要性は乏しいと判断します。
ⓑ 内視鏡的止血術は活動性の出血に対して有効ですが、本症例では活動性の出血を支持する根拠がありません。
ⓒ *H. pylori* 菌の除菌治療は3剤併用療法で行われます。このうち抗菌薬は通常、アモキシシリン、クラリスロマイシンの2剤が選択されます。
ⓓ 内視鏡的粘膜下層剝離術は腫瘍性病変に対して適応があります。
ⓔ プロトンポンプ阻害薬の投与は題意をよく満たします。

taxonomy の理論で出題パターンを認識する

さて、今回は3連問を一気に解説しました。実は、**taxonomy** という概念を紹介したいという意図で〈108G67, 68, 69〉を pick up しました。

taxonomy は「分類体系」とも訳され、分類学領域の用語です。階層構造で整理された特定の分類方法のことを指します。生物系統発生学や数値分類体系、軍事的分類体系、経済的分類体系というような応用が利く理論です。教育の領域においても応用されることがあり、実は医師国家試験の中にもこの taxonomy の理論の一部が組込まれているのです。

医師国家試験の試験作成一般公募の手引きには、taxonomy Ⅰ型、Ⅱ型、Ⅲ型に区分して問題を作成するよう推奨されています。

医師国家試験の taxonomy

Ⅰ型	想起(recall):単純な知識の想起によって解答できる問題
Ⅱ型	解釈(interpretation):設問文 or 解答肢で与えられた情報を解釈した結果に基づいて解答する問題
Ⅲ型	問題解決(problem solving):理解している知識を応用して具体的な問題解決を求める問題

一般的に、Ⅱ型はⅠ型を包含し、Ⅲ型はⅠ型・Ⅱ型を包含しています。厚生労働省の意図としては、**一般問題→Ⅰ型、臨床実地問題→Ⅱ型・Ⅲ型**という区分をめざしていて、臨床実地問題ではⅢ型が理想的と謳っています。

Ⅲ型の思考過程は、「症例データ→アセスメント→診断」というプロセスと「選択肢(治療・介入など)→アセスメント→問題解決の意思決定」というプロセスとの組合わせであり、Ⅱ型で求められている解釈(アセスメント)を2回以上行わないと解答できないという構造になります。

一方で、選択肢の中の誤答肢が魅惑的でなければ、選択肢から正解を逆に想起できてしまうので、Ⅰ型レベルの問題にまで成り下がってしまうことがあります。誤った思考で到達するような誤答肢を配置することがⅢ型の問題作成上の留意点であるということも一般公募の手引きに明記されています。

このtaxonomyの観点から本問を眺めてみると、問題作成者の意図したtaxonomyが浮き彫りになるので、出題形式に着眼して振り返っていきましょう。

〈108G67, 68, 69〉の3連問をtaxonomyの観点で分析する

- **108G67**

  症例情報→アセスメント→胃潰瘍の疑い

  設問では問診で追加すべき項目が問われています。解答するには「NSAIDs潰瘍」が想起されているという前提が必要となります。taxonomyでいうとⅡ型に分類される問題設計となっています。

- **108G68**

  検査キットの画像→診断法

  設問では画像が与えられて、その画像が何の診断法かを問うています。これは知識を問うている問題であり、解釈や問題解決の階層には該当しないので、taxonomyでいうとⅠ型に分類されます。

- **108G69**

  症例情報→アセスメント→NSAIDs潰瘍の疑い
  選択肢（治療）→アセスメント→症例情報との照合

  解答するには、症例情報の解釈だけではなく、選択肢の吟味も必要になります。2回以上の解釈が求められ、かつ問題解決が課された問題設計です。taxonomyでいうとⅢ型に分類されます。誤答肢も、全て*H. pylori*感染診断法で統一されており、魅惑的なラインナップとなっている点にも注目したいです。正解率は7割を少し上回る程度なので、受験生を評価するにはよい問題となったと言えるでしょう。

以上、3連問がうまくtaxonomy的にⅠ型・Ⅱ型・Ⅲ型に分散されているのが、お分かりいただけましたか。

医師国家試験の問題において「臨床色を強くする」には、内容や題材という切り口を変える以外にも、問題設計を工夫するという方法があります。taxonomyという観点で問題を分類した場合、Ⅲ型に近づけば近づくほど問題解決能力を問うような傾向が強くなるのです。

臨床医に求められるのは、知識やアセスメント能力はもちろんですが、問題解決能力が本質的であるために、特にtaxonomyⅢ型の臨床実地問題で医師としての問題解決能力が問われます。今後は、その年度によってtaxonomyⅠ型、Ⅱ型、Ⅲ型の割合が変動する可能性もありますが、医師国家試験のあるべき姿を定める際にtaxonomyⅢ型が理想的とされている背景を知っていると対策が練りやすくなるでしょう。

- 医師国家試験の問題を作成する過程でtaxonomyという理論が組込まれている

　　Ⅰ型…知識を問う
　　Ⅱ型…アセスメント能力を問う
　　Ⅲ型…問題解決能力を問う

- 臨床実地問題は良質なtaxonomyⅢ型の問題設計が理想的とされており、医師の問題解決能力を評価することができる

◆ 文献
1）「消化性潰瘍診療ガイドライン2015　改訂第2版」（日本消化器病学会/編），南江堂，2015

第2章 資格試験の観点からの医師国家試験

§2 臨床実地問題

13 症例情報の後半には特異度の高い所見が来やすい

▶Question

　70歳の男性。腎機能悪化を指摘されたため来院した。2カ月前から発熱、咳嗽および全身倦怠感が出現し次第に体重が減少してきた。心配になり自宅近くの診療所を受診し、血清クレアチニンの上昇が認められたため紹介されて受診した。喫煙は20本/日を50年間。飲酒は日本酒1合/日を50年間。意識は清明。身長153 cm、体重48 kg。体温37.2℃。脈拍76/分、整。血圧150/76 mmHg。呼吸数22/分。SpO₂ 98%（room air）。眼瞼結膜は貧血様である。心音に異常を認めない。両側の背下部でfine cracklesを聴取する。顔面と下腿とに浮腫を認める。

尿所見：蛋白1＋、蛋白定量0.87 g/日、糖（－）、潜血3＋、沈渣に赤血球 多数/1視野、白血球1～5/1視野。

血液所見：赤血球352万、Hb 10.2 g/dL、Ht 32%、白血球10,700（桿状核好中球2%、分葉核好中球87%、好酸球1%、単球1%、リンパ球9%）、血小板36万。

血液生化学所見：総蛋白6.3 g/dL、アルブミン3.1 g/dL、尿素窒素34 mg/dL、クレアチニン2.5 mg/dL、尿酸7.6 mg/dL、Na 138 mEq/L、K 4.5 mEq/L、Cl 106 mEq/L。

免疫血清学所見：CRP 4.5 mg/dL、HBs抗原陰性、HCV抗体陰性、MPO-ANCA 160 EU/mL（基準20未満）、抗核抗体陰性。

　腎生検のPAS染色標本を次に示す。蛍光抗体法で糸球体に免疫グロブリンの沈着を認めない。

　直ちに行うべき治療はどれか。

ⓐ 血液透析
ⓑ 赤血球輸血
ⓒ 副腎皮質ステロイドのパルス療法
ⓓ 非ステロイド性抗炎症薬（NSAIDs）投与
ⓔ アンジオテンシン変換酵素（ACE）阻害薬投与

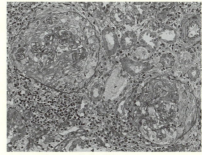

（p13 カラーアトラスⒹ参照）

〈109D38〉

Checkpoint

☐☐☐ #3 臨床実地問題の本文は前から後ろへ順に読む
☐☐☐ #13 症例情報の後半には特異度の高い所見が来やすい
☐☐☐ #42 実臨床と資格試験との乖離を知る
☐☐☐ #44 時間感覚をイメージする

正解 ⓒ

70歳男性の2カ月前からの発熱、咳嗽、全身倦怠感、体重減少です。同症状で近医診療所を受診した際に、血清クレアチニン値が上昇したために紹介受診となったという状況設定です。前回比較ができないので、いつからの腎機能障害かはわかりません。

顕性の血尿・尿蛋白を認めるので、糸球体疾患を想起します。したがって、挙げるべき鑑別疾患は、①慢性腎炎症候群、②ネフローゼ症候群（原発性／続発性）、③RPGNというようなカテゴリーに分類されることになります。

尿蛋白定量および血清Alb値からネフローゼ症候群は、この時点で除外されます。よって、ネフローゼ症候群以外の糸球体疾患で本症例で鑑別に挙げるべきは、慢性腎炎症候群、ANCA関連疾患を含むRPGNです。

本症例においては、採血でANCAの追加および腎生検が行われており、MPO-ANCA陽性・糸球体に半月体形成という有意所見が得られています。fine cracklesの所見も踏まえ、ANCA関連血管炎のうち顕微鏡的多発血管炎を強く疑います。

選択肢考察

ⓐ 血清クレアチニン値は2 mg/dL台であり、それ以外の透析適応も満たしません。
ⓑ Hb 10 g/dL以上あり、赤血球輸血の適応ではありません。
ⓒ ANCA関連血管炎のRPGNであり、ステロイドパルスが奏効します。
ⓓ NSAIDsの投与は腎血流を低下させる作用があり、病態をさらに悪化させる可能性があります。
ⓔ ACE阻害薬には腎保護作用がありますが、慢性管理で使用する薬剤なので「直ちに」行うべき治療としてはステロイドパルスの方が優先されます。

症例情報の後半には特異度の高い所見が来やすい

医師国家試験の臨床問題において症例情報は、通常、症例プレゼンテーションの順に並びます。すなわち、**主訴、現病歴、既往歴、内服薬、社会生活歴、理学所見、検査所見**、というように配置されるのです。

今回は便宜上、これらの情報を以下の3つに分類します。

① 病歴・身体所見
② 初療での検査所見
③ 追加された検査所見

RPGN：rapidly progressive glomerulonephritis（急速進行性糸球体腎炎）
ANCA：antineutrophil cytoplasmic antibody（抗好中球細胞質抗体）

このように分類すると、配置された症例情報がおおむね**時系列の順**になっていることがわかります。実際に〈109D38〉での症例情報を上記の3つのフレームに沿ってまとめてみると次のようになります。

① 病歴・身体所見
- 高齢男性
- 腎機能悪化
- 2カ月前から発熱、咳嗽、全身倦怠感
- 貧血、fine crackle、浮腫

② 初療での検査所見
- 尿素窒素 34 mg/dL、クレアチニン 2.5 mg/dL
- CRP 4.5 mg/dL

③ 追加された検査所見
- MPO-ANCA 160 IU/mL（基準 20未満）
- 腎生検で半月体

　この問題を解くための最短アプローチは、③に注目して、疾患特異的な「MPO-ANCA陽性」「半月体」といったキーワードを拾うことです。それでは、それ以外の患者情報である①・②は不要な情報なのでしょうか？　もちろん答えは「否」です。
　①では、典型的な血管炎のパターンが記されています。慢性的に持続する中高年の発熱・しびれでは血管炎を鑑別疾患に含めるヒントとなります。②で得られた腎機能異常と炎症反応との所見から、血管炎を想起してANCAを検査項目に追加するというのが臨床医の発想なのです。
　③の情報は医師国家試験だからこそ、ぱっと見で「MPO-ANCA」が目に入ってしまうのです。実臨床では、①と②を踏まえた上で「MPO-ANCA」を検査項目に追加できるかが問われます。したがって、③があれば正解に到達できますが、現場の思考回路を全く無視しているという点で、③の情報に飛び付くのは安直と言わざるを得ません。

情報の並び方

　さて、先に述べた症例情報の並び方には、どのような背景があるのでしょうか。一般的に、**すぐ（即時性）・手軽に（簡便性）・患者の負担が少ない（低侵襲）**順に情報が配置されます。したがって、**症例情報の前半部では疾患の同定に有用な情報は来にくく、後半には疾患特異性の高い情報が来やすく**なります。
　症例情報の前半部は、確定診断には迫らずとも、推論を進めるうえで起点となりうる情報が含まれていることが多く、臨床力に優れている人ほど、初療での情報をうまく処理して適切な推論を組み立てることができます。

一方、症例情報の後半部は、前述のように疾患特異性の高い情報が含まれます。前半部の情報で構想した仮説を検証する段階に該当します。しかし、疾患特異性の高い情報は初療の時点で入手しにくく、追加で行われる精密検査に属することも少なくはありません。症例情報の前半部に来る一般的にroutineで行われる検査と比べて、精密検査では以下のような傾向がみられます。

- 検査結果が出るまで時間を要する（翌日以降になることも）
- 侵襲性が強い
- 施設によって実施困難
- 高価

　現実的には、疾患特異性の高い所見を時間軸の最初の方で目にすることの方が少ないです。ここに、ペーパーテストという形で加工された臨床実地問題の症例とリアル症例との間に大きな乖離が生じているのです。この性質を踏まえ、現実に即した臨場感を再現するには、「症例情報を前から順に取り込む」という原則に立ち返ることになります。つまり、症例情報をプレゼンテーションの順に読み進めていくことが、臨床医の思考パターンをなぞることに繋がり、特異度の高い所見を時系列の順に拾うことが可能になるのです。

- 国試の症例情報は症例プレゼンテーションの型
  ＝時系列順に並ぶ
- 症例情報は ①病歴・身体所見、②初療での検査所見、③追加された検査所見、で分けて時系列で考えるとよい
- 症例情報の後半に特異度の高い所見が来やすい

§2 臨床実地問題

14 主訴に立ち返る

▶ Question

　55歳の男性。腹部不快感を主訴に来院した。2カ月前から右下腹部の不快感を間欠的に自覚していた。腹部の視診と聴診とに異常を認めない。右下腹部に、腹筋の緊張時には触知しないが、弛緩時には5×4cm大の腫瘤を触知する。腫瘤は弾性硬で圧痛はなく、拍動を認めない。
　最も考えられるのはどれか。

ⓐ 腸重積症
ⓑ 上行結腸癌
ⓒ 腹部大動脈瘤
ⓓ 腹壁デスモイド
ⓔ 腹壁瘢痕ヘルニア

〈105A22〉

Checkpoint

- #2 診断ツールを自在に操る
- #6 迷ったら主訴と設問に着眼する
- #14 主訴に立ち返る
- #20 モヤモヤ問題をいち早く察知して適切に対応する

正解 ⓑ

　55歳男性が2カ月前からの右下腹部の症状を主訴に受診されたという症例です。主訴は「腹部不快感」ということを念頭に置きながら、読み解いていきましょう。
　腹部の違和感を考えながら病歴聴取・診察を行っていくと、右下腹部に5×4cm大の腫瘤を触知することがわかります。腫瘤は弾性硬・圧痛なし・拍動なしであり、疾患特異性の高い情報が得られていない状況です。この時点で鑑別を挙げたときに、その疾患の検査前確率が最も高いものを選ぶという一風変わった問題です。

選択肢考察

- ⓐ 「腸重積」では痛みを訴えるのが一般的です。同部位の圧痛も認めないことから検査前確率は下がります。
- ⓑ 「上行結腸癌」の初期像では症状がないことが多く、腫瘤が大きくなるまでは気付かれずにいることも多いです。「不快感」という症状が上行結腸癌に合致するので、可能性として考慮すべきです。
- ⓒ 「腹部大動脈瘤」であれば、腹部正中の拍動性の腫瘤が特徴的なので、腫瘤の部位、拍動性の有無を考慮しても検査前確率は低いと考えます。
- ⓓ 「腹壁デスモイド」は線維腫症の一種で、硬い線維組織から成ることが特徴的です。したがって、硬い腫瘤を触知することが想起のきっかけとなります。圧痛や熱感を伴うという点でも、本症例とは合致しにくく、腹壁デスモイドの検査前確率は低いです。
- ⓔ 「腹壁瘢痕ヘルニア」には手術創が必要であり、手術痕がないという患者情報から除外してよいでしょう。

　以上のように、感度の高い所見をヒントに除外していくと、ⓑの上行結腸癌が、これらの選択肢のなかでは最も考えられるという結論になります。**第1章#2**で詳しく述べましたが、「除外」には感度の高い所見、「確定」には特異度の高い所見を用います。

　本問の構造上の特徴として、診断が付けられない状況での推論が問われていることが挙げられます。「診断は何か？」ではなく、病歴・身体所見が得られた段階での「最も考えられるもの」が問われていることに注意しましょう。
　そのような背景のためか、当時の受験生で答案が割れた問題になりました。正解の選択肢ⓑを選んだのは1/3程度であり、ⓔを選んだ人はそれを上回ったと言われています。後出しジャンケン的に、正解を知った後で、どうこう言うことは簡単です。しかし初見で解いたときに、どのような迷いが生じ、何を根拠に答案に至るのかという決断の部分を欠いた状態では、議論の余地がないのです。

おそらく初見では、多くの受験生が「これといった正解がなさそうに見える」とモヤモヤした気分で次の問題に移ったのではと推察しています。一般に、そのような状況でとるべきリアクションは次の通りです。

- モヤモヤとした気分が尾を引く問題は 400 問のどこかに配置されると開き直る
- 困ったとき・迷ったときの routine 作業を事前に準備しておく
- 例えば「迷ったときは主訴と設問に着眼する」というようなルールを課す

主訴に立ち返る

今回は「主訴に立ち返る」という迷ったときに有用な鉄則を紹介します。**主訴はその疾患に対して感度が高い傾向**があります。「主訴は感度100％」とまでは言い過ぎですが、一般的には感度の高い症状が来やすいのです。したがって、**仮説診断が付いた際に主訴に立ち返って整合性がとれない場合には、その仮説を考え直す**ことを検討した方がよい場面も多いのです。

本問にこの原則を適応した場合、次のような検討が可能となります。主訴は「右下腹部の腹部不快感」であり、疼痛を訴えていないということに注目します。

- ⓐ 腸重積症 --- 痛みを訴えるのが一般的であり、腹部不快感とは合致しません。
- ⓑ 上行結腸癌 --- 腹部不快感の症状がよく合致するので候補として残ります。
- ⓒ 腹部大動脈瘤 --- 通常は腹部正中に生じるので症状の部位とは合致しません。
- ⓓ 腹壁デスモイド --- 圧痛・熱感を伴うという点で合致しません。
- ⓔ 腹壁瘢痕ヘルニア --- 手術痕が必要条件なのでこの時点で除外可能です。

殊に本問は、受験生が確かな自信をもてないまま、モヤモヤした気持ちを抱え迷いながら答案を選んだだろう問題です。そのような迷いが生じたときに有効なのが「主訴」と「設問」に着眼するという格言（#6）です。

診断を付けて主訴に立ち返ったときに、うまく合致しないときには診断が異なっている可能性が示唆されます。逆に主訴と診断がリンクする場合には少しは「モヤモヤ感」が払拭できるのではないでしょうか。

- 主訴は感度が高い症状が来やすい
- 仮想診断にモヤモヤを感じたら、主訴に立ち返る

column

主訴から得られる恩恵

　#14「主訴に立ち返る」は医師国家試験においても、実臨床においても適応される鉄則です。
　医師国家試験では、前述のように「感度が高い所見」として捉えることで除外診断に応用できます。また、必修問題においても「主訴」を常に意識することで正解のヒントが得られる場合があります。必修問題はシンプルな構成をしているので「主訴」すなわち「患者の訴え」を解決する選択肢が正解になることが多いのです。痛みを訴えている場合には痛みを取り除く方法が、意識障害があった場合にはその原因を調べる方法が、患者のbenefitに繋がるので正解の選択肢となりやすいのです。
　実臨床でも、例えばproblemが煩雑になり、方針が定まらないケースが一定確率で起こります。そのときに「今の主訴は何だろう」と立ち返ることで、有用なインスピレーションを引き出せることもあります。検査の情報もたしかに大切ですが、それ以上に患者本人の言葉の中に診断の鍵が隠されているものです。

15 設問文を正確に捉える

▶Question

　70歳の女性。労作時の呼吸困難を主訴に来院した。3年前から風邪をひいていなくても咳や喀痰が出るようになり、風邪をひくと咳と痰が悪化し、ときに喘鳴が出現するようになった。2年前から坂道や階段を昇る際に呼吸困難を自覚するようになり、3カ月前からは、平地でも100 m歩くと強い息切れを自覚し途中で休むようになったため受診した。喫煙は69歳まで15本/日を49年間。身長153 cm、体重45 kg。脈拍88/分、整。血圧140/80 mmHg。呼吸数24/分。SpO_2 95％（room air）。眼瞼結膜と眼球結膜とに異常を認めない。口唇や指尖にチアノーゼを認めない。頸部の胸鎖乳突筋が肥厚し、吸気時に肋間や鎖骨上窩の陥入を認める。胸郭は前後に拡張し、呼気が延長している。胸部の聴診で呼吸音が減弱している。胸部の打診で鼓音を呈する。腹部は平坦、軟で、肝・脾を触知しない。下腿に浮腫を認めない。心エコーで異常を認めない。胸部X線写真で肺の過膨張所見を認める。呼吸機能検査は、FVC 2,500 mL、％FVC 104％、FEV_1 700mL、％FEV_1 36％、$FEV_{1\%}$ 28％であった。
　この患者の増悪予防のために有用なのはどれか。2つ選べ。

ⓐ 酸素療法
ⓑ インフルエンザワクチン接種
ⓒ 長時間作用性$β_2$刺激薬の吸入
ⓓ 短時間作用性抗コリン薬の吸入
ⓔ 経口ペニシリン系薬の少量長期投与

〈110I75〉

Checkpoint

☐☐☐ #6 迷ったら主訴と設問に着眼する

☐☐☐ #8 出題者の意図を汲む

☐☐☐ #15 設問文を正確に捉える

正解 ⓑ、ⓒ

　喫煙歴のある70歳女性が慢性の湿性咳嗽を理由に来院しました。風邪をひくと時に喘鳴もきたすとのことで、高齢者の喘鳴、特に呼気性喘鳴では、心不全とCOPDを鑑別に挙げます。気管支喘息を挙げないのは疫学的な理由を根拠にしています。高齢で喘息初発というのは頻度的に少ないためです。

　心不全とCOPDとの鑑別は、身体所見が重要になってきます。

　本症例では、痩せ型体型で、胸鎖乳突筋の肥厚および努力性呼吸（陥没呼吸）、胸郭が前後に拡張しており、呼気延長、呼吸音の減弱、胸部の打診で鼓音、というようにCOPDを支持する所見が揃っています。

　次に検査ですが、今回は、胸部X線で肺の過膨張を、呼吸機能検査で著明な閉塞型の障害を認めています。血液ガス分析を施行していれば、CO_2の貯留が予想されます。

設問文を正確に捉える

　さて、本問で注目すべきは設問文です。医師国家試験において**毎回チェックすべき項目**があります。それは、**年齢・性別、主訴**、そして**「選択肢の直前に配置された設問文」**です。この原則は意外に軽視されやすいので、本問を通じてその重要性を強調します。

　今回問われているのは、「この患者」の「増悪予防」となっております。「この疾患」を問われているわけでもなく、「治療」を問われているわけでもないということに注意してください。

　すると、「治療」でないことがわかれば、ⓐとⓓの選択肢が除外できるのです。酸素投与も短時間作用性抗コリン薬吸入も、どちらも急性増悪の治療に用いられるからです。

　治療ではなく「増悪の予防」に適しているものを選べばよいので、正解はⓑ、ⓒとなります。COPDの急性増悪の予防に対して、evidenceがあるのは、禁煙、吸入ステロイド、長時間作用型気管支拡張薬、ワクチン接種です。

　さらに、設問文のバリエーションの例を挙げます。例えば、本問ではCOPD増悪の予防策が問われていますが、治療が問われた場合には当然、正解が異なります。この手のパターンで頻出なのが、気管支喘息や多発性硬化症です。気管支喘息は、急性期の治療と慢性期の管理とで確実に区別することが資格試験的にも実臨床的にも重要です。また、多発性硬化症の急性期における治療はステロイドパルス療法ですが、再発予防にはインターフェロンβが有効です。このように、急性期の治療、慢性期の管理、再発予防ではオプションが異なります。知識として習得するときも区別して覚えることが重要ですが、実際に医師国家試験で出題されるときも**「何が問われているか」を意識する**ことが重要です。それが明記されている箇所に相当するのが、他ならぬ設問文なのです。

COPD：chronic obstructive pulmonary disease（慢性閉塞性肺疾患）

細かい話ですが、「この患者」と「この疾患」とは区別が必要です。本問は「この患者」となっており、COPDの一般論のことではなく、今向き合っている患者のことが問われています。他方、「この疾患」と問われた場合には、もっと一般的な「疾患」という括りで考えなければならないということに注意してください。

　今回はしっかりと設問文に着眼する重要性を伝えたいという意図で本問を紹介しました。これは習慣として身に付けることが重要なので、問題を解いて迷ったら次のフレーズを思い出してください。

- 迷ったら、主訴と設問文に立ち返る
- 設問文で「何が問われているか」を必ず確認する
- 設問文中のこの患者/この疾患、治療/予防というような区別を意識する

column

論点

　議論をするときに、意図せぬ方向に話が進んだり、意見がまとまらず迷走したり、という経験はありませんか？ いい意見を言おうとすればするほど、却ってうまくいかないこともあります。臨床の現場でいえば、症例カンファレンスや他職種連携のミーティングが、よく当てはまります。そのようなときには、意見を改善しようと努めるよりも「問い」を見直すことが、よい議論を生むのです。

　山田ズーニー氏の著書「伝わる・揺さぶる！文章を書く」（PHP研究所、2001）には、「論点＝問い」「意見＝答え」という単純明快な指摘が記されています。よい答えを導くには、問いを見つめ直し適正化することの重要性が強調されています。コミュニケーションという点では、医療の現場も同じことが言えます。よいディスカッションがしたければ、問いの質を高めることが求められるのです。

　医師国家試験における「問い」は、「設問文」に集約されています。基本ルールとして「設問文を正確に捉える」ことを重要視しているのは、実はそのような背景があるのです。論点、大事です。

§2 臨床実地問題

16 画像所見は言語化する

▶ Question

62歳の女性。腹痛と血便とを主訴に来院した。糖尿病と高血圧症とで自宅近くの診療所を定期受診していた。今朝から突然の左下腹部痛があり、その後、鮮血便を認めるようになったため救急外来を受診した。身長150 cm、体重48 kg。体温37.2℃。脈拍84/分、整。血圧132/88 mmHg。呼吸数20/分。腹部は平坦、軟で、左下腹部に圧痛を認める。

血液所見：赤血球384万、Hb 12.2 g/dL、Ht 35％、白血球9,900、血小板25万。CRP 2.3 mg/dL。

下部消化管内視鏡像を次に示す。

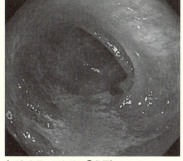

（p13 カラーアトラス❺参照）

最も考えられるのはどれか。

ⓐ 腸結核
ⓑ Crohn病
ⓒ Behçet病
ⓓ 虚血性大腸炎
ⓔ 潰瘍性大腸炎

〈110A48〉

Checkpoint

☑☑☑ #4 本文→画像→設問→ ||大きな壁|| → 選択肢の順を厳守する
☑☑☑ #16 画像所見は言語化する
☑☑☑ #32 snap diagnosis では以降の情報を確認目的に利用する
☑☑☑ #44 時間感覚をイメージする

正解 d

　動脈硬化のリスクのある高齢女性が突然の左下腹部痛と鮮血便を訴え来院しました。じつは、この一文の情報だけで、一発診断（snap diagnosis）的に虚血性腸炎が想起されるのですが、続けて読み進めていきましょう。

　脈拍は84/分、整です。この「整」というところがポイントで、同じ突然発症の腹部の血管疾患では、上腸間膜動脈の閉塞との鑑別が重要です。今回は不整ではないので、血栓症のリスクは高くはなりません。身体所見は、微熱・左下腹部痛以外には有意所見はなく、採血も若干の炎症反応を認める程度です。

　この時点で初療医は下部消化管内視鏡をオーダーしました。その根拠は前述のように虚血性腸炎を疑っているからであり、また、下血の鑑別を行いたいという発想があるからです。

「本文→画像→設問」の順を習慣にする

　画像所見が掲載されている場合の臨床実地問題は、**「本文→画像→設問」の順**で解くようにしましょう。この順番を習慣的に守ることで、臨床医の思考が身に付きます。

　最近の医師国家試験の特徴として**「正常な画像」が紛れ込んでくる**ことが見受けられるようになっております。「画像をヒントにしよう」「先に画像を見てアタリをつけよう」という習慣の受験生は、そのような理由でたまに痛い目に遭います。

　そこで、実際の診療と同じ順序を取り入れ、画像は伏せて臨床像から『画像所見を予測する』という演習方法をお勧めしたいです。可能であれば、病歴・身体所見の時点で「どの検査をしたいか」ということを発想することも勧めたいです。

　今回で言えば、「虚血性腸炎」の画像所見、つまり造影CTで下行結腸〜S状結腸〜直腸に好発する腸管壁の肥厚像を探すか、あるいは下部消化管内視鏡で腸管壁の炎症/虚血所見を検索します。ひと昔前の国試では、注腸造影でのthumb printing（母指圧痕像）という所見がよく登場したのですが、現在の主流は造影CTと下部消化管内視鏡へとシフトしています。

　虚血性腸炎の内視鏡所見ですが、手元にアトラスがある方は、そちらをご覧いただきたいです。すると虚血性腸炎には「これ」という特異的な像がないことがわかります。軽症例では、腸管の表面が白く見えたり、重症になるにつれ、赤→黒というようにさまざまな所見をとるのがわかるかと思います。本症例の画像も白・赤・黒とさまざまな程度の炎症像を認めます。ご確認ください。

　本問ではあえて「画像があてにならない」という症例を提示してみました。真っ先に画像を見て、それをヒントに考える人は本問では少し苦労するのかもしれません。

　画像問題に苦手意識をもっている人にお勧めしたい第一の助言は、**「病歴・身体所見の後に何の検査をオーダーしたいのか」**をほんの一瞬でも考えること。そして、**「臨床像から画像所見を予測すること」**という2点となります。

もう1つ、推奨したいのが、画像を視覚的に覚えることに加えて、聴覚的にも覚えるということです。つまり、画像を見たときに「こんな感じ」という曖昧な言葉やイメージで片付けるのではなく、**「所見を言語化する」**のです。これによって次に似たような問題と直面したときに解法の再現性を保つことができます。このような習慣にしておくと、一般問題で画像所見が言葉として登場しても、確実に対応できるようになります。

　人それぞれの演習スタイルがあって無理に変える必要はないとは思いますが、画像問題が苦手で思い当たる節があるなら、一度試してみるとよいでしょう。

画像はルールに従って読む。
苦手と思う方に推奨したいアプローチは次の3つ。

- 病歴・身体所見の次に何の検査をオーダーしたいかを考える
- 所見を予測する
- 画像は可能な限り所見を言語化する

column

先手の診療

　お気付きの読者もいるかもしれませんが、#16で強調した「本文→画像→設問の順序を守る」というルールは、取扱原則#3の「前から後ろへ順に読む」とほぼ同じ内容を言っています。これは前述したように、症例プレゼンテーションの各要素が、情報の入手順に配置されていることに関連します。

　医学生や研修医を指導するときに、「採血結果が出るのを待って、結果が出た後にアクションプランを考えるのは悪手です」と常日頃、主張しています。結果を待って受け身でいるのではなく、あらかじめ結果を予測して事前にどのようなアクションをするかを決めておくことが先手の診療を繰り出すための秘訣なのです。慣れてくると、何の検査項目がどの程度異常で、あるいは正常なのかをうまく推察できるようになります。

　画像検査も同じで、どのような所見があらかじめ期待されるかをカルテに記載して先手を打っておくと（整合性を保つために所見を書き直すこともありますが）、診断推論能力のトレーニングになります。これは疾患特異性の検査所見が最初から見えてしまう、臨床実地問題の残念な要素の真逆をついているので、結果が出る前に「予測される所見」と「結果が出た後の具体的なプラン」とを明言・公開することを推奨します。

17 見直しで迷ったときには最初の答えを優先させる

▶ Question

78歳の男性。労作時呼吸困難を主訴に来院した。6年前から坂道や階段を昇る際に息切れを自覚していた。1カ月前に感冒様症状があり、その後、呼吸困難が増強するため受診した。既往歴と家族歴とに特記すべきことはない。喫煙は60歳まで50本/日を35年間。意識は清明。身長162 cm、体重63 kg。体温36.2℃。脈拍92/分、整。血圧132/66 mmHg。呼吸数28/分。SpO_2 91％（room air）。呼吸音は背部にfine cracklesを聴取する。ばち指を認める。

血液所見：赤血球499万、Hb 16.2 g/dL、Ht 47％、白血球8,900（桿状核好中球4％、分葉核好中球78％、好酸球1％、好塩基球0％、単球2％、リンパ球15％）、血小板17万。

血液生化学所見：LD 380 IU/L（基準176〜353）、尿素窒素22 mg/dL、クレアチニン0.9 mg/dL、脳性ナトリウム利尿ペプチド（BNP）37 pg/mL（基準18.4以下）、KL-6 1,460 U/mL（基準500未満）。CRP 1.2 mg/dL。胸部X線写真（Ⓐ）と胸部CT（Ⓑ）とを次に示す。

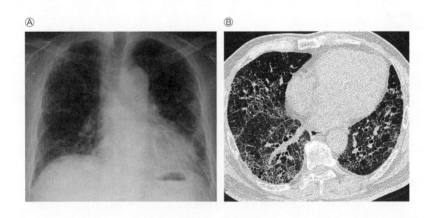

検査結果として最も予想されるのはどれか。

ⓐ 肺胞気-動脈血酸素分圧較差（A-aDO$_2$）の開大
ⓑ 気管支肺胞洗浄液中の好酸球の増多
ⓒ 肺機能検査における残気率の増加
ⓓ 血清抗GM-CSF抗体陽性
ⓔ HLA-B54陽性

〈109A29〉

Checkpoint

☑☑☑ #5 文字は全てに目を通す
☑☑☑ #13 症例情報の後半には特異度の高い所見が来やすい
☑☑☑ #17 見直しで迷ったときには最初の答えを優先させる
☑☑☑ #37 二項対比で鑑別する

column

選択肢の弊害

本問〈109A29〉を解く際に、選択肢だけに着眼した場合どうなるかを想定してみましょう。ヒントが増えてしまうせいでトレーニングの負荷が下がるということを実感してください。

ⓐ A-aDO$_2$の開大　　　　　　　→肺胞低換気以外の呼吸不全
ⓑ 気管支肺胞洗浄液中の好酸球の増多→好酸球性肺炎
ⓒ 肺機能検査における残気率の増加　→閉塞性肺疾患
ⓓ 血清抗GM-CSF抗体陽性　　　　　→肺胞蛋白症
ⓔ HLA-B54陽性　　　　　　　　　　→びまん性汎細気管支炎

本文を読んでいないにもかかわらず、呼吸器疾患に関する出題だということがわかってしまいます。しかも、考えるべき疾患が上記に限られてしまうので、推論せずとも鑑別疾患が事前に数個に絞られているということになります。

COPDの診断が正しいとしたら、ⓐとⓒの両方が当てはまることになり矛盾が生じるので、診断はCOPDではない、というトンデモ解説ができあがります（検算的に確かめる手法としては有効でしょうが）。

本書では「選択肢に依存することの危険性」について繰り返し述べています。選択肢はヒントになることもあれば、誤答へ導くこともあるのです。選択肢に頼る場面があるとすれば、本番でどうしても困り果てたときに限定することをお勧めします。

ここから第2章は§3必修問題のセクションに突入します。これまでのルールとは少し雰囲気も違うので、気持ちを切り替えていきましょう。

正解 ⓐ

　慢性的な呼吸症状のある78歳男性です。極度のheavy smokerであり、6年前から労作時の息切れがあり、1カ月前の感冒症状を契機に呼吸困難が増強するために受診したという病歴です。身体所見上は、背部のfine cracklesとばち指、呼吸数28/分、room airでSpO₂ 91％が診断に有用そうです。

　この時点では、COPDの急性増悪も鑑別に挙がりますが、決め打ちをせずに呼吸不全の原因検索を進めていきましょう。routine採血で気になる点は、若干のLD高値とBNP高値でしょうか。胸部X線写真と胸部CTでは、気腫性変化や肺の過膨張よりは、局所的な「すりガラス陰影」や「蜂巣状陰影」が目立ち、特発性肺線維症を想起します。

　本文には、KL-6値がすでに表記されておりますが、実臨床においてはroutine採血に含まれないのが通常でしょうから、肺の画像を見てから追加したことが推察されます。

選択肢考察

ⓐ A-aDO₂の開大は、低酸素血症のうち、「拡散障害」「シャント」「換気血流比不均等」で認めます。肺線維症の主な病態は拡散障害ですので、A-aDO₂が開大します。
ⓑ 気管支肺胞洗浄液中の好酸球の増多は、好酸球性肺炎に特徴的な所見です。
ⓒ 閉塞性肺疾患で残気量が増えると、肺機能検査で「残気率の増加」という所見として確認できます。
ⓓ 血清GM-CSF抗体陽性となるのは、肺胞蛋白症です。
ⓔ 特発性肺線維症はHLA関連疾患ではないのでHLA-B54陽性とはなりません。HLA-B54陽性となる呼吸器疾患の代表例は、びまん性汎細気管支炎です。

見直しで迷ったときには最初の答えを優先させる

　前述の解説でも触れましたが、冒頭部だけ読むと、COPDの疾患像と重複する部分があることに気づきます。平常心で解いている普段の演習なら迷わず決断できるものが、**普段とは異なる心理状況下に置かれる医師国家試験の本番当日に同じような心理状態で臨めるか**を問いたいです。

　例えば次の場合を考えてみましょう。
　本文を前から読んでいくと、高齢男性・労作時呼吸困難・6年前からの慢性症状・1カ月前に感冒様症状・呼吸困難増悪・50本/日×35年間の喫煙歴・呼吸数28/分・SpO₂ 91％（room air）という病歴が目に入ってきます。この時点で「COPDの急性増悪？」という発想になる方もいるでしょう。さらに続けて読んでみると、fine crackle・ばち指という情報を目にして、「COPDってfine crackleをきたす？」という違和感を覚えます。そして次に来る「KL-6 1,460 U/mL」の記述と、胸部画像検査での「蜂巣肺の所見」から

「COPDの急性増悪」ではなく「間質性肺炎」の選択肢を選ぶ、という思考にもなりそうです。
　ここで、見直しをした場合、次のような雑念が出て来たらどのように軌道修正しますか？

- 喫煙歴50本/日35年間って、やっぱりCOPDでは？
- BNP 37.4 pg/mLって軽度高値だから心不全？ COPD急性増悪に心不全があったような？
- COPD患者に「ばち指」を認めたら肺癌の合併を疑うと教わったけど…
- 間質性肺炎ってLDHは上がる？ それとも正常？

　資格試験の本番は恐ろしいもので、普段考えもしないような発想が湧いて来ることがあります。また、いったん迷いはじめると何もかもが疑わしくなり、自分の選んだ答えに自信がもてなくなります。人によっては、それが尾を引き次の問題、その次の問題、というように連鎖的に実際より難しく見えてしまうことすらあります。
　そのような状況に陥ったときに思い出してほしいのが**「最初の答えを優先させる」**という格言です。
　見直しを行って迷った場合には最初の答えを優先させた方がよいと言えるのは次のような理由が挙げられます。

① 全体を見渡して得た答えだから
② 開き直ることで以降への悪い連鎖を阻止できるから

　初見では文章全体の流れや雰囲気が残っているなかで答案を吟味することが多い反面、見直しでは「部分」「一点」に注目してそれを根拠にしてしまうことがあることをあらかじめ知っておく必要があります。本問〈109A29〉では、最初はCOPDを想起してしまうかもしれませんが、ぐっと堪えて読み進めていくと、総合的に「間質性肺炎らしさ」についての記述の方が多いことに気づきます。それを根拠に診断を付けているのが初見なのです。かたや前述した気の迷い（□で示した発想）は見直したときに本文の一部だけに固執してしまうことで生じるのです。これは「部分」に拘って「全体」を見失うというヒューマンエラーに起因します。解決策は簡単で**「全体を見渡そう」という発想をもつ**ことです。
　また**「迷ったときにどうするか」というリアクションをあらかじめ決めておく**ことで、以降に開き直ることができます。心理的な助言にはなってしまいますが**「自分のルールに従って選んだからには、正解でも不正解でも気にしない」**という心持ちになれるのです。以降のモヤモヤ感を断ち切るには、気持ちをキッチリ切り替えることが大切なのです。

　医療の現場においても「本番でのパフォーマンスの発揮」を要求されるようなシーンに遭遇します。気の迷いや不確かさを感じながら臨まなければならない場面も多々出くわします。そこで大事なのは普段からの準備、すなわち「●●の場合には▲▲をする」という

事前の想定・シミュレーションなのです。また、自信がもてたときや無心で（十分な練習を積んだうえでという条件付きですが）取り組んだときは、よい結果を生むことも多いでしょう。

このような理由から、医師国家試験の鉄則として、いにしえより語り継がれて来た**「迷ったら最初の答え」**という格言は今もこれからも多くの受験生を救うのだと信じております。

- 初見時には「全体」を踏まえて解答している
- 見直したときには「部分」に固執しやすい
  ⇒ 見直して迷ったときは最初の答えを優先

※本文は必修問題ではありませんが、特に必修問題で陥りがちな罠についてのルールに言及しているので必修問題のセクションに配置しました。

所見の多数決

　実臨床においても医師国家試験の本番においても診断で迷う場面があります。2択にまで絞れても、決定打となる根拠を持てない場合には迷いが生じてしまうのです。そのようなときに推奨したいのが**「一度全体像を視覚化して俯瞰する」**という方法です。

　〈109A29〉を例に取ると、本文冒頭の2、3行の時点では、情報が不足しているためにCOPDの急性増悪と特発性肺線維症との鑑別ができません。

　読み進めていくと、特発性肺線維症らしい記述が多くなるので、無意識のうちに診断できてしまうのかもしれませんが。

　見直しをした際に、初見のときと比べて迷いが生じやすくなるのは前述の通りです。一度「全体」を見渡してみることで、思考のズレや誤りに気づきやすくなるので、迷った疾患を対比させて、所見の多数決をとるという方法を紹介します。

①二項対立としたい疾患を左と右に配置する
②両者の間には患者の所見を要素ごとに拾い上げる
③所見ごとに○、×、△などの記号で評価する
④全体を見渡して○の数が多いということを根拠にして診断する

　記載例を図に示しますので、参考にしてください。今回はわからないところを「？」のままにすることを許容し、また両者のうち疾患特異性の高い所見を「◎」で強調しています。共通項が多いことが視覚的にも明らかになるので、COPD急性増悪と特発性肺線維症とで迷う受験生が多いことも納得できそうです。ただ、疾患の知識が増してくると、この「？」の部分が減り、より明確に区別が付けられるようになるので、誤診しにくくなっていきます。症例情報の後半ほど疾患特異性の高い所見がきやすいということもvisual的に示されるのも興味深いところです。

　ただし、この方法は時間を消費してしまうのが欠点です。一度全体像を見渡して情報を整理する必要性がある場合のみに限定して使用することをお勧めします。

COPDの急性増悪		間質性肺炎（突発性肺線維症）
○	78歳男性	？
○	労作時呼吸困難 ↓ 感冒後に増悪	○
○		？
◎	heavy smoker	？
△（やせ型が多い？）	身長162cm、体重63kg	？
○	RR 28/分、SAT 91%（room air）	○
×（wheeze）	fine crackle	◎
△	ばち指	◎
？（COPD＋ばち指→肺癌）	LDH↑	◎
○	BNP↑	？
×	KL-6↑	◎
×	蜂巣肺	◎

図●所見の多数決〈記載例〉

§3 必修問題

18 禁忌問題は治療・緊急性・倫理的配慮で察知する

▶ Question

17歳の男子。呼吸困難を主訴に来院した。

現病歴：6カ月前に左胸痛と労作時息切れを自覚したことがあったが数日間で自然に軽快していた。本日1時間目の体育の授業中に、突然左胸痛を自覚したが、以前と同様に軽快すると思いそのまま授業を受けていた。しかし、しばらくして息苦しさが強くなったため教師に付き添われて受診した。

既往歴：15歳時に虫垂炎で手術。

家族歴：特記すべきことはない。

現　症：意識は清明。身長173 cm、体重60 kg。体温36.5℃。脈拍122/分、整。血圧96/58 mmHg。呼吸数30/分。SpO_2 96％（マスク6L/分　酸素投与下）。心音に異常を認めないが、左胸部で呼吸音の減弱を認める。腹部は平坦、軟で、肝・脾を触知しない。

胸部X線写真を次に示す。

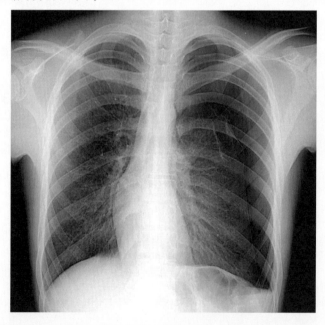

直ちに行うべき処置はどれか。

ⓐ ジギタリス静注
ⓑ 胸腔ドレナージ
ⓒ カテコラミン静注
ⓓ 気管支拡張薬吸入
ⓔ 気管挿管陽圧換気

〈108C31〉

Checkpoint

☑☑☑ #11 誤った内容を述べた選択肢では誤りの箇所を正す
☑☑☑ #16 画像所見は言語化する
☑☑☑ #18 禁忌問題は治療・緊急性・倫理的配慮で察知する
☑☑☑ #39 優先度を考えて decision making を組み立てる

column

現場で本当にβ遮断薬禁忌を回避できるか

「気管支喘息にβ遮断薬を投与することなんて、ありえないでしょう！」と思う医学生もいるかもしれません。薬理学にはじまり、臓器系統別や症候論、CBT に卒業試験、医師国家試験と、何回も登場する代表的な禁忌肢であるにも関わらず、現場では禁忌のβ遮断薬を意図せず選んでしまうことも起こり得ます。

例えば、甲状腺クリーゼに陥った若年患者が、著しい頻脈でバイタルサインが不安定のときにβ遮断薬が key drug となります。緊急性の高い雰囲気の中、早く病態を安定化させたいという焦りもあるとは思います。まして患者が苦しさを強く訴えたときに、その焦燥感が助長されてしまうこともあるでしょう。そのときに「この患者って気管支喘息の既往、なかったかな？」と冷静に確認できるかが臨床医のとして腕の見せどころです。

次ページ以降は、受験生が恐怖する禁忌問題をどのように攻略するかを解説していきます。

正解 ⓑ

　17歳の痩せ型体型男性が、突然左胸痛を自覚し、しばらくして息苦しさが強くなったために来院したという症例です。酸素投与下で呼吸数30/分、SpO$_2$ 96％という呼吸窮迫に陥っていること、脈拍122/分に対し血圧96/58 mmHgとショックバイタルになっていることを踏まえると自然気胸から緊張性気胸に移行しつつある病態を思わせます。

　胸部X線写真では、左肺の虚脱と縦隔の健側への偏位とを認め、左気胸の診断となります。虚脱率を考えると、すぐ胸腔ドレナージを行い気胸を解除することが優先となります。設問の「直ちに」という言い回しが現場での緊急性を彷彿させます。

選択肢考察

ⓐ この文脈でのジギタリス静注は強心作用を意図しているのかもしれませんが、近年のジギタリスの投与事情を考えると、頻脈性不整脈に対するrate controlで用いられることが多いです。本症例では気胸が原因となり、呼吸不全・ショックとなっているので原疾患への介入が優先されます。

ⓑ 胸腔ドレナージは本症例にはよい適応であり、すみやかな症状の改善が期待されます。

ⓒ カテコラミン静注はⓐの選択肢と同様に、昇圧を意図していることが推測されますが原疾患の治療が優先されます。気胸が解除されれば血圧の上昇も期待できるので、本症例では対症療法よりも原因の除去からはじめます。

ⓓ 気管支拡張薬吸入は喘息発作に有用な治療ですが、本症例の病態とは合致しません。

ⓔ 気管挿管陽圧換気は**禁忌肢**です。気胸に対して陽圧換気を行うと、チェックバルブ機構のため病態がより悪化し、緊張性気胸を医原性につくり出してしまうことになります。重症外傷などで気胸に対して気管挿管をする場合には、原則として胸腔ドレナージ→陽圧換気の順を厳守します。

禁忌問題とは何か

　厚生労働省の報告文書に禁忌肢のみによる不合格者数が記載されています。第101回が1人、第102回が3人、第103回が6人、第104回・第105回・第106回は0人とのことでした。第107回以降についてのデータは非公開となっています。

　医師国家試験の合格基準は、第112回以降では次のようになっています。

> **医師国家試験の合格基準**
> ① 必修問題　80％以上の得点　　　　　　　　（絶対基準）
> ② 一般・臨床問題　おおむね65〜70％前後　（相対基準）
> ③ 禁忌肢　3問以下（第104回〜第111回）　（絶対基準）
> 以上①、②、③の全ての基準を満たせば合格となる

ここでは禁忌問題をどのように対策したらよいのかを述べたいと思います。

厚生労働省は、**禁忌肢を「生命や臓器機能の廃絶にかかわるような解答や倫理的に誤った解答をする受験生の合格を避ける目的で設定されている選択肢」**と定義しています。つまり、選択肢に示された医療的介入が、対象（患者）に害をもたらすとき（do harm）や倫理的に誤った行為を選んだときに禁忌肢認定されるということです。

さて、禁忌問題の対策を考える前に、禁忌問題の特徴を考えてみましょう。

禁忌問題の特徴
- 診断を選択する場面では禁忌問題になりにくい
- 治療を選択する場面では禁忌肢が含まれることがある
- 侵襲的な検査を行う場合の絶対禁忌／相対禁忌が根拠となりえる
- 緊急状況下ではone-bestの選択肢以外全てが禁忌肢になる可能性がある
- 緊急状況下では処置／治療の順序（診療の段取り）が重要となる
- 問題を先送りにしようとする選択肢が禁忌肢になりやすい
- 倫理的に明らかに不適切な言動が禁忌肢になる

これら7点が挙げられるかと思います。一言でいえば**「患者に対して何か介入をした際に、do harmとなる意思決定が禁忌肢になる」**ということです。それでは過去問と照らし合わせながら具体例を挙げていきましょう。

禁忌問題の分析

- 109G61〔#7 精度と速度とのバランスを調整して演習する〕

    72歳男性が腎機能障害によって高カリウム血症になっているという症例です。脈拍52/分であり、徐脈を呈しているので致死性不整脈にいつなってもおかしくないような緊迫した状況です。高カリウム血症は内科的emergencyとも呼ばれることがあり、選択肢ⓐの「頭部CT」を選んだ場合に、CT検査中に不整脈で急変するおそれがあります。
    当てはまる特徴：治療を選択する場面／緊急状況下である／処置／治療の順序が決め手

- 110G18〔#11 誤った内容を述べた選択肢では誤りの箇所を正す〕

    選択肢ⓒが「緊張性気胸 - 陽圧換気」の組合わせであり、本問〈108C31〉の選択肢ⓔと同一内容の禁忌肢です。
    当てはまる特徴：治療を選択する場面／緊急状況下である

- 111E54〔#36 緊急度は red flag sign で伝える〕

  月齢1カ月の乳児が発熱で来院し「何となく元気がない」「泣き声が弱い」「哺乳量低下」という情報から重症感染症の可能性を考え、入院が必要な場面での両親への説明が問われています。選択肢❺が「明日の外来を受診してください」であり禁忌肢です。
  当てはまる特徴：治療を選択する場面／緊急状況下である／問題を先送りにしている

- 109F11〔#39 優先度を考えて decision making を組み立てる〕

  上気道の閉塞を思わせる成人が救急外来を受診した際に、バイタルサインの確認と並行しながら何を準備するかが問われています。ニュアンスとして「準備」なので、この問題自体が禁忌問題になるとは考えにくいですが、気管挿管を準備しなければ病態がさらに悪化して気道の完全閉塞に陥る可能性があります。
  当てはまる特徴：治療を選択する場面／緊急状況下である

- 104A44〔#45 疫学的な頻度を意識する〕

  48歳男性が高血圧を契機に尿中カテコラミン高値が発見され、褐色細胞腫に対する精密検査を進めていく場面です。選択肢❺が「副腎静脈造影」であり、褐色細胞腫に対して造影剤を使用するという禁忌肢に該当します。
  当てはまる特徴：検査を選択する場面／検査の禁忌事項に該当する

- 111F24〔統合演習7〕

  COPDの既往を思わせる、在宅酸素導入中の78歳男性が呼吸困難で受診して、その対応が問われています。COPDの急性増悪に対して ABC 療法が考慮される場面ですが、この問題は酸素療法に照準が当てられています。選択肢❺〜❺が普段の酸素流量1L/分よりも多い値であり、CO_2ナルコーシスを誘発してしまうリスクが高まります。絶対的な禁忌肢ではありませんが、医原性のCO_2ナルコーシスを引き起こす確率を高めるという点では避けるべき選択肢でしょう。
  当てはまる特徴：治療を選択する場面

- 109H21〔統合演習10〕

  慢性糸球体腎炎の既往がある34歳女性が挙児希望をしているという場面設定であり、医療者側の方針と患者/家族側の希望との間にギャップがある状況です。このときにどのような対応をとるかが問われており、❺の選択肢に虚偽の説明が含まれるという理由で禁忌肢になりえます。
  当てはまる特徴：倫理的に不適切な言動

- 108G3〔本書では掲載なし〕

　医師の対応の例が挙げられており、正解の選択肢❹「ナイフで刺された患者について警察に通報した」以外の下記が禁忌肢になる可能性があります。参考までに他の選択肢を次に示します。
　❺「患者を診ずに家族と話しただけで処方箋を交付した」
　❻「輸血を拒否している成人患者へ予定手術で輸血した」
　❼「患者の意識がなかったので、病状を患者の上司に説明した」
　❽「患者の家族に依頼され、死亡診断書に虚偽の死因を記載した」
当てはまる特徴：倫理的に不適切な言動

禁忌問題は治療・緊急性・倫理的配慮で察知する

　以上、代表的な禁忌問題のパターンを本書で紹介した過去問からpickupしています。共通項は「患者のbenefitをいかに守ることができるか」となっています。治療の大原則として**「DO NOT harm」**という格言がありますが、介入が医原性に直接的に病態を悪くさせてしまったり、不可逆な後遺症を残してしまったりする場合、あるいは介入の遅延が患者のbenefitを著しく損ねる場合には禁忌肢となり得るのだと思います。

　このような話をすると、禁忌問題以外の問題に対して積極的にアプローチしにくくなる現象が起こり得ます。つまり、禁忌を意識し過ぎる余り、本来の自身の実力を出せなくなってしまうのです。そうなると「みんなが解ける問題を確実に得点する」という原則が破綻してしまい、大きな失点につながることさえあります。
　その対応策はシンプルであり、**「禁忌問題を察知して、自分の答案を検証する」**ということに尽きます。ここでいう「察知」とは、基準は個人の間で差があってよいと思います。その選択肢が「患者に悪影響をもたらす」という大雑把な捉え方で十分でしょう。そして、禁忌肢が含まれていそうな問題の場合に**「自分の選択は患者のbenefitにつながるか」ということを少し考えるだけでも、大きな致命傷は回避できる**ように思えます。

　なお、禁忌問題は実臨床で診療していくうえで、きわめて有用な学習ツールとなります。治療介入しようとしたときに、「果たして大丈夫だろうか」という検証をする習慣にしていれば、現場での禁忌を避けることができます。
　優秀な臨床医は、pitfallをたくさん知っており、適切に回避する知識と習慣が身に付いています。その基本を鍛えられるのが禁忌問題なので、丁寧に取り組んでいきましょう。

- 「治療」「緊急性」「倫理」「患者のbenefit」をヒントに禁忌問題を察知する
- DO NOT harmの原則を徹底する

禁忌問題に対する心構え

　少し精神論的な話になってしまいますが、禁忌肢を意識しすぎると医師国家試験の本番で本来のパフォーマンスを発揮しにくくなります。「禁忌肢を踏んだらどうしよう」という迷いが、積極性を減衰させるのです。試験本番では「いつも通り」の実力を出し切ることが合格の鍵であり、逆に我を見失い普段とは違うことをしはじめると雲行きが怪しくなります。したがって、消極的になるくらいだったら「1個や2個くらい禁忌肢を踏んでも大丈夫」と強気に開き直ることが、実力の100％を引き出すコツとなります。

　スポーツによっては、反則が累積すると退場になるという類いのルールが存在します。特にフィジカルコンタクトのある競技で採用されることが多いルールです。反則を恐れて接触を避けると、ディフェンスが消極的になり相手にプレッシャーをかけにくくなります。勝敗という結果にこだわる場合には、反則するかしないかの積極性が必要不可欠となります。「よいプレイと反則とは紙一重」という格言も存在しており、ファウルコントロールが勝負の駆け引きに重要なのです。
　普段の練習の段階から「ファウルを控えながらも積極的にプレイするにはどうしたらいいか」「実際にファウルが累積された場合にどのように振る舞ったらよいのか」ということをイメージトレーニングすることが効果的です。

　このようなスポーツでのルールと、医師国家試験とで決定的に違うのは「実際に反則を犯したかどうかがリアルタイムで公示されるか」という点です。実際に禁忌肢か、禁忌問題に該当するのかは、試験本番後になって判明することです（第112回現在では禁忌肢・禁忌問題の公式発表はなされていません）。したがって、「全く気にするな」というのは言い過ぎですが、普段から（特に直前期）、禁忌肢・禁忌問題に対しての準備を積み重ねたうえで、本番では「いつも通り」を心がけると自身の実力を十分に発揮できるのではないでしょうか。

19 local factor は排除する

▶ Question

ショックを呈する成人外傷患者において、第一選択となる輸液路はどれか。

a 鎖骨下静脈
b 肘正中皮静脈
c 手背静脈網
d 大腿静脈
e 脛骨骨髄

〈108F10〉

Checkpoint

- #15 設問文を正確に捉える
- #19 local factor は排除する
- #29 EBM を問題から汲み取る

正解 ⓑ

「外傷初期診療ガイドライン」を根拠にすると、太くて静脈確保のしやすい、ⓑ「肘正中皮静脈」が第一選択となります。その根拠としては、ショックで末梢静脈が虚脱しやすい状況下でも比較的保たれている可能性が高い静脈だからです。

local factor は排除する

今回の話題は「local factor」についてです。

国試の直前期といえば、卒業試験が終わった後なので各大学の local factor に曝露されて間もない時期かと思います。卒業試験は国家試験に準じて行うべきかどうかという議論は別として、話を聞く限りでは各大学・各医局の先生が、自分の得意・好きな領域から出題を行うという傾向のために、地域性を帯びてしまうのが今も昔も医学部あるあるなのです。

本問でいうと、**「経験」を根拠にすると、解答が割れる**という典型例です。

例えば、麻酔科実習での事情を踏まえると、麻酔薬の効果で末梢血管が拡張するケースが含まれるという状況もあります。その条件下で末梢静脈を確保する場合には手背静脈を第一選択にするシーンを見たことがあるかもしれません。末梢側であれば仮に手技に失敗したとしても、より中枢側が保たれるので、2回目・3回目というチャンスを残すことができるという利点があるのです。そのような光景を根拠にすると、ⓒの手背静脈網を選んでしまいそうです。しかし、設問を注意深く読んでみると術前麻酔の場面ではなく、「成人外傷患者」が対象の場面だということがわかります。「設問文を正確に捉える」という鉄則に立ち返ることができれば防ぎ得るエラーとなります。

あるいは、ショックで末梢静脈の確保が困難だった場合には、という前提で鼠径に太い留置針（16 G 程度のプラスチックカニューレ型穿刺針）を刺すことがあります。主に、CPA（心肺停止）や CPA の一歩手前で出くわすケースが多いのですが、実習でそのような場面に出くわした学生はⓓの大腿静脈を選ぶかもしれません。

実際には、本問の正解率は8割程度なのですが、実に1割強の受験生がⓓ大腿静脈を選んでおります。

病院実習での経験や、各大学の教員たちの教えは、時に国試に役立つ知識となったり、あるいは理解のサポートになることは十分にありえますが、そこに依存すると痛い目に遭うこともあるので注意が必要です。**国試のスタンダードは、evidence based medicine で**あり、地域特性は加味されないということを一度ここで肝に銘じておきましょう。

「大学ではこう習った！」「病院実習で見たことがある！」「卒試で出題された！」という記憶を最優先の根拠にする受験生がごく一部ではありますが存在します。しかし、その記憶は諸刃の剣なのです。エピソード記憶なので印象に残りやすいというメリットがありま

すが、その反面、local factor を帯びていた場合には global standard からかけ離れる可能性を秘めています。また、経験したことが出題されると、どこか自分（たち）だけ得した気持ちになり、なぜか舞い上がってしまい、その選択肢に飛び付いてしまうことがあります。これは他の選択肢が見えなくなってしまう危険性を孕んだ状況であるということも付け加えておきます。

　全国の医科大学の受験生が公平に評価されるためには、標準的な知見が問われるべきなので、当然 **global standard な内容が出題されるのが医師国家試験**なのです。

　経験はときに手助けとなりますが、なるべく**「客観的な」根拠を優先するような習慣**にしておくと、臨床に出たときにスムーズかなと思います。見聞きしたことは、その evidence を確認するように心がけることが大事なのです（本問では冒頭に記した、外傷初期診療ガイドラインが該当します）。

　解答の根拠が、local factor 由来なのか、global standard な evidence 由来なのかをときに意識してみてはいかがでしょう。

- 実習などで得た知識 / 体験は記憶の定着に有用である一方で、local factor を帯びていることがある
- 医師国家試験で問われるのは、global standard な evidence に基づいた内容である

メールマガジン「医師国家試験の取扱説明書」

　本書は株式会社まなびのデザインのメールマガジン「医師国家試験の取扱説明書」から厳選した記事が基になっています。1冊の医学参考書としてストーリー性や流れを意識して、問題の配置を考えて編集したのが本書なのです。このコラムでは、実際のメールマガジンがどのようなものか、一例を紹介します。
(http://manabino-design.com/torisetsu/ でメールマガジンの無料登録ができます。)

108H20
成人男性の交通事故で救急患者受入の要請があった。事故現場到着時点での血圧は触診で80mmHgとのことである。救急外来で血管確保のために準備しておくべき留置針の太さ(G)で適切なのはどれか。
a　14G　　b　18G　　c　24G　　d　30G　　e　34G

【正解】b

【解説】
一言で解説を済ませるならば「臨床の現場では常識」の一言に尽きますが、それでは不親切なので真面目に解説します。粘稠体の流体力学においては、ハーゲン・ポアズイユの式が適応され、抵抗は半径の4乗に反比例することが知られています。本問では、輸血や造影剤使用を施行しそうだと搬入前の時点で予測ができます。輸血や造影剤使用において留置針の内径が大きく影響を与えるので、より流体抵抗の少ない「内径の大きな留置針」が好んで選択されます。

本問は臨床実習の重要性が前面に出ている問題となっています。以下の項目すべてにチェックが付けられていれば、今後、同じような出題があっても正解に至ることができるでしょう。

☐ 交通外傷という場面設定を意識できた。
☐ 日常診療の現場で用いる静脈ルート針について概説できる。
☐ 短い本文ではあるが「血圧は触診で」の箇所に注目できた。

通常、末梢静脈ルートは内径の大きい順に、18G・20G・22G・24Gが用いられることが一般的です。24Gは小児（特に乳幼児）に用いられることが多く、施設によって事情が異なりますが20Gや22Gが成人の日常診療で高頻度で見られる留置針となります。したがって、現場の常識的には、18Gか24Gかのどちらかが答えになります。もちろん、ショックを考える場面ですので、18Gが正解となります。
初期研修医にとっては研修開始1か月以内には常識になる問題ではありますが、医学生にしてみれば当時は難問だったようで、必修であるにもかかわらず正解率は6割強でした。今後は本文のように、初期研修医で求められるような知識・技術が、医師国家試験においても求められるようになります。第108回は臨床色が強い問題が多かった回で、108F10・108H20はどちらも第108回に含まれる問題であり、しかもどちらも必修問題だいう点が興味深いです。

短い本文ではありますが、そこに重大な情報も含まれています。成人男性の交通事故で救急隊現着時の血圧が「触診で」80mmHgという箇所です。前述の「外傷初期診療ガイドライン」が適用されるのと、通常の自動計測での血圧計では測定できないほどの血圧低下が示唆されます。
外傷性のショックは疫学的に9割は循環血液量減少性ショックが占めるので、輸血や造影剤の使用を考慮すると、可能な限り径の大きな留置針を選択することが求められるのです。したがって、ショックで末梢静脈が虚脱している可能性もありますが、まずは内径の太い18Gからトライするという選択肢が正解となります。

文責）まなびのデザイン　民谷健太郎

§3 必修問題

20 モヤモヤ問題をいち早く察知して適切に対応する

▶Question

　38歳の女性。健康診断で高血圧を指摘され来院した。数年前から高血圧を指摘されていたが、時に頭痛や動悸がする程度だったのでそのままにしていた。家族歴に高血圧症や糖尿病はない。身長154 cm、体重49 kg。脈拍72/分、整。血圧172/110 mmHg。心音と呼吸音とに異常を認めない。腹部は平坦、軟で、血管雑音は聴取しない。

尿所見：蛋白（±）、糖（−）。

血液所見：赤血球430万、Hb 13.4 g/dL、Ht 38％、白血球4,300、血小板18万。

血液生化学所見：尿素窒素11 mg/dL、クレアチニン0.7 mg/dL、Na 144 mEq/L、K 3.6 mEq/L、Cl 98 mEq/L。

　心電図で軽度の左室肥大所見を認める。胸部X線写真に異常を認めない。次に行うべき検査はどれか。2つ選べ。

ⓐ 腹部単純CT
ⓑ MIBIシンチグラフィ
ⓒ MIBGシンチグラフィ
ⓓ 選択的副腎静脈血サンプリング
ⓔ 血漿レニン活性/アルドステロン濃度比測定

〈108D53〉

Checkpoint

☐☐☐ #15 設問文を正確に捉える
☐☐☐ #20 モヤモヤ問題をいち早く察知して適切に対応する
☐☐☐ #45 疫学的な頻度を意識する
☐☐☐ #46 置かれている状況を的確に把握する

正解 ⓐ、ⓔ

本問はおもしろいように受験生の解答が分散して、正解率は22.0％でした。X2の問題での期待値は $1/(_5C_2) = 0.10$ なので、それをわずかに上回る結果です。しかも、採点除外になっていないという点も受験生を驚かせました。

このような「答案に迷う問題」は必ず本番の問題に含まれています。出題者が意図したにせよ、そうでないにせよ、割れ問は不可避なのが資格試験の性質なのです。さて、今回は、①②③の切り口で分けて順を追って説明していきます。

① 最短ルート：テクニカルに解く方法

健康診断で高血圧を指摘された38歳女性に対し、高血圧の原因を考えます。白衣高血圧を除外したうえで、二次性高血圧の除外／検索を行っていきます。

本問は病歴や身体所見を踏まえたうえで、routine採血と尿検査、心電図、胸部X線が行われたという状況です。つまり、一般的なスクリーニング検査は行われたうえでの「次に行うべき検査」を考えることとなります。緊急性が乏しいので、急ぐ必要はありません。この場面で**「次に」行われるべき検査**の条件としては、**すぐ（即時性）・手軽に（簡便性）・患者の負担が少ない（低侵襲）**に加えて、**安価（費用コスト）・検査結果が出るまでの時間が短い（時間コスト）・有用な情報が得られる可能性が高い（検査特性）**、といった項目を考えることになります。

したがって、核種を準備する必要があるという点でシンチは手間がかかりますし、選択的副腎静脈血サンプリングでは侵襲が強いという理由で、「次に」というニュアンスには不適です。残ったⓐ腹部単純CTとⓔ血漿レニン活性／アルドステロン濃度比測定はシンチやサンプリングよりも、手軽に行える点で適切解となります。本問は、**「迷ったときには設問文に戻る」**という、鉄則で救われる一例なのだと思います。状況が「まだスクリーニングに過ぎない」ということを念頭に置くべき設定なのでしょう。

② 割れ問になった理由

まず、5％未満の受験生しか選択していないⓑの選択肢ですが、MIBIシンチグラフィとMIBGシンチグラフィの区別ができていれば容易に選択肢を切ることができます。合格水準に達している受験生であれば、これらの区別は明確にできることでしょう。逆に、受験直前期以外の受験生や非受験生にとっては苦手意識をもっている人や知識が曖昧のままの人が引っかかるという選択肢になっております。ちなみに両者の違いは次の通りです。

> **MIBIシンチグラフィとMIBGシンチグラフィの違い**
> - ^{99m}Tc-MIBI：心筋シンチグラフィで用いられる核種
> - ^{123}I-MIBG：副腎髄質シンチグラフィで用いられる核種
>   ※ ^{123}I-MIBGは心筋シンチグラフィにも用いられることがありますが、本問の文脈では「MIBI→心筋」「MIBG→副腎髄質」という捉え方でよいでしょう

次に、本文中に「頭痛」「動悸」「心電図で軽度の左室肥大所見」というキーワードがあり、褐色細胞腫へmisleadさせるような（もちろん褐色細胞腫の可能性もあります）記述があったり、一方でNaが正常上限に近いのに対し、Kは正常下限という所見からは、原発性アルドステロン症を彷彿させたりと、この時点でどちらかを決め付けられないことが受験生を迷わせたのかもしれません。

褐色細胞腫狙いの受験生は、❷「腹部単純CT」と❹「MIBGシンチグラフィ」を選び、原発性アルドステロン症狙いの受験生は、❹「選択的副腎静脈血サンプリング」と❺「血漿レニン活性／アルドステロン濃度比測定」を選んだようです。前述のように本問の状況的には、ある具体的な疾患に対して決め打ちで疾患特異性の高い検査をオーダーする場面ではなく、まだ診断を確定し切れない場面だからこそスクリーニングの要素が強い検査を選択させたいというのが、出題者の意図なのだと思っています（**#46 置かれている状況を的確に把握する**）。

いずれにせよ、キーワード依存で解いている受験生にとっては、本文中にいくつかのフェイクがあるように思えたそうです。結果、迷いに迷って答えを選ばなければならない状況になったと推察されます。

③ 実臨床ではどう考えるのか

「血圧が高い」ことを指摘されてきた方へのアプローチは、まず白衣高血圧と二次性高血圧の除外を考えます。疫学的には本態性が約9割で、残り1割が二次性となるので頻度は低いのですが、本態性の治療と異なるのでまずは二次性（症候性）の高血圧を除外することからはじめます。

二次性高血圧は、大きく「血管性」と「内分泌性」にわかれます。前者は腎血管性高血圧や大動脈炎症候群、後者は原発性アルドステロン症・Cushing症候群・甲状腺機能亢進症・褐色細胞腫などが該当し、そのスクリーニングとして、腎血管エコーと採血（レニン活性、アルドステロン）を調べるのが一般的です。特徴的な外見から、Basedow病やCushing症候群は診断の当たりが付けやすいのですが、アルドステロン症の類や褐色細胞腫は「特異的な身体所見が乏しい」のが特徴なので、採血が重要になります。

本問においても、特徴的な身体所見や外見は認めず、Naがほぼ正常上限、Kも正常下限という微妙な採血結果です。これを有意ととるならアルドステロン症を、「ときに頭痛や動悸がする」「心電図で軽度左室肥大所見あり」を有意とみなすなら褐色細胞腫を念頭に置いて鑑別を進めることになります。

いずれにせよ、この時点ではどちらの疾患かは判断できないので、スクリーニングとなりうる検査を選択することが次の一手となります。「次に行う検査」なので、簡便で侵襲性が低く、感度が高いものを選ぶと、❷「腹部単純CT」と❺「血漿レニン活性／アルドステロン濃度比測定」となります。

本問から考える今後の国試

今後の国試を占うという意味では次の3点に注目したいです。

- 診断がついていない状況設定である
- 実際の症例のように疾患と関連のない症状/症候も含まれる
- 疫学的な観点から頻度を意識させている

　診断推論の途中の段階で、次に何を検査するのか、この時点で何を考えるのか、今介入すべき治療はあるか、というような切り口での出題が近年では散見されるようになりました。以前のように、全ての情報が出揃った状態で、「診断は何？」「治療はどうする？」という形式だけではなくなっているのです。

　「②割れ問になった理由」の項で触れましたが、キーワード依存の解法をとっている受験生にとっては、非典型的な症状に振り回されることになります。今後は、「温泉に行っていないレジオネラ肺炎」や「歯科治療歴がないと明記された感染性心内膜炎」、「抗ミトコンドリア抗体の結果が出る前のPBC」、「歯痛・嘔吐症状のみでの急性心筋梗塞」というようなパターンの出題が予測されます。つまり、これまではcommon diseaseにせよrare diseaseにせよ典型症例での出題が原則だったのが、実臨床に沿って**common diseaseの非典型例も出題**されることになるでしょう。本書でくり返し主張している**「本文を読み飛ばすことなく、患者情報を統合的に捉え、臨床推論を行っていく」**というスタイルが今後は重要になるものと思われます。

　最後に、疫学的な観点です。本症例が二次性高血圧だったとして、遭遇する頻度が高いのは褐色細胞腫ではなく、原発性アルドステロン症の方です（**#45 疫学的な頻度を意識する**）。客観的なデータとして、（Na－Cl）の値から代謝性アルカレミア（血液ガス分析推奨）がありそうという点でも実は本症例は原発性アルドステロン症の方が、事前確率が高いのだと思われます。かといって、褐色細胞腫は除外できない状況なので、今できる検査を行っていくという問題設計となっております。

〈参考〉一般外来高血圧患者における二次性高血圧の頻度[1]
- 本態性　89.5～95.3 %
- 二次性　上記以外
    - 腎性高血圧症　　　　　　：1.8～5.6 %
    - 原発性アルドステロン症　：0.1～6.0 %
    - 腎血管性高血圧症　　　　：0.5～3.3 %
    - Cushing症候群　　　　　 ：0.1～2.0 %
    - 褐色細胞腫　　　　　　　：0.1～0.6 %

　合否には差のつかない問題とはなりますが、今後の新傾向を予想するのにはよい題材かと思い、取り上げさせていただきました。

PBC：primary biliary cholangitis（原発性胆汁性胆管炎）

モヤモヤ問題をいち早く察知して適切に対応する

　試験本番においては、必ず難問・奇問が存在し、問題作成者が意図しないところで受験生の精神を揺さぶるような問題に化けてしまうのです。本問がまさにそれに該当し、正解率が低いという結果を伴っています。自分の選んだ答えに自信がもてず、モヤモヤした感覚を抱えたまま次の問題に臨まなければならないという状況に本番では必ず出くわします。このような問題を「モヤモヤ問題」と呼ぶことにします。

　公式解答が出て、過去問解説集が出た後であれば、そのようなモヤモヤ問題も影を潜めます。演習の最中に、もどかしい状況に陥ったとしても、正規の解答に即時的にアクセスできるので、すぐに安心感が容易に得られるのです。しかし、本番では、その安堵感は決して得られることはありません。

　だからこそ、試験当日には、医師国家試験には「モヤモヤ問題が存在する」ことをあらかじめ認識して、遭遇したときの対処法を事前に準備しておく必要があります。対処法といっても、1番は「気持ちを切り替える」というシンプルな結論になります。しっくり来ないというモヤモヤ感を引きずって以降のパフォーマンスが下がるのは勿体ないので、「そういう問題も一部存在しうる」と開き直ることが大切でしょう。

　モヤモヤ問題に遭遇したのが普段の演習の最中であれば、「本番でも遭遇しうる」ということを念頭に、本番での対処法を確認するよい機会となります。したがって、モヤモヤ問題に運よく出くわした場合、いち早く察知して、本番での対応をイメージするとよいでしょう。

- 医師国家試験の本番では「モヤモヤ問題」が必ず存在する
- モヤモヤ問題はいち早く察知して適切に対応する
- その次の問題に臨むときには気持ちを切り替える

◆ 文献

1) Omura M, et al：Prospective study on the prevalence of secondary hypertension among hypertensive patients visiting a general outpatient clinic in Japan. Hypertens Res, 27：193-202, 2004
2) 「クエスチョン・バンク　医師国家試験問題解説2019 vol.2」, メディックメディア, 2019

※本文は必修問題ではありませんが、特に必修問題で陥りがちな罠についてのルールに言及しているので必修問題のセクションに配置しました。

医師国家試験の特性

　大学受験を突破して、その約6年後に再び資格試験の受験が課されているのが医学生です。大学入試は倍率（＝受験者数/合格者数）が高い中での競争なので、準備段階の模試では高みを目指すことが合格への近道となります。しかし、同じ「受験」にもかかわらず、医師国家試験は医学部に入るための大学受験とは性質が大きく異なるということを胆に銘じなければなりません。ありがちな誤解のうち、事前に修正しておくと合格に有利になりそうなものを2つ紹介します。

1) 医学生という集団での偏差値50は高い？それとも低い？
　偏差値の定義は、平均値を50としたときに、偏差（平均からどれだけ偏っているか）の度合いを表す値です。したがって、偏差値は当然、母集団によって左右されることになります。大学受験生の全体を母集団としている場合の偏差値と、医学部の6年次を母集団としている場合の偏差値とでは、そもそも比較はできません。この特性から言い切れるのは「医師国家試験模試の偏差値は、大学受験の偏差値とは大きく違う」という認識の重要さです。

2) 高い成績ではなく、安定した成績を目指す
　上位何割かが受かるような高倍率の大学受験とは違って、医師国家試験は下位1割がふるいにかけられる試験です。したがって、高い偏差値を目指すことが合格に直結するという発想は少し再考が必要になります。医師国家試験模試で目指すべきは、高い偏差値ではなく、一定の水準以上の結果を維持し続けることです。例えば、偏差値45は医師国家試験にとっては安全圏と言えるので、全ての模試で偏差値45以上を保てている受験生の合格率は極めて高いというように、平均よりどれだけ高い点数を叩き出せるかということよりも安定した結果を出し続けることの方が重要なのです。

　「偏差値」は成績を評価するにはよい指標となりますが、大学受験感覚でいると、自分の成績を正しく解釈できなくなる可能性があります。医師国家試験の特性を熟知することが大切です。

§4 演習の工夫

21 過去問は直近3カ年分を徹底的に研究・演習する

▶Question

成人気管支喘息の長期管理で、重症度にかかわらず第一選択薬となるのはどれか。

ⓐ テオフィリン徐放製剤
ⓑ 長時間作用性β₂刺激薬
ⓒ 副腎皮質ステロイド吸入薬
ⓓ ロイコトリエン受容体拮抗薬
ⓔ 長時間作用性抗コリン吸入薬

〈105I10〉

Checkpoint

☐☐☐ #1 医師国家試験の過去問を大切に取り扱う
☐☐☐ #15 設問文を正確に捉える
☐☐☐ #21 過去問は直近3カ年分を徹底的に研究・演習する

正解 ⓒ

　気管支喘息の治療は、急性期と慢性期とに分けて考えるのが重要です。急性期は発作に対して短時間作用性$β_2$刺激薬（SABA）の吸入や副腎皮質ステロイドの全身投与（内服 or 注射）が行われます。これらの薬剤はrelieverと呼ばれます。一方、慢性期での長期管理では、主に気管支の炎症を抑制することに重きが置かれ、吸入ステロイドがkey drugとなり、こちらはcontrollerと呼ばれます。設問では、気管支喘息の「長期管理」を問われていることに注意して、吸入ステロイドを選ぶことになります。

選択肢考察
- ⓐ、ⓑ、ⓓ、ⓔ 長期管理に用いる薬ですが、optionとして選択されます。
- ⓒ 前述の通り、長期管理での第一選択となるkey drugが吸入ステロイドです。

過去問は直近3カ年分を徹底的に研究・演習する

　本問は正解率がほぼ100％であり、十分に準備をした受験生にとってはサービス問題のようなものです。したがって、「みんなが解ける問題を確実に得点する」という国試の大原則を考えると、何としても失点は避けたい問題となります。

　医師国家試験は長きにわたり、合格率が9割前後の資格試験となっています。倍率の高い難関大学の大学入試の合格条件である「他の人が解けないような問題で得点する」ことへの優先度は低く、大半が受かる試験の条件である「みんなが解けるような問題を確実に得点する」という格言が大前提となります。したがって、直近の3カ年分の過去問は、次に挙げる理由から直前期の教材としても適切なのです。

> **直近の3カ年分の過去問が直前期の教材として適切な理由**
> - 純正の医師国家試験である
> - 3カ年以上の分量があれば出題範囲はほぼ網羅できる
> - 何より、多くの受験生が取り組んでいる教材である

　他に推奨される教材として「模試の問題のうち、正解率が高い問題で自分が誤答した問題」が挙げられます。具体的には、正解率6割ないし7割以上の問題のうち、自分が誤答した問題を丁寧に復習することが合格への近道に繋がります。
　じつは、模試の問題で正解率が高い問題は、傾向としては「純正」の過去問に似た形をしていることが多く、特に直近3カ年の過去問に類似している問題は当然、正解率が高くなるようです。

直近の３カ年分の過去問や、各予備校のテキストで頻回に取り上げられる問題を「コア問題」と定義すると、この**コア問題の精度が合格率に最も寄与**します。無意識に国試の過去問や予備校のテキストを演習していると、何となく成績が伸びたり、あるいは高い偏差値を維持できるのは、じつは「（根拠をもって）コア問題を確実に正解できている」というベースがあっての裏付けなのです。

　直前期にもコア問題を徹底的に演習するという鉄則が存在する反面、その原則が退屈になり、欲を出してしまう人がわずかに存在します。以下のチェックリストで、そのリスクを評価してみましょう。

> □コア問題から「もう学ぶことは少ない」と物足りなく感じてしまう
> □可能な限り多くの問題を演習しないと不安に思えてしまう
> □もっと古い問題や難易度の高い問題にも取り組みたい
> □直近３カ年分だけに絞るなんて恐ろしくてできない

　コア問題以外に手を出すとしても、コア問題を十分に演習する習慣があるという条件が必要になるのです。その芯の部分なしで、成績を維持することは困難です。古い問題もマニアックな問題も、また難問／奇問も取り組むなということではなく、取り組むのであれば「みんなが解ける問題を確実に得点する」という前提が必須なのです。

　毎年、一定数の成績優良者が前述の誘惑（＝チェックリストの記述）に負けて、コア問題の演習を怠り、大きく成績が急降下してしまう不思議な現象が起こります。中心部がすっぽ抜けるという意味も込めて「ドーナツ化現象（地理で習った都市のドーナツ化現象に由来します）」と呼んでおりますが、成績優良者がなぜか本番で下位１割に入ってしまうという事象を分析したところ、コア問題を勝手に卒業してドーナツ化現象に陥ってしまった人が多かったのです（付録②エラー集「①成績のドーナツ化現象」参照）。

　今回取り上げた〈105I10〉を例にとると、コア問題を中心に演習している人は素直に「吸入ステロイド」を迷いなく選択できるところが、芯を外した教材を中心に演習している人は「ロイコトリエン」や「抗コリン薬」が気になったり引っかかったりという現象が想像できます。マニアックな枝葉の知識や、難問を解く上で必要なテクニックは、いわゆる「みんなが解けるような」common sense に競合するのです。したがって、直前期には、これまでに何回コア問題を解いていたとしても、そのような **common sense を維持するために毎日コア問題に触れるような習慣**が理想的です。

- コア問題から外れると「成績のドーナツ化現象」に陥る
- 模試の問題では、正解率が高く（６〜７割以上）自分が誤答した問題の攻略が合格の鍵を握る
- 直近３カ年（余裕があれば５カ年）分の過去問を最重要視する

§4 演習の工夫

22 30秒サマリーで反復の回数を増やす

▶ Question

　63歳の男性。前胸部痛を主訴に来院した。1カ月前から、1週間に1回程度の頻度で200 m程度の歩行時に前胸部痛が出現するようになった。今朝から、軽労作で2分程度の発作をくり返すようになったため心配になって受診した。高血圧症と糖尿病の既往があり治療中であった。身長164 cm、体重80 kg。体温36.8℃。脈拍72/分、整。血圧166/92 mmHg。心音と呼吸音とに異常を認めない。

血液所見：赤血球472万、Hb 13.2 g/dL、Ht 40％、白血球7,800、血小板16万。

血液生化学所見：総蛋白6.9 g/dL、AST 32 IU/L、ALT 34 IU/L、LD 210 IU/L（基準176〜353）、CK 122 IU/L（基準30〜140）、尿素窒素23 mg/dL、クレアチニン0.9 mg/dL、空腹時血糖130 mg/dL、HbA1c 7.2％（基準4.6〜6.2）、トリグリセリド190 mg/dL、HDLコレステロール25 mg/dL、LDLコレステロール148 mg/dL、Na 136 mEq/L、K 3.8 mEq/L、Cl 100 mEq/L、トロポニンT陰性。

　胸部X線写真で異常を認めない。心電図を施行するため検査室に移動したところ、胸部症状が出現した。そのときの心電図をⒶに示す。直ちに硝酸薬の舌下投与を行い、2分程度で症状は改善した。改めて施行された心電図をⒷに示す。急性冠動脈症候群の診断で緊急入院となり、冠動脈造影を施行された。冠動脈造影像をⒸ、Ⓓに示す。

　この患者への対応として適切なのはどれか。

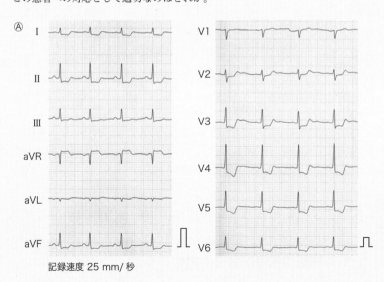

記録速度 25 mm/秒

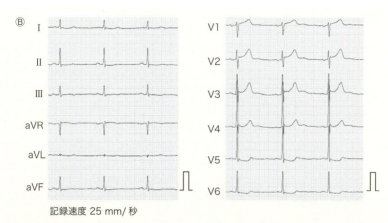

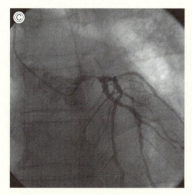
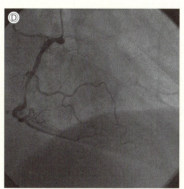

- ⓐ 冠動脈バイパス術
- ⓑ 経皮的心肺補助（PCPS）
- ⓒ 心臓リハビリテーション
- ⓓ 運動負荷心筋シンチグラフィ
- ⓔ t-PA（tissue plasminogen activator）の投与

〈110D23〉

Checkpoint

- #4 本文→画像→設問→||大きな壁||→選択肢の順を厳守する
- #7 精度と速度のバランスを調整して演習する
- #16 画像所見は言語化する
- #22 30秒サマリーで反復の回数を増やす
- #24 臨床実地問題の典型症例は本文ごと覚える
- #37 二項対比で鑑別する

正解 ⓐ

　複数の冠危険因子を有する63歳男性が前胸部痛をくり返し、急性冠症候群（acute coronary syndrome：ACS）の診断で入院になったという症例です。冠動脈造影（Ⓒ，Ⓓ）では、左冠動脈の主幹部の狭窄を認め、冠動脈バイパス術の適応となることを答えさせる問題です。

　情報を整理すると、高血圧と糖尿病の既往というmultiple risk factorを有する63歳男性が、労作時の前胸部痛を主訴に来院したという病歴です。ここで想起すべきは虚血性心疾患のグループになるので、狭心症と心筋梗塞の鑑別が基本となります。持続時間、硝酸薬の効果、心電図のST変化、心筋逸脱酵素の上昇が主な鑑別点となります。本文からの情報では、狭心症と心筋梗塞、どちらの可能性が高いでしょうか。

- 持続時間…2分（今朝から）
- 硝酸薬の効果…受診後、胸痛が再び出現した際に使用し奏効
- 心電図のST変化…Ⅱ、aVF、V2-6でST低下
- 心筋逸脱酵素の上昇…なし

　この情報だけであれば、狭心症に軍配が挙がりそうです。では、労作性狭心症の診断でよいのでしょうか？　もしも、自分の答案に違和感を覚えた場合には、もう一度、病歴や検査所見を見直してみるというのが鉄則です。

本当に労作性狭心症？

　1つ目の違和感は、Ⅱ・aVFは下壁、V2-6は前壁で同時に狭心症の所見が出ているという点です。今まで、病院実習であれ国試であれ、同じような症例を経験したことはありますか？　そして、もう1つの違和感は、胸痛の頻度が増えているという点です（持続時間が長くなっているという記載はありません）。

　そうすると、狭心症は狭心症でも、労作性ではなく、不安定型狭心症の可能性が出てきます。不安定狭心症はACSに含まれる緊急疾患です。

　本問がACSだとしたら、診療の緊張感が労作性狭心症とは大きく変わってきます。本症例ですぐにカテーテル検査を施行しているという記述からも、現場の緊急性が伝わってきます。本文の末尾にも「急性冠動脈症候群の診断」と明記されていることにも注目しましょう。

　ここで唐突ですが、心電図Ⓐの aVR に注目してください。12誘導心電図をこれまでに何枚と読んできたでしょうが、aVR 誘導を無視していませんか？　初学者の頃はどの誘導も大事だと思いながら読み方もわからず12誘導を読んで、慣れてくるとメリハリをつけて読めるようになります。そうこうしていると、aVR が意味のない誘導のように思えて目に入らなくなるという現象が起こります。今回は、その忘れかけていた aVR 誘導が鍵を握るのです。

aVR誘導は、Einthovenの三角形を描けばわかりますが、心房や心室の電気ベクトルとは真逆の向きとなります。したがって、正常では他の誘導と上下逆さまのような心電図がaVR誘導の波形となります。

心電図ⒶのaVRで「STが上昇していませんか？」

aVRは他の誘導と異なり、心臓の外側からではなく心臓の内側から覗いたような所見が得られるので、aVRでのST上昇は、左主幹部病変や三枝病変の可能性を示唆するのです。
その証拠に、鏡像変化として後壁〜前壁の広い範囲でST低下を認めています。じつは心電図の段階で、主幹部or三枝病変の心筋梗塞を疑うことができるのです。それを踏まえたうえでカテーテル画像を見てみると、主幹部の梗塞を認めた、という問題に見えます。

この問題は、心電図が正しく読めなくても、正解にたどり着けるようになっていますが、前から後ろへ順に読み進めながら推論を展開して、次に来る検査の所見を予測していくような姿勢が大切です。

30秒サマリーで反復の回数を増やす

本書でくり返し強調しているのが、**「臨床実地問題の本文から学べることが多い」**ということです。そのために、七大原則で「過去問は大切に取り扱う」「本文は前から後ろに順に読む」「文字は全てに目を通す」というように繰り返し「臨床実地問題の本文」の重要性を強調しています。この考えは「解ければオシマイ」という発想の逆を突いています。

以前、模試での一般問題の点数が一定の基準を下回る受験生に対して、実際にどのように問題を解いているかを観察したことがあります。その結果、以下の項目を多く満たすほど、一般問題を苦手とすることが判明しました。

☐ 臨床実地問題の本文を部分的に読み飛ばしている箇所が存在する
☐ キーワードに依存して診断の根拠にしている
☐ 画像や選択肢を先に見てから解答の根拠にすることがある
☐ 誤りの選択肢を吟味して正しく直すという手順を省略することがある
☐ 正解の選択肢が見つかれば他の選択肢の記述を読まないこともある
☐ 答えが合っているかどうかが重要で、その根拠をさほど重要視していない
☐ 正解を瞬時に選べるくらい反復回数を重ねているが成果が意外と伴わない
☐ 解法のフォームが問題によってバラバラ

興味深かったのが「一般問題が苦手な受験生」を対象にした結果、その原因が「臨床実地問題の取り組み方」にあったということです。臨床実地問題を雑に解いて演習している（上述の項目を多く満たすということを「雑」と表現します）人ほど、一般問題が苦手とい

う傾向があったのです。反復回数を稼ぎたいがために、演習の速度を重視し過ぎて、精度を蔑ろにした、というのが典型的なパターンでした。

本書では、前述のリスクファクターをどのように克服するかを考察し、その解決策を提示しています。いわば、過去の受験生たちの失敗がなぜ生じたのかを分析し、医師国家試験の過去問をどのように取り扱えばよいかを一般化した知恵の集大成なのです。

前述の「雑なフォーム」をどのように矯正するかを考えた際に編み出したのが、本項の「30秒サマリー」となります。臨床実地問題を解いて、==解説を確認し終わった後に30秒間だけ振り返る時間を設ける==ことで反復の回数を増やすことが目的です。

「30秒サマリー」は、その文字通り、症例情報を30秒でまとめたものです。情報量の多い本文の記述をいかにコンパクトにまとめる能力が問われます。得られる効果としては、反復回数が増えることに加えて、実臨床に出たときのショート・プレゼンテーション（例えば電話でのコンサルトなど）の能力が鍛えられるということです。

具体的には、以下のフォーマット〈型〉に沿って、患者情報をまとめ上げるとよいでしょう。

30秒サマリーでまとめる項目	フォーマットの例
• 背景	ADL____、_____既往の__歳・__性が
• 症状	_____で受診して
• 疾患特異的な所見 （理学所見／検査所見）	所見①_____、所見②_____、 所見③_____を認め、
• 診断	_____の診断となった。
• 治療／介入	治療は_____。

今回紹介した主幹部梗塞を例にとって当てはめると、次のようになります。

　==複数の冠危険因子を有する==〔背景〕63歳男性が前胸部痛をくり返し〔症状〕、ACSの診断で入院になったという症例です。==心電図でaVR誘導でのST上昇および下壁から前壁領域のST低下〔所見①〕==を、冠動脈造影では左冠動脈の主幹部の狭窄〔所見②〕を認め、==冠動脈バイパス術の適応==〔治療〕となりました。

本症例では、いったん「ACS」と暫定的に診断をして、冠動脈造影で確定診断としているので、少し順番が前後していますが、基本的には提示した型通りに情報がまとめられています。実際に音読してみると30秒以内に収まる情報だということがわかるでしょう。

この記述、解説の冒頭に登場していることに気づきましたか？　本書における臨床実地問題の解説は、可能な限り冒頭で「背景」「年齢・性別」「症状」「疾患特異的な所見」を示すようにデザインされています（付録③参照）。

ここで用いた型の元となっているツールがあります。患者の申し送りの際に必要な項目の頭文字をとってSBARと称し、その型に沿って申し送りをすると上手く伝達できるというものです[1]。すなわち、**S＝situation（現在の状況）、B＝background（既往歴や生活などの背景）、A＝assessment（診断などのアセスメント）、R＝recommendation（推奨事項）**という項目です。このSBARというフレームをうまくアレンジすると、30秒サマリーのフォーマットになります。

　ここで注意したいことは「30秒」と時間を限定していることです。時間をかけ過ぎてしまうと、演習の効率が下がり本末転倒になるので、**1問あたり30秒以内という原則を厳守**してください（それ以上、時間がかかってしまう場合には、却って非推奨です）。

　30秒という制限時間を守るには、次に示すようなコツが大事になります。続けているうちに、まとめ方が少しずつ上手くなっていくので、細かいことにはこだわらず「まとめ上げよう」という姿勢・習慣を大事にしてください。

- すばやくSBAR情報を集める
- 手短にまとめる
- 決して書いてはいけない / 暗唱か音読にとどめる
- 詳細にはこだわらない

　直前期での30秒サマリーの導入はむしろ悪影響となる可能性もあるので、本番まで十分な演習期間が確保できる時期に開始してください。

- 臨床実地問題を解いた後に「30秒サマリー」で振り返り、雑なフォームを矯正する
- 拾い上げる情報はSBARの項目を中心に
- 細かいことにはこだわらず、時間をかけずにまとめ上げる

◆ 文献
1) Tews MC, et al：Situation-Background-Assessment-Recommendation (SBAR) and Emergency Medicine Residents' Learning of Case Presentation Skills. J Grad Med Educ, 4：370-373, 2012

§4 演習の工夫

23 速読では①診断、②根拠、③治療 を確認する

▶ Question

22歳の男性。全身の筋力低下のため搬入された。

現病歴：5日前に下痢と悪心とがあった。昨日の起床時に歯ブラシをしっかり握れず、朝食時には箸を使えなかった。昼には両腕を持ち上げることができなくなり、夕食時には舌がもつれて話しにくく、むせるようになった。今朝は起き上がれず、母親が救急車を要請し、即日入院となった。

既往歴：特記すべきことはない。

生活歴：大学4年生。

家族歴：特記すべきことはない。

現　症：意識は清明。身長168 cm、体重63 kg。体温36.8 ℃。脈拍64/分、整。血圧150/96 mmHg。呼吸数18/分。SpO_2 96 %（room air）。認知機能に異常を認めない。

両眼の睫毛徴候を認め、鼻唇溝は浅く、口笛を吹くまねができない。構音はやや不明瞭で、軽度の嚥下障害を認める。顔面の感覚には異常を認めない。臥位での頭部挙上ができない。徒手筋力テストで上肢は1～2に低下し、下肢も3に低下している。握力は両側0 kgである。上下肢とも筋萎縮と感覚障害とを認めない。腱反射は上下肢とも消失し、病的反射を認めない。自力歩行はできない。排尿と排便とに異常を認めない。

検査所見：尿所見と血液所見とに異常を認めない。

血液生化学所見：総蛋白7.0 g/dL、アルブミン3.9 g/dL、総ビリルビン0.9 mg/dL、AST 33 IU/L、ALT 26 IU/L、CK 86 IU/L（基準30～140）、尿素窒素18 mg/dL、クレアチニン0.8 mg/dL、血糖86 mg/dL、Na 138 mEq/L、K 4.4 mEq/L、Cl 97 mEq/L。CRP 0.8 mg/dL。

動脈血ガス分析（room air）に異常を認めない。

呼吸機能検査：％VC 73.1 %、FEV_1 % 94.5 %。心電図と胸部X線写真とに異常を認めない。

脳脊髄液所見：初圧155 mmH_2O（基準70～170）、細胞数2/mm^3（基準0～2）（単核球100 %）、蛋白83 mg/dL（基準15～45）、糖69 mg/dL（基準50～75）。

この患者の筋力低下の原因はどれか。

ⓐ 脚気
ⓑ ペラグラ
ⓒ 重症筋無力症
ⓓ 周期性四肢麻痺
ⓔ Guillain-Barré症候群

〈108B59〉

Checkpoint

- [ ] [ ] [ ] #5 文字は全てに目を通す
- [ ] [ ] [ ] #7 精度と速度のバランスを調整して演習する
- [ ] [ ] [ ] #23 速読では①診断、②根拠、③治療 を確認する
- [ ] [ ] [ ] #32 snap diagnosis では以降の情報を確認目的に利用する

正解 e

　先行する腸炎症状があり、進行性の末梢性運動麻痺をきたした22歳男性です。典型的なGuillain Barré症候群のプレゼンテーションと合致します。
　左右対称の四肢筋力低下があり、腱反射所見からは中枢性ではなく末梢性の運動神経障害を思わせます。脳神経障害のうち、顔面筋麻痺（第Ⅶ脳神経）、球麻痺症状（第Ⅸ、第Ⅹ脳神経）を認めており、髄液所見で蛋白細胞解離があることから、よりGuillain Barré症候群を支持します。この時点では、血液ガス分析に異常を認めておりませんが、呼吸機能検査で軽度の拘束性障害を認めており、呼吸筋麻痺の存在が示唆されています。Guillain Barré症候群では、膀胱直腸障害は稀なので、排便・排尿が正常という箇所にも注目したいところです。
　以上から、Guillain Barré症候群を疑い、確定診断のために末梢神経伝導検査を行うという流れになります（次の〈108B60〉で末梢神経伝導検査の所見が問われています）。

　さて、この問題、何度も解いていると、冒頭の1、2行を読んだだけで診断が付いてしまい、残りの情報を流してしまっても問題が解けてしまうという現象が起こります。その結果、Guillain Barré症候群の一般論を復習するチャンスを失います（**#32 snap diagnosisでは以降の情報を確認目的に利用する**）。以下に、Guillain Barré症候群の一般問題で出題されやすいポイントをまとめましたので、確認してみてください。

Guillain Barréの神経学的所見
- 主徴は急性の運動麻痺
- 末梢性の運動麻痺　→弛緩性、左右対称、腱反射低下～消失
- 重症例では呼吸筋麻痺をきたす
- 手袋靴下型の感覚障害（※頻度は低い）
- 脳神経障害（第Ⅶ、Ⅲ・Ⅳ・Ⅵ、Ⅸ・Ⅹ神経）
- 自律神経障害頻脈、高血圧、起立性低血圧（※膀胱直腸障害は稀）

　運動麻痺は「主徴」に過ぎず、他の神経学的所見についても〈108B59〉の本文の記述から拾い上げることができます。きっちりと本文を読むような習慣にしていれば、この問題に触れるたびにGuillain Barré症候群の基本事項を復習できるはずです。

速読では①診断、②根拠、③治療 を確認する

　本書「医師国家試験の取扱説明書」は、どちらかといえば「速読」よりは「精読」に照準を当てた項目が多いです。ただ、直前期に入ると、精読だけの演習では時間が足りなくなり、十分な周回演習を確保することが難しくなります。かといって、スピードばかりを意識してしまうと、解法フォームが雑になってしまい、過去問の本文や解答/解説文の重

要なポイントをとりこぼす要因となります。

　今回は簡単に臨床実地問題「速読」のポイントを紹介します。これは、自分のスタイルが固まっていない時期やあるいは演習方法が雑になってきたと思い当たる節には推奨したいエッセンスです。

臨床実地問題の速読のコツ
① 診断は？
② その根拠は？
③ ついでに治療は？

　臨床実地問題の演習スピードを上げたいときには、この3点については最低限確認するというルールにするとよいでしょう。
　特に「治療」の項目については、直前期において疎かになっているケースも見受けられるので、①②だけではなく、③も確認事項に含めることがコツです。
　上記の①、②、③のチェック項目を本問〈108B59〉に当てはめると次のようになります（いちいち書いてしまうと時間を大幅にロスしてしまうので、口頭で確認するか、頭のなかで想起するとよいでしょう）。

〈108B59〉の速読で確認すべき項目

① 診断は？
　□ Guillain Barré症候群
　　（確定診断は末梢神経伝導検査で行うが〈108B59〉の時点で未実施）

② その根拠は？
　□ 先行感染（胃腸炎）
　□ 主徴が急性の末梢神経性運動麻痺
　□ %VCが低下しており呼吸筋麻痺の存在が疑われる
　□ 脳神経障害あり（第Ⅶ、第Ⅸ・Ⅹ脳神経）
　□ 膀胱直腸障害なし

③ ついでに治療は？
　□ 免疫グロブリン大量静注療法 or 血漿交換
　　（〈108B61〉で出題されている）

　初見では①診断が合っているかどうかが重要なのですが、**2回目以降**の演習では①診断は覚えてしまっていることも多いので**②根拠を大切**にしてください。その結果、「再現性」が構築されます。つまり、医師国家試験の本番で未知の問題に直面しても、これまでの知識

を適切に運用して「既知の問題を解くかのような既視感（再現性）」が生じることに繋がるのです。

本問は、1、2行目で①診断がわかってしまうような問題ですが、初見ではなく2回目以降の演習では前述の通り②根拠を重要視するべきです。Guillain Barré症候群を例に挙げると、亜型や類似疾患（Fisher症候群やCIDP）が存在しており、知識が混同されてしまいがちです。治療にステロイドが含まれるor含まれない、CIDPでは主徴が感覚障害、というような基本事項をひとつひとつ確認することが、本番での確実性を高め、普段の演習の再現性を高めるのです。

直前期に近づくにつれて、1問あたりにかけられる時間は限られてくるので、じっくりと精読はできないにせよ、臨床実地問題の本文の記述およびノート/まとめの記述の両方をうまく確認できるような演習スタイルを設計するとよいでしょう。

余談ですが、前述の①②③のトレーニングをしていると、実臨床の現場に対しても再現性をもたらします。①②の項目は、すばやく診断に必要な情報を拾い上げ、結び付けていくという過程が含まれています。診断とその根拠の組み合わせは、実臨床においても頻繁にディスカッション内で登場するので次第に「疾患像」が蓄積されるようになります。その結果、医師国家試験の過去問演習を通じて疾患のパターン認識がしやすくなり、将来の臨床力の基礎を鍛えることができるのです。

臨床では
- 臨床実地問題の本文→リアルの患者
- ノート/まとめ→evidence

に置き換わるだけで、フレームは全く同じなのです。

- 診断 – 根拠 – 治療という思考を習慣づける
- 2回目以降の演習では根拠を重要視する

CIDP：chronic inflammatory demyelinating polyneuropathy（慢性炎症性脱髄性多発神経炎）

第2章 資格試験の観点からの医師国家試験

§4 演習の工夫

24 臨床実地問題の典型症例は本文ごと覚える

▶ Question

　3歳の男児。右腕が動かないことを心配した母親に伴われて来院した。母親がつないでいる児の右手を急に引っ張り上げた直後から、児は右上肢を下垂したまま動かさなくなったという。右手指の自動運動は可能である。歩行に異常を認めない。障害されている部位として最も考えられるのはどれか。

- **a** 頸椎
- **b** 鎖骨
- **c** 肩関節
- **d** 肘関節
- **e** 手関節

〈106I48〉

Checkpoint

- ☑☑☑ #1 医師国家試験の過去問を大切に取り扱う
- ☑☑☑ #24 臨床実地問題の典型症例は本文ごと覚える
- ☑☑☑ #32 snap diagnosis では以降の情報を確認目的に利用する

正解 d

　幼児が片側上肢を動かせなくなったという病歴で来院するというパターンです。しばしば「肩が上がらない」という主訴で来るので、肩関節が脱臼しているのでは？という解釈モデルで保護者が来院することもあります。

　診断は肘内障ですので、正解は**d**の「肘関節」となります。受傷機転としては、上肢を引っ張り上げることで生じることが多く、幼児に好発します。輪状靱帯の亜脱臼が本態なので、容易に徒手的な整復が可能となります。整復の際にカチッという「クリック音」がするという流れも併せて覚えるとよいでしょう。

臨床実地問題の典型症例は本文ごと覚える

　この臨床問題の本文は、そのまま覚えてしまうとよいくらい、症例プレゼンテーションとして完成しています。

- 好発年齢
- 受傷機転
- 障害されている部位
- 治療

　これらの重要事項をコンパクトに含んだ症例情報なので、問題を解くことからだけではなく、<u>本文を読むことで得られる学び</u>もあります。それが本問を通じて伝えたい原則となります。

　医師国家試験の問題のなかには、公募（各大学教員／都道府県医師会）によって作成された問題も存在し、その公募された試験問題は厚生労働省内委員会でブラッシュアップされ、数万題の試験問題（プール問題）の一部として蓄積されているようです。そのプール問題のなかから毎年、良質な試験問題が厳選されるというしくみになっています。

　したがって、医師国家試験の臨床問題は、実在した症例のアレンジという側面が強く、作成された試験問題の背景には実在の患者がいたと考えることもできます。個人情報の観点から、病歴や検査データの詳細は変更されておりますが、実在する症例を間接的に教材にしていると見なすこともできます。大げさに言えば、<u>臨床実地問題に取り組むということは、将来に出会うかもしれない症例の疑似診療を行っているようなもの</u>なのです。

　臨床医になると、国試の問題の大半を忘れてしまうことになりますが、臨床実地問題のモデルとなった「いつかの誰か」のおかげで、われわれは医学における学びの機会を得ているのです。

- 典型的な症例は臨床実地問題の本文ごと覚える
- 臨床実地問題の症例は、実在した「いつかの誰か」をもとにつくられている
- 国試の過去問演習が、医学の知識を得るよい機会となっている

column

患者と症例

　普段のメールマガジンは、1人で執筆・校正・編集をしていますが、本書の制作にあたり、自分の文章を客観的に校正してもらうというプロセスがとても新鮮でした。いつもの書き癖やこだわりが浮き彫りになり、新たな気付きや学びがありました。

　例えば、編集スタッフから「患者情報」と「症例情報」という単語をどちらかに統一してはどうか？という提案があったときに、自分がどのように「患者情報」と「症例情報」という言葉を使い分けているかを考える機会に恵まれました。その結果、今、目の前にいる患者から得た情報を「患者情報」、匿名化して症例発表や医師国家試験の臨床実地問題のように医師の自己研鑽の対象とみなしたときに「症例情報」というニュアンスで語を区別していることがわかりました。

　英語では、患者と症例とを明確に区別していて、患者はpatient、症例はcaseに相当します。このように英語表記にすると、患者は「人」、症例は「もの」であることが明確になります。「たくさんの症例を経験したい」という言葉を発したときに、その背景には患者を「もの」と見なしている深層心理がはたらいているとも捉えられるので、語の選択には注意することが大事だ再認識しました。

　逆に、医師国家試験の臨床実地問題は「症例」に過ぎないのですが、臨床医としての経験を積めば積むほど、症例情報からリアルな患者を想像することができるようになります。本書を通じて、臨床実地問題の症例が「いつかの未来で遭遇する患者」の模擬演習を兼ねるということを伝えたいと思い、「患者」と「症例」という言葉を区別して執筆しました。

　指摘してくれた羊土社 編集部の中田さん、ありがとうございます。

"粋な診療"をめざして

握手もバンザイもしてくれない…どうしよう！

　当直帯に経験した〈106I48〉の症例とほぼ同一の病歴で来た2歳女児です。利き手は右なのに夕食はフォークを左手で食べようとしている姿を見た母親が、時間外外来を受診させました。

　整復手技の予習をしたうえで研修医と一緒に診察するシーンです。診察をするフリをしていついつの間にか整復し終わっているというのが理想的なのですが、狙い通りクリック音を骨導で感じた時点で手技の成功を実感しました。その直後、研修医が熱い視線で「入ったぁ！」とアイコンタクトしてきたので、露骨にこっちを見ないでほしいと心底思いました（笑）

　しかし次の瞬間、研修医がフリーズしたのです。「握手しよう」としてもしてくれない。「バンザイしよう」と指示してもしてくれない。再度、触診しようとすると嫌がって泣きはじめる。今度は途方に暮れた表情の研修医が困った目付きで見つめてきました。さて、どうしましょうか。

よい小児科医の極意

　私は小児科医ではありませんが、「よい小児科医」がどのような医師かは知っています。彼らは何気なく母親or父親に「治った」ということを気付かせる術を熟知しているのです。もちろん、医学的に治療が奏効したという前提での話ですが。

　今回のエピソードでいうと、医学的には手技は成功しましたが、しかし、母親の不安げな表情を晴らすことは、この時点ではできておりません。さて、どうしたらよいでしょう？　解決策の一例を紹介しますので、自身の考えと比べてみてください。

　定番のアイディアとして、親にも患児の上腕に触れてもらい、クリック音を一緒に感じてもらうという方法があります。患者やその家族は医療に対して「納得」を期待するシーンが多々あります。今回のクリック音は非医療者でも感じられるくらいの明確なものなので、一緒に所見を体感することで「納得」を演出することが可能となります。

　今回のケースでは、すでにクリック音が出てしまった後なので、違う手段をとらなければなりませんでした。

　握手もバンザイも従命は入りません。この時点で、患側の上肢挙上は期待できません。こちらが何かをしようとすればするほど、警戒心はさらに増大するので膠着状態に陥ってしまいます。今回は研修医が硬直しましたが…（苦笑）

　私が行ったのは、母親に「診察室を出て、お子さんと散歩して来てください」というミッション伝令です。研修医は、何となく分かったような分からないような表情で私の方を見てくるので、心のなかで笑いが止まりませんでした。次の瞬間に何が起こるのか、そしてその研修医の顔がどう変化するのかが容易に予想できたからです。

「いってきます…」と細い声で退出した母親は患児を抱いて床に立たせました。診察室の横開きのドアを開け、二人は診察室の外に出ました。ドアが閉まり、二人の姿が私たちの視界から消えた一直後、ドアが閉まってわずか数秒で母親がドアをノックしたのです。

　ドアを開けた母親の第一声は「腕が挙がりました」というものでした。

　そこから目線を下げると、その女の子は利き手の右手で母親と手を繋いでいるのでした。母親の喜んだ顔と同時に、研修医の驚いた顔とを見ることができたので、指導医冥利に尽きます（笑）

タネ明かし

　「お子さんと散歩して来てください」という言葉は、まず医療スタッフの目線を切ることを意図しています。自分より体の大きな見知らぬ大人たちがマスクを付けて、白衣や術衣を身に付けて近くにいるだけで、恐怖心が出てしまうのも無理はありません。他には、確実に整復されたという根拠を得ること、そして母親にも安心してもらうことを狙っての指示なのです。

　私の描いたシナリオはこうです。
- 診察室から出る
- 患児は安堵
- 母親が散歩を促す
- 大半の場合、手を繋ぐ
- 無意識であれば利き手を差し出す
- 結果、右上肢を挙げる
- その所見を報告しに戻って来る

　私が研修医だった頃、小児科の指導医の先生たちは、このエピソードのような「自然」なやりとりを数多く見せてくれました。例えば、頭部外傷で受診した患児を強く心配する両親に対しては、何気なく診察室で一緒に遊ぶ様子をディスプレイしながら、当時のボスはこう言うのでした。「今、こうやって楽しそうに遊んでいますけど、いつもと違うところはありますか？」と。両親が安堵の表情をすぐに浮かべたのは言うまでもありません。

　個人的な意見になりますが、医療は『安全』を保証すべきであり、『安心』については患者・家族側の占める割合が大きいので必ずしも担保できるとは限りません。ただ、『安心』の手助けとして何か努力できることはあるとは思うので、このような粋な診療を何気なく自然に展開できるようになりたいものです。

　医師国家試験の勉強も大変ですが、あくまで医師として働くための必要条件に過ぎないので、医学生の皆さんには是非とも医師国家試験を確実にクリアしていただいて、いつか同じフィールドで働ける日を心から楽しみにしています。

第3章

実臨床の観点からの医師国家試験

§1 アセスメント
§2 診断推論
§3 decision making
§4 実臨床リアリティ

第3章

実臨床の観点からの医師国家試験

Introduction

　医師国家試験は、医師法第9条に基づき、「臨床上必要な医学および公衆衛生に関して、医師として具有すべき知識および技能」が出題の対象となっており、これまでも卒前教育や医療を取り巻く状況および医療の進歩に合わせて改善・検討が繰り返し行われてきました。その結果、近年では「初期臨床研修において指導医の下で従事するのに必要な知識および技能を問う水準」「診療科に関わらずに総合的な鑑別診断や治療方針の選択に関する能力を問う内容」が重視されるようになりました。

　厚生労働省主導の医師国家試験改善検討部会の報告書によれば、「出題傾向として『臨床実地問題』に、より重点をおくこととする」と明記されています。従来の試験対策であった過去問ベースの学習方法が今後も根幹を貫くことには変わりはないでしょうが、それだけで十分と言えるかどうかについては疑念が残ります。今後は、これまでと同様、過去問演習が必須であることに加え、病院実習で見学・体感できるような臨床医の思考プロセスや医療現場の実際が重要視されるようになりつつあります。

　本章では、医師国家試験を実臨床の観点から眺めたときに、どのような考え方や背景知識が試験を解く上で有用になるかを考察します。(a) 臨床医はどのような思考過程で意思決定をしているのか、(b) 医療の現場は実際にはどのようなものかというように、臨床医の思考過程と実臨床のリアリティに関して医師国家試験を解く上で有用となりそうなものをpick upしています。

臨床医の思考過程	医療現場の臨場感
§1　アセスメント	§4　実臨床リアリティ
§2　診断推論	
§3　decision making	

§1 アセスメント

　医療現場に出ると「アセスメント」という言葉が飛び交うようになります。まず、臨床医の思考過程を考える上で、その基本となる「アセスメント」について、そもそも論から見直すことからはじめます（#25 アセスメントとは情報に意味を与えること）。アセスメントの定義を「情報に意味を与えること」とするならば、適切にアセスメントが成し遂げられるためには背景知識と情報の取捨選択が必要不可欠となります（#26 背景知識が評価基準を決める / #27 情報の取捨選択のセンスを身に付ける）。提示された症例情報に対して意味を与えるためには、そのために必要な背景知識が必須であるとも言い換えられます。ここでいう背景知識とは、解剖学・生理学・病態生理学・薬理学などに基づいた教科書的な医学知識や、医学的知見の集積であるevidenceを指します（#28 解剖と病態を想像する / #29 EBMを問題から汲み取る）。適切にアセスメントができるようになると、陰性所見にも注目できるようになり、さらに情報の解釈能力に奥行きをもたらします（#30 陰性所見に注目する）。

　拾い上げた患者情報と自分の中の知識ないしevidenceとを関連させる過程がアセスメントだと換言できます。したがって、適切にアセスメントが行われるには、症例情報の収集能力（病歴聴取、身体診察、検査所見）と知識（教科書的な知識、evidence）の両方の存在が必要条件となるのです。医学生が教科書的な知識を集積するのも、病院実習で病歴聴取や身体診察のトレーニングを行うのも、対象となる患者を適切に評価することを目的としているのです。

　アセスメントが重要だと指導医から繰り返し言われるのは何故でしょうか。その謎解きの結論が§1の中に隠されています。

§2 診断推論

　患者を「よく」するためには、現時点で解決すべきproblemや課題を考えることからはじめます。そして、どのように問題を解決するかという計画を立案して、実行、効果判定を行うのが通常です。臨床医は、対象の問題が何であるかを明確にするために「診断」を下します。診断をすれば標準的な治療が定まるので、まずは診断をしようとするのが臨床医の一般的な思考の流れとなるのです。そこで§2の#31〜38では具体的な診断推論を体系的に取り上げます（#31 診断のエントリーはパターン認識で捉える / #32 snap diagnosisでは以降の情報を確認目的に利用する / #33 似たような疾患はグループ化して拾い上げる / #34 症候論から鑑別疾患を挙げる / #35 semantic qualifierで鑑別リストを単純化させる / #36 緊急度はRed Flag Signで伝える / #37 二項対比で鑑別する / #38 診断を下すには定義が必要となる）。

§3 decision making

　診断の次は治療です。実臨床では、あらゆる瞬間に意思決定を迫られますが、何を優先するのかを常に考えることが重要になります。仮に、治療法が複数あった場合には、どのように選択していくのかを決める基準が必要です（#39 優先度を考えて decision making を組み立てる）。さらに、日進月歩の勢いで医学知識が更新され続けるので、evidence を絶えず update し続けることが問題解決能力の向上に繋がります（#40 知見の update を絶えず重ね続ける）。

　また、診断と治療だけでは患者を「よく」する条件として不十分です。すなわち、治療の効果判定を行い「治療が奏効した」と判断できてはじめて、一連の診療が機能し、患者が「よく」なるのです。効果判定で治療が効いていない場合には、自分の思考過程のどこに誤りがあるかを振り返らなければなりません（#41 治療効果判定の指標を設計する）。

　このように医師に求められる能力の1つに、意思決定〈decision making〉があります。その決断力を言語化して考察するのが§3のテーマとなっています。2018年現在の学部教育では「医師がどのような過程で意思決定を行っているのか」を体系的に学ぶ機会には恵まれにくいので、本書が何らかのヒントを提示できたら幸いです。

§4 実臨床リアリティ

　第3章の§1、§2、§3は、臨床医の思考過程を要素ごとに分解して言語化をするという内容で、他方§4は臨床医を取り巻く環境、現実に照準を当てます。

　医師国家試験と実臨床の現場との間には大きな乖離が生じることがあります（#42 実臨床と資格試験との乖離を知る）。最も大きな違いは、医師国家試験はあらかじめ症例情報が提示されているのに対し、実臨床では自分で情報を拾い上げていかなければならない、という点です（#43 closed question で疾患特異的な情報を引き出す）。他には、現場での時間感覚（#44 時間感覚をイメージする）、地域性が反映される疾患頻度（#45 疫学的な頻度を意識する）、そして診療が行われる場面設定の重要性（#46 置かれている状況を的確に把握する）をテーマにして、医療現場の time、place、occasion について見つめ直します。

　資格試験が合否を判定する目的を有している以上、客観的な唯一解を用意しなければなりません。しかし、実臨床には正解がなく、常に仮説と検証を繰り返しながら診療を進めていく不確実なものだという結論で第3章を締めくくっています（#47 臨床には正解がない）。

　医療現場の臨場感という切り口で、医師国家試験を解説するのが§4の共通項です。臨床実地問題の本文に含まれるニュアンス、行間を読むという点で極めて重要な考え方・視点が含まれていますので、想像力を働かせながら読み進めていきましょう。

25 アセスメントとは情報に意味を与えること

§1 アセスメント

▶ Question

32歳の女性。浮腫を主訴に来院した。

尿所見：蛋白3＋、糖（－）、潜血（－）、沈渣に白血球2～3/1視野、赤血球1～3/1視野、細菌（－）。

血清生化学所見：総蛋白5.2 g/dL、尿素窒素16 mg/dL、クレアチニン0.7 mg/dL。

腎生検の光顕PAS染色標本（Ⓐ）と電子顕微鏡写真（Ⓑ）とを次に示す。この患者にみられるのはどれか。

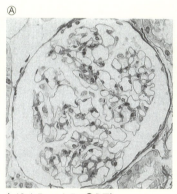

(p13 カラーアトラス❻参照)

ⓐ ASO上昇
ⓑ 血清IgA上昇
ⓒ 抗dsDNA抗体上昇
ⓓ 尿蛋白高選択性
ⓔ 抗糸球体基底膜抗体陽性

〈100A38〉

Checkpoint

- #9 選択肢のつくり方を意識する
- #16 画像所見は言語化する
- #25 アセスメントとは情報に意味を与えること

正解 d

　若年発症の全身性浮腫では、疫学的に原発性ネフローゼ症候群のうち微小変化群を鑑別に挙げます。本問の主治医も、その推論から腎生検に踏み入っております。画像Ⓐは光学顕微鏡PAS染色であり、糸球体に明らかな病変を認めません。画像Ⓑは電子顕微鏡で得られる像であり、微小変化群に特徴的な糸球体上皮細胞の足突起の融合を認めます。
　したがって、診断は微小変化群となります。

アセスメントとは情報に意味を与えること

　画像Ⓐの光学顕微鏡所見（PAS染色）で異常のある箇所を指摘できるでしょうか？ この問いが今回のテーマとなります。他方、画像Ⓑの電子顕微鏡写真では、足突起（上皮細胞）の癒合があり、この所見が微小変化群であることをよく支持します。つまり、Ⓑには異常所見が含まれている一方で、Ⓐでは目立った異常所見を認めないのです。

　アセスメントは「評価」「分析」「解釈」というような日本語で置き換えることがありますが、**ある情報に対して意味付けをすることがアセスメントの本質**だと考えます。例えば、「突然発症」というキーワードから、血管などの管腔臓器の「詰まった」「裂けた」「捻れた」「切れた」を想起するのは、良質なアセスメントと言えるでしょう。本問を例にとると、画像Ⓐは「正常」、画像Ⓑは「足突起の癒合を認めることから微小変化群らしい」と解釈することがアセスメントに該当するのです。

　臨床の現場において、正常を「正常」と言い切ることはきわめて難しいです。正常であると判断するには、莫大な量の「異常所見」を背景に知っておく必要があります。「所見Aがなく、所見Bもなく、Cという所見も、Dという所見も、EやFといった所見も、…全て認めないので正常と考えます」というような思考が臨床医の発想なのです。

　今回の画像Ⓐを1つの例にとると、極端な話では次のような発想になっていきます。

- Ⓐには　メサンギウムの増殖がない　　　　　　　　　　　→PSAGNらしくはない
- Ⓐには　分節性の硬化像がない　　　　　　　　　　　　　→FSGSらしくはない
- Ⓐには　基底膜の肥厚/スパイクがない　　　　　　　　　→MNらしくはない
- Ⓐには　メサンギウム細胞の増殖や基底膜の二重構造がない　→MPGNらしくはない
- Ⓐには　半月体がない　　　　　　　　　　　　　　　　　→RPGNらしくはない
- Ⓐには　前述で挙げた所見がない　　　　　　　　　　　　→微小変化群らしい！

FSGS：focal segmental glomerulosclerosis（巣状分節性糸球体硬化症）
MN：membranous nephropathy（膜性腎症）
MPGN：membranoproliferative glomerulonephritis（膜性増殖性糸球体腎炎）
RPGN：rapidly progressive glomerulonephritis（急速進行性腎炎症候群）

このような地道な除外作業を積み重ねた上で、はじめて「正常かも」と言えるのです。

　本問では、他の糸球体疾患を想起しながら光学顕微鏡でどのような異常所見をそれぞれの疾患で認めるのかを確認する機会に恵まれます。選択肢の配置に、まさにその意図が組込まれており、多くの受験生が苦手としている糸球体疾患を復習するのにはたいへんコストパフォーマンスのよい問題となっています。そのような観点からすれば、選択肢の構成がきわめて優れています。糸球体疾患のキーワードで統一されており、疾患についての知識が整理できているかを問うている良問です。

選択肢考察

ⓐ ASO 上昇
このキーワードは溶連菌感染後の急性糸球体腎炎のものです。臨床の現場では、このマーカーよりも病歴聴取に頼ることの方が多いです（医師国家試験では、はよく見かける検査項目ですが）。

ⓑ 血清 IgA 上昇
上昇しないこともありますが、IgA 腎症を暗に示している記述です（IgA 腎症の約半数で上昇します）。IgA を介した免疫複合体がメサンギウム領域に沈着するために、IgA 腎症ではメサンギウムの増殖を認めます。

ⓒ 抗 dsDNA 抗体上昇
SLE に特異度の高い自己抗体ですが、二次性ネフローゼ症候群のうち、ループス腎炎を彷彿させます。若い女性という点では合致しますが、SLE の診断基準（11 項目中 4 項目以上）からは程遠いことがわかるでしょう。

ⓓ 尿蛋白高選択性
これが正解の選択肢で、微小変化群のキーワードとなります。FSGS との対比で問われることが多いので、しっかりと区別できるようになりましょう（FSGS は尿蛋白低選択性です）。

ⓔ 抗糸球体基底膜抗体陽性（抗 GM 抗体）
Good Pasture 症候群のキーワードです。肺胞出血もなく、基底膜の所見もありません。

以上から、微小変化群に合致するのはⓓとなります。

　本問を解く際には、Ⓐの画像を「正常」だと何となく言うのではなく、他の糸球体疾患を鑑別疾患として挙げながら、それぞれの所見は認めないということをひとつひとつ確認していくことが重要なのだと思います。ついつい**「異常なし」という所見を使いたくなりますが、その背景には多くの除外が必要となる**ことを忘れてはいけません。その上で、Ⓑの画像所見で確定診断に至るという流れになります。

SLE：systemic lupus erythematosus（全身性エリテマトーデス）

このように、ある患者情報に意味を与えることがアセスメントに相当するのです。言い換えると、与えられた情報をどのように読み解いていくかは、アセスメントの能力に依存するということなのです。したがって、**アセスメントをするには、適切な患者情報を拾い上げる力と、その情報に意味付けをするための背景知識が必要**となります。

 ある情報に臨床的に有用な意味付けをすることがアセスメントの本質である。

 Coffee Break

「悩みなさい。いつかそれが宝物になるから」

札幌東徳洲会病院　名誉院長　清水洋三 先生

現場の判断で困ったときや、方針を決めるときにジレンマ・トリレンマで悩まされたときに、いつも思い出す言葉です。あとから振り返ってみれば、悩んで文献に当たって調べたことや、自分なりに考えて出した結論、スタッフやチーム内で相談・ディスカッションしたことは、巡り巡って「いつかの患者」に還元されます。

言われた当初は、その言葉の真意がわかりませんでしたが、少しずつ宝物が増えてきたという実感が持てるようになりました。悩むにはエネルギーを要しますが、こういった捉え方もできるのです。

§1 アセスメント

26 背景知識が評価基準を決める

▶ Question

16歳の女子。胸部刺創のため同級生らに抱きかかえられて来院した。

現病歴：突然見ず知らずの男性に左前胸部をサバイバルナイフにて刺された。受傷後すぐに近くにいた同級生らに助け出され、一般救急外来に運ばれてきた。同級生らの話では、病院の近くの公園で、青年男性の無差別な暴力行為が発生しており、他にも数人が負傷しているとのことである。

既往歴：特記すべきことはない。　**生活歴**：高校生。　**家族歴**：両親、兄弟とも健康。

現　症：意識は清明。身長150 cm（推定）、体重40 kg（推定）。体温35.5℃。脈拍120/分、整。血圧80 mmHg（触診）。呼吸数28/分。SpO_2 96％（room air）。ショック状態と判断し、直ちに医療従事者を集めた。蘇生処置室に搬入し、酸素投与を開始の上、静脈路を確保して輸液を開始した。左第5肋間鎖骨中線よりやや内側に長さ3 cm程度の刺創を認めるが、体表への出血は止まっており、衣服には径数cm程度の血液が付着している〈110B50〉。

吸気時に大腿動脈の拍動が減弱し、胸部の聴診で心音が減弱している、創部より呼吸に伴う吸気の流入出が疑われ、呼吸音は左側でわずかに減弱している。触診で皮下気腫は認めない〈110B51〉。

この患者を救命救急センターに転送することにした。搬送時間として少なくとも30分は見込まれる。左側の呼吸音はさらに減弱し、ポータブル撮影による胸部X線写真でも明らかな気胸を認める。

転送前に行う処置として必要性が低いのはどれか。

ⓐ 創閉鎖
ⓑ 心嚢穿刺
ⓒ 中心静脈路確保
ⓓ 胸腔ドレナージ
ⓔ 尿道カテーテル留置

〈110B52〉

Checkpoint

- ☐☐☐ #12 taxonomyの理論で出題パターンを認識する
- ☐☐☐ #24 臨床実地問題の典型症例は本文ごと覚える
- ☐☐☐ #25 アセスメントとは情報に意味を与えること
- ☐☐☐ #26 背景知識が評価基準を決める

正解 ⓒ

　特に既往のない16歳女性が通り魔に襲われて、左前胸部に刺創を負ったという症例です。来院時は頻脈・血圧低下があり、ショックへの移行が危惧される緊迫した状況で、病歴・身体所見上、緊張性気胸を想定します。加えて心タンポナーデの可能性もあり、本文では触れられていませんが、エコー所見が今後の治療の鍵となりそうです。

　搬送に30分かかるということは、救急車内でできる診療行為で30分を持たせなければならないということです。つまり、救急車での移動に30分間耐えられる状態にまで立て直さなければ救急救命センターに送り出すことすらできないのです。

　とても若い命です。その命綱を守れますか？という重い問いが問題作成者より投げかけられているような気がします。

```
┌─ problem list ──────────────
│ # 閉塞性ショック・緊張性（開放性）気胸
│ # 心タンポナーデの可能性
└────────────────────────────
```

　problem listをつくると、上記のようになります。まずはショックの管理が優先されます。その評価の指標は、もちろんバイタルサインとなります。血圧・脈拍・呼吸数（今回は体温は不変だろうと考えます）、そして準バイタルサインの意識レベル、SpO_2、尿量を測定します。尿道カテーテルを留置するのは、尿量を評価するためです（ⓔ）。

　ショックに対しての治療は基本は細胞外液補充液の大量輸液となります。今後、昇圧薬としてカテコラミンを使う可能性があるという理由で中心静脈路を確保するという発想もありますが、中心静脈挿入までに消費する時間的なコストを考えたときには、根本的な治療に直結する胸腔ドレナージ（ⓓ）や心嚢穿刺（ⓑ）の方が優先される手技となります。胸腔ドレナージや心嚢穿刺によってバイタルの安定化が期待されることを考えると、中心静脈カテーテルの挿入は、現時点では優先度が下がります。

　今回、いちばん悪さをしているのが緊張性気胸なので、早急にその治療を行います。緊張性気胸がショックの一因も担っていることを考えると、胸腔ドレナージを施行すればショックからの離脱も期待できそうです。刺創があるので、開放性気胸の可能性を考えるべきであり、胸腔ドレナージと並行して創閉鎖を行います（ⓐ）。

　エコーで心タンポナーデがあれば心嚢穿刺の適応にもなるかと思われます。したがって、設問の「必要性が低い」という箇所につくり手の絶妙な意図を感じるのですが、心タンポナーデの存在を強く示唆するような記述はないので「心嚢穿刺をするかしないかは、現時点では不明」としか言えず、心タンポナーデがあれば「心嚢穿刺が必要」になります。したがって心嚢穿刺については「必要性が低い」と言えないのです。

このように、本問は難易度としては平易でしょうが（消去法などで正解にはたどり着ける）、taxonomyもⅢ型であり、その出題者の意図ないし症例から得られる教訓を踏まえれば、臨床医に求められるような判断力を評価できる良問です。

ちなみに、救急搬送は医師同乗になりそうですが、嫌な汗をかきながらの転院搬送が予測されます。厳しめのinformed consentを親にしなければならないでしょうし、連れてきてくれた友人たちの心の傷を想像するだけで胸が苦しくなりそうです。輸液全開で、カテコラミン量を調節しながら、おそらくとてつもなく長く感じるだろう30分間を過ごすのかなと想像してみます。

背景知識が評価基準を決める

問題を解くための最小限の解説は前述の通りですが、本症例において、何となく見過ごしてしまいそうな下記の3点について、臨床的な観点から掘り下げていきたいと思います。

① 血圧 80 mmHg（触診）
② SpO_2 96 %（room air）
③ 吸気時に大腿動脈の拍動が減弱

① 血圧 80mmHg（触診）

外来での血圧測定は、自動測定によって行われることが主流です。医師国家試験の過去問を何問か眺めていただきたいのですが、通常は血圧の項目は「●/▲mmHg」というような表記がなされています。しかし、本症例では触診法によって収縮期血圧のみが計上されています。これは何を意味するのでしょうか？

自動計測の血圧計では、血圧が低過ぎるとエラーとなってしまいます。つまり血圧が低いと自動計測では血圧測定ができないことがあるのです。本問でもそのような状況が予想されます。そこで次の一手として、機械の力に頼るのではなく触診法に切り替え、収縮期のみが辛うじて測れたということが読み取れます。本文には「ショック状態と判断し」と明記されていますが、この血圧測定の一連から得られる情報も、ショックの根拠の一端を担っていると考えます。機器の性質を知らなければ見逃してしまうような所見です。

② SpO_2 96 %（room air）

SpO_2は経皮的に酸素飽和度を測定したときに得られる値です。前述した血圧測定器と同様、機器の性質上の限界はあるものの、多くの状況においてSaO_2（動脈血酸素飽和度）を高精度に近似することができる優れたモニターです。

今回は左前胸部をナイフで刺された16歳女性のSpO_2の値がroom airで96％なのですが、この解釈はどのように行うべきでしょうか。先に結論を述べると、SpO_2は単独での評価が難しいという前提が重要となります。呼吸数が12/分の人のSpO_2 96％と、

呼吸数が28/分の人のSpO₂ 96％とでは情報の受け止め方が変わってきます。SpO₂の正常値は98〜100％（PaO₂ 80〜100 Torrに相当）です。特に既往のない16歳の健常女性が、呼吸数28/分でSpO₂ 96％（room air）なのは、呼吸の異常と捉えるべきです。

例えば、COPDで治療を受けているような高齢者のSpO₂ 96％（room air）はむしろ呼吸の調子がよいと解釈します。リザーバーマスク酸素10 L/分で呼吸数28、SpO₂ 96％の患者では気管挿管の可能性が頭を過ぎります。

SpO₂は、単独で評価をする項目ではなく、必ず呼吸数や酸素の状態（FiO₂）を踏まえて評価すべきなのです。

③ 吸気時に大腿動脈の拍動が減弱

この記述は「奇脈」そのものを指し示しています。奇脈の定義は「吸気時の収縮期血圧低下が10 mmHg以上に及ぶ状態」です。心膜液貯留による心タンポナーデに特徴的ですが、緊張性気胸や収縮性心膜炎などでも認めることがあります。今回はこの奇脈の定義を満たさないまでも、奇脈が存在しているだろうことを察知できているという点で初療医の優秀さが汲み取れます。

今回のケースでは緊迫した現場の雰囲気を思わせますが、悠長に理学所見をとるような時間はありません。診察は必要最小限に抑えるべき状況下で、なぜ奇脈に気づけたのでしょうか。本症例を診察した初療医は胸部刺傷を見て、緊張性気胸や心タンポナーデの存在を考えるので、そこで頸静脈怒張や奇脈といった病態特異的な理学所見に注目できたのではないかと推測されます。

このように①、②、③に共通して言えることは、**背景知識があれば患者情報に適切な意味付けができる**ということです。例えば、医学生と初期研修医、そしてベテラン指導医が同じものを視ていたとしても観えるものが異なります。本問でいうと、モニター上SpO₂ 96％という視覚的情報を得たときに、患者の外観（general appearance）に注目して、呼吸数28/分にいかに早く気付くことができるかが臨床医としてのセンスになります。本文中に表記はありませんが、努力性呼吸までは認めないものの肩で呼吸をして苦しそうにしている呼吸窮迫の様子を捉えられるのかもしれません。

このように、情報を適切に拾えるかどうかは背景知識に依存するのです。

 情報を評価するには背景知識が必要となる。

第3章 実臨床の観点からの医師国家試験

§1 アセスメント

27 情報の取捨選択のセンスを身に付ける

▶Question

　86歳の男性。なんとなく元気がないと家族から往診の依頼があった。数日前から食欲が低下し、いつもより元気がないと同居の妻から説明を受けた。本人は何ともないと言う。ほぼベッド上の生活で食事摂取は自立しているが、それ以外のADLには介助を必要としている。5年前から脳梗塞後遺症（左片麻痺）、混合型認知症、高血圧症、前立腺肥大症および胆石症で訪問診療を受けている。意識レベルはJCS I-2。体温36.5℃。脈拍112/分、整。血圧110/80 mmHg。呼吸数16/分。SpO_2 96％（room air）。眼瞼結膜は貧血様でない。眼球結膜に黄染を認めない。心音と呼吸音とに異常を認めない。腹部では腸雑音がやや亢進し、右季肋部の触診を行うと右手で払いのけようとする。下腿に浮腫を認めない。
　正しい判断はどれか。

ⓐ 浮腫を認めないので心不全ではない。
ⓑ 腹痛の訴えがないので胆嚢炎ではない。
ⓒ SpO_2 が96％なので呼吸不全ではない。
ⓓ 体温が36.5℃なので腎盂腎炎ではない。
ⓔ 眼瞼結膜が貧血様でないので消化管出血ではない。

〈109E48〉

Checkpoint

- #2 診断ツールを自在に操る
- #5 文字は全てに目を通す
- #12 taxonomyの理論で出題パターンを認識する
- #25 アセスメントとは情報に意味を与えること
- #26 背景知識が評価基準を決める
- #27 情報の取捨選択のセンスを身に付ける

正解 ⓒ

選択肢考察

ⓐ 浮腫は心不全の診断基準である Framingham 基準[1]のうち、小項目の１つに過ぎません。別の観点で例を挙げれば、Clinical Scenario で言うところの CS1 が該当します。CS1 では、急激な発症を特徴とする急性心不全に分類され、主病態はびまん性肺水腫であり、全身浮腫は軽度にとどまります（CS2 では肺うっ血より全身浮腫が優位になります）。

ⓑ 急性胆嚢炎の最も典型的な症状は、右季肋部痛ですが、文献によっては症状の発生頻度は文献によってまちまちですが、８割前後が目安となっております（高齢者ではさらに低い値となります）。したがって高齢者の急性胆嚢炎に対する腹痛の感度は 100 ％ではないので、腹痛がないという所見が胆嚢炎除外の根拠にはなり得ません[2]。

ⓒ 「SpO_2 が 96 ％なので呼吸不全ではない」が正解となります。これは、①呼吸不全の定義（PaO_2 60 Torr 以下）と、②酸素解離曲線において PaO_2 60 Torr が SpO_2 90 ％に相当するという知識とを知っていれば、SpO_2 96 ％が呼吸不全ではないと言い切れることとなります。

ⓓ 重症感染症では、熱が逆に下がったり、あるいは白血球数が低下するという現象が起こります。高齢者の尿路感染症では、容易に敗血症に移行します。感染症では体温が高くなるのが通常ですが、炎症の程度が進行すると逆に体温低下を引き起こすという知識があれば、「平熱という情報だけで感染症を除外することはできない」という論理も納得がいくでしょう。

ⓔ 眼瞼結膜に貧血所見が出るためには、貧血も重度である必要があります。軽度の貧血では眼瞼結膜に所見が表れません。したがって、眼瞼結膜の貧血がないからといって消化管出血の除外はできないのです。

この問題は今後の国試を占うという意味でも、示唆に富んだ１問だと判断しました。その根拠として、以下の点を挙げます。

① 受験生の回答の分布が、正解の選択肢に 2/3、他の選択肢に残りの 1/3 となっている
② 実際の臨床現場に沿った内容であり、診断の根拠とは無関係な情報も提示されている
③ 単なる知識を問う問題ではなく、解釈／考察を問うような形式である

診断ツールとしての特異度と感度

まず、①についてです。受験生の1/3が選んだ、不正解の選択肢は実に診断のプロセスにおいてありがちな誤診のパターンを示唆しています。つまり、キーワード1個のみを根拠にして**確定診断できるのは、検査特性のうち、特異度が100％に限りなく近い項目が陽性のとき**であり、また、キーワード1個のみを根拠にして**除外診断できるのは、感度が100％に限りなく近い項目が陰性のとき**に限られるのです（詳細は「#2 診断ツールを自在に操る」参照）。

本問では、不正解の選択肢は、「感度が高くない記述」で統一されています。例えば、心不全は古くから用いられているFramingham基準（1971年）が診断根拠となりえますが、浮腫は小項目の1つに過ぎません。消化管出血にしても、眼瞼結膜に貧血所見が出るほどの貧血にならない限りは、眼瞼結膜の所見のみで消化管出血の除外はできないのです。これは便潜血やタール便の有無についても同様のことが言えます。臨床推論において、単独の所見のみで判断するのは軽率であると言えましょう。

検査特性について（診断のツールとして）
- 感度　が高い検査　→ 陰性ならば除外診断
- 特異度が高い検査　→ 陽性ならば確定診断

情報の取捨選択と意味付け

次に②についてです。本問は、本文中の情報だけでは診断に至らないという状況設定です。現場では、そのようなシーンが多々あり、確定診断に至るには複数のステップを要します。この、診断の付いていない状況でどのような判断・マネジメントをするか、そこで臨床医のセンスが問われるのです。

古典的な医師国家試験では、診断に必要な情報のみが提示されている、いわゆる「典型例」の出題がメインでした。しかし、近年、特に第108回以降の国試では、診断に直結しない情報も本文中に紛れ込んでくるようなケースが散見されるようになりました。本問もその一例です。具体的には、「5年前から脳梗塞後遺症（左片麻痺）、混合型認知症、高血圧症、前立腺肥大症および胆石症で訪問診療を受けている」という記述が該当するのですが、脳梗塞の影響で誤嚥性肺炎をきたしている可能性、前立腺肥大症の影響で尿閉となり腎後性腎不全や尿路感染症に陥ったり、胆石の影響で胆嚢炎のリスクも高い、というようにどうにでも捉えられますし、仮に誤嚥性肺炎という診断になった場合には他の情報がノイズとなりえます。今後の国試は、実臨床を汲んで診断に直結しない「ノイズ」のような情報も平気で記載されるようになってくるでしょう。

得られた情報を取捨選択して、アセスメントを下すというのが、診療における基本の流れですが、国試においても、今後は**「情報の取捨選択センス」が問われる**ことが予測されます。

情報の解釈・評価が問われるtaxonomy Ⅱ型

最後に③についてです。病歴聴取や診察、検査から主観的情報と客観的情報が得られます。そこに意味付けをしていく過程がアセスメントに該当します。前述の「取捨選択のセンス」も広義にはアセスメントの能力に含まれます。そこには、疾患の定義やevidence based medicine（EBM）を含めた背景知識が必須となるので、医師のアセスメント能力はベースの知識量に左右されることとなり、今、国試での受験勉強を通じて学んでいることが、臨床力の基礎になるのです。

このような出題パターンはtaxonomyで言うとⅡ型に相当します。これは従来の医師国家試験で主流だった知識偏重のtaxonomyⅠ型とは一線を画し、今後は単発でのtaxonomyⅠ型よりもⅡ型やⅢ型が好んで出題されることが予想され、そのような意味でも本問は未来を占う良問とも言えるでしょう。

症例情報に含まれるノイズについての対応策としては、やはり本文の読み飛ばしを減らすことが原則だと個人的には思います。1個の情報だけで飛び付くことがいかに危険かを地道に啓蒙しようとしているのですが、やはり国試に落ちてしまう人のなかに一定数、「読み飛ばし」「安直な飛びつき」が癖になっている人がいるので、本書で紹介した基本ルールが受験生の致命傷を事前に防げるような役割を担えたら幸いです。

診断はクイズではありません。**有用な情報収集とその取捨選択、そして情報に対する意味付けが適切に組み合わさって下される技術が診断推論である**ということを強調させてください。

- 情報のなかには診断に直結しないもの（＝ノイズ）も含まれる
- 取捨選択のセンスを身に付けるべし

◆ 文献

1) McKee PA, et al：The natural history of congestive heart failure: the Framingham study. N Engl J Med, 285：1441-1446, 1971
2) Trowbridge RL, et al：Does this patient have acute cholecystitis? JAMA, 289：80-86, 2003

第3章 ● 実臨床の観点からの医師国家試験

§1 アセスメント

28 解剖と病態を想像する

▶ Question

尿蛋白量を決定する因子でないのはどれか。

ⓐ 尿浸透圧
ⓑ 糸球体内圧
ⓒ 蛋白摂取量
ⓓ 糸球体基底膜の蛋白透過性
ⓔ 糸球体上皮細胞（ポドサイト）機能

〈110G15〉

Checkpoint

- #8 出題者の意図を汲む
- #15 設問文を正確に捉える
- #25 アセスメントとは情報に意味を与えること
- #28 解剖と病態を想像する

正解 ⓐ

「尿蛋白質が検出されたときに何を考えるか？」その土台となる基本的な知識を問うています。腎臓は尿管と血管との間で物質が行き来して、排泄や代謝にかかわる機能を有します。本問を解くにはそれぞれの物質がどこでどのような動きをとるか（代謝）を知っておく必要があります。

また、糸球体の異常で注目する検査項目、尿細管の異常で注目する検査項目は自ずと異なってきます。本問は尿蛋白にスポットライトが当てられております。尿蛋白は糸球体の病態を反映する指標と成り得ます。なぜ尿蛋白が糸球体のパラメータに成り得るかをここで復習しておきましょう。

血中の蛋白が尿中に排泄されるまでの経路

血中の蛋白質がどのように糸球体に達するかをまずは考えましょう。

腎動脈から5つの区域動脈（上区、上前区、下前区、下区、後区）に分岐し、それぞれの区域動脈は葉間動脈、弓状動脈、小葉間動脈に分かれます。弓状動脈から皮質に向かって放射状に小葉間動脈が出て、この動脈から分岐した輸入細動脈が糸球体に注ぎます。糸球体を通り抜けた血流は、輸出細動脈に通じ、尿細管と伴走する毛細血管網をつくり、静脈系へと続くのです。静脈血は先ほどと逆の順に、小葉間静脈、弓状静脈、葉間静脈と血流を集めていき、最終的には腎静脈に注ぎます。血中の蛋白質は上記の経路を通って腎臓を通り過ぎていくのです。

この経路の中で、蛋白質が尿に漏れる可能性があるのは、糸球体の部分です。尿に漏れず尿一般検査で蛋白尿（－）となるのが通常ですが、条件次第（激しい運動後や経口的な蛋白質負荷など）では尿に蛋白が漏れて検出されることもあります。しかし、病的に蛋白尿（＋）となることもあり、その場合には糸球体疾患を想起するのがセオリーです。

糸球体での濾過において、血管（糸球体）と尿管（ボウマン嚢）とで物質の移動が起こります。そのときに、内皮・基底膜・上皮の物理的構造（サイズバリア）と基底膜の陰性荷電（チャージバリア）とによって、物質選択的に濾過が行われます。蛋白質が血管から尿管に通過するためには、これらの障壁を乗り越える必要があるのです。

つまり、糸球体の内皮や基底膜、上皮における構造の破綻によって、蛋白質が透過するという現象が起こります。他には、蛋白負荷や糸球体内圧の上昇によって、蛋白質がより尿に移行しやすくなることも修飾因子となります。

選択肢考察

以上を踏まえて、選択肢を吟味しましょう。尿蛋白量が増えるのは、以下の状況となります。

- 糸球体内圧が増加　　：❺
- サイズバリアの破綻：❹❺
- 蛋白摂取量の増加　　：❸

なお、❶の選択肢である「尿浸透圧」がなぜ尿蛋白量に影響を与えないかを説明できますか？ それは尿浸透圧をどのように測定するかを想像すれば回答は容易となります。すなわち、尿浸透圧とは、尿細管→集合管→腎杯→腎盂→尿管→膀胱→尿道を経て採取される最終形である尿の浸透圧なので、ボウマン嚢での原尿のパラメーターをまったく反映していないためだからです。

解剖学的に考えると、こうなります。

経口摂取（❸）
　→　腸管で吸収　→　肝で代謝　→　血中に存在　→　腎動脈より腎へ
　→　糸球体（❺）

ここで蛋白が尿路に漏出した場合には

ボウマン嚢（❹❺）
　→　尿細管　→　集合管　→　腎杯　→　腎盂　→　尿管　→　膀胱　→　尿道
　→　尿道口（❶）

という経路で尿蛋白が検出されます。

問われているのは「尿蛋白量を規定する因子は？」ということなので、最も下流にある「尿浸透圧」が無関係ということが視覚的にも明らかです。

解剖学や組織学、分子生物学と臨床

病態を考える際には解剖生理の知識が礎となります。臨床医をしていると、ついつい目に見える範囲でのマクロな現象のみを追いかけがちになってしまいます。患者さんの症状や症候についてはマクロの世界の範疇であり、他方、検査の結果を解釈するときや薬理・病態を解釈するときにはミクロな視点で考えるチャンスとなります。体内のミクロの世界で何が起こっているのかを想像するためにも、古典的な知識ではありますが解剖学や組織学、分子生物学が重要になるのです。

==診断は「どこで」(解剖)、「何が」(病態) 起こっているかを推論するプロセス==です。いわゆる診断基準は後付けでできたものなので、診断基準を考えることだけが本質ではなく、病態を把握しようとする姿勢が重要なのです。

病歴や理学所見、検査所見を統合するのは基礎医学の領域であり、解剖学や生理学はもちろん、分子生物や組織学がここで活きてきます。それらの学問が有機的に繋がっているという想像力を働かせることが大切です。

本問は医師の想像力を駆り立てるという点で、個人的には好みの問題です。

- どこで(解剖)、何が(病態)起こっているのかを把握する
- 想像力をもって実臨床と向き合う

解剖学・生理学の重要性

#25の中でも「正常だと判断するのは難しい」と述べました。解剖学・生理学は「人体の構造と機能の正常」を対象としているので、実は奥が深く理解や実用化するには多大な時間を要するのです。

解剖・生理は喩えると「白地図」のようなものです。本問〈110G15〉を例にとると、蛋白質が経口摂取されてから、血流に留まる場合と尿中に排出される場合とを想像することが重要であり、仮に糸球体の構造が破綻した場合には、尿潜血や尿蛋白が尿検査(試験紙法など)で検出されます。そうすると、「糸球体」で「何か」が起こっているという推論が生まれます。その「何か」をさらに調べるために検査を追加していくのですが、正常像としての解剖・生理の知識が背景に存在しているのです。

筆者は症状説明のときに、解剖生理を黒ペン、病態生理を赤ペン、治療・介入を青ペンで色分けをすることがあります。ここでいう黒ペンで描いた部分が「白地図」に相当し、そこに異常を赤ペンで描き加えることで「どこ(解剖)」で「何が(病態)」起こっているかを表現するのです。正常像がわかってこその疾患像なので、臨床に出てからは余計に解剖学・生理学の重要性に気付かされます。

第3章 実臨床の観点からの医師国家試験

§1 アセスメント

EBMを問題から汲み取る

▶Question

心房細動の患者において心原性脳塞栓症のリスクファクターでないのはどれか。

ⓐ 糖尿病
ⓑ 心不全
ⓒ 高血圧症
ⓓ 75歳以上
ⓔ 脂質異常症

〈109D7〉

☐☐☐ #7 精度と速度のバランスを調整して演習する

☐☐☐ #8 出題者の意図を汲む

☐☐☐ #29 EBMを問題から汲み取る

正解 e

　慢性期の心房細動の治療は、主に3本柱で考えます。①rate control、②rhythm control、③血栓予防、これらの3点です。①・②は抗不整脈薬で治療し、③はワーファリンなどの抗凝固薬で血栓の発生を未然に防ぐよう努めるのが、慢性心房細動患者のマネジメントとなります。特に③は患者の予後を大きく左右するので、抗凝固薬投与をする／しないの判断が日常の診療で重要になります。

　抗凝固薬の開始の指標について言及した論文・研究は複数ありますが、最も有名で簡便なのがCHADS₂スコアです[1]。
　CHADS₂スコアは、各アルファベットの頭文字で示された5項目で脳卒中発症のリスクを評価するためのものです（表）。

表● CHADS₂スコア

C	congestive heart failure	うっ血性心不全	1
H	hypertension	高血圧	1
A	advanced age	75歳以上	1
D	diabetes mellitus	糖尿病	1
S	history of stroke	脳梗塞・TIAの既往	2

TIA：transient ischemic attack（一過性脳虚血発作）

　S以外の項目は各1点、Sの項目は2点でスコアを付けて、合計のスコアが高いほど脳梗塞発症のリスクが増えるというevidenceがCHADS₂スコアです。これを根拠に抗凝固薬の開始を判断します。前述のように簡便なので、現在もなお現場でよく用いられています。
　この有名なevidenceの項目を押さえたうえで選択肢を眺めてみると、問題作成者が本問を通じて伝えたかった意図が見えてきませんか？

　過去問の**背景に潜むevidence（有名かつ、実用的なもの）に気付くことが解答のヒントになる**というメッセージを込めて本問を取り上げました。全ての問題に対して作成者の意図を汲むのは現実的に不可能ですし、本質からかけ離れてしまうので、重要項目のevidenceにのみ注目するとよいかと思います。今回で言うと、心房細動はcommon diseaseなので日常臨床でよく出くわす疾患であり、適切に予防することで重篤な合併症を事前に防ぐことができるという点で、CHADS₂スコアはとても重要な位置を占めているevidenceなのだと思います。

　このようにevidenceが大事だ！と言うと、真に受けて全部の問題で同様に取り組もうとする真面目な学生もなかにはいますが、時間対効果のコストパフォーマンスはきわめて不良ですので、オススメできません。受験生が覚えるべきevidenceは、どの参考書・問

題集でも強調されていますので、そのevidenceに絞って覚えるようにするとよいでしょう。あっさりと流し過ぎても国試過去問は有効活用できませんし、また、詳しく深く掘り下げ過ぎても時間ばかり浪費するだけなので、その適切なバランス感覚をできる限り早期のうちに身に付けられたらよいですね。

 有名/重要なEBMはアセスメントにおいても有用なツールとなる。

◆ 文献
1) Gage BF, et al : Validation of clinical classification schemes for predicting stroke: results from the National Registry of Atrial Fibrillation. JAMA, 285 : 2864-2870, 2001

EBMとは

EBMはEvidence Based Medicineの略で「根拠に基づく医療」の意味を持ちます。1990年代に提唱された概念であり、まず北米やヨーロッパを中心に推進され、日本には1995年頃にEBMという言葉が普及されるようになったようです。

evidenceは「根拠」という意味ですが、具体的には「臨床研究の結果（論文）」が相当します。臨床研究であれば何でもよいかというわけではなく、その質が担保されたものを採用するというのがEBMの特徴です。

今回の〈109D7〉を例にとると、心房細動の患者における心原性脳塞栓症のリスクファクターについて言及した、$CHADS_2$スコアの臨床研究論文がevidenceに該当します。

【文献】
1) Guyatt GH : Evidence-based medicine. ACP J Club, 144 : A16, 1991

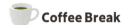

evidence をどのように検索するか？

#29「EBM を問題から汲み取る」の記事を校正するときに編集スタッフから次のような質問がありました。とても鋭い質問であり、読者ニーズの観点からも加筆する価値があると思い、ここで取り上げます。

Q 医学生にもできる、効率的な evidence の探し方はありますか？

A

まずは、その文献（情報）が、一次文献か二次文献かを意識することからはじめます。一次文献とは、科学研究の結果を記した文書がはじめて公の場に発表されたものを指し、一次文献として公表された情報は、後に評価・再編・要約・比較検討されて二次文献として加工されます。二次文献とは、一次文献の情報を整理しアクセスしやすい形で配列・編集された記事を指します。

一次文献	二次文献
・publish の時点では最新の情報である	・一次文献がソースなので厳密には最新ではない
・ある1つのテーマについての言及に限定される	・一次文献を取捨選択した文献（集）
・分量は少なく、ひな型があるので読みやすい	・ガイドライン、review、教科書などが該当する
・evidence として適用するには批判的吟味を要する	・取捨選択、批判的吟味、編集が既に加えられている

臨床家（practitioner）として、EBM を日常診療に適用するという点に限局すれば、優れた二次文献から evidence を検索することが効率的です。具体的には、各種診療ガイドラインや UpToDate は、欲しい情報にアクセスするまでの時間が短く、かつ、その情報の信憑性がある程度担保されているので便利です。

ただし、それが医学生にも当てはまるかといえば、「どの時期なのか」「何を学びたいのか」によって回答が変わるので少し慎重に考える必要があります。本書は「医師国家試験」を主なテーマに扱っているので、受験期の医学生にとっては時間的コストを考えると、文献検索はなるべく避けたいところです。他方、受験までに十分時間がある時期であれば、いろいろな文献を当たったり、あるいは EBM の実践に関しての理論を学んだりすることができます。

医学生（受験期）に限定して言えば、イヤーノート・トピックス以外の一次文献・二次文献は、時間コストということを理由に資格試験の教材としては不向きです。メディックメディア社の Question Bank には、問題の出題背景となる evidence が問題ごとに紹介・掲載されているので、受験生の標準教材である過去問解説集で十分だと考えます。

ただし、生涯学習という観点からすれば、考えを改める必要があります。既にある知見を実臨床に適用させることだけが医師の仕事ではありません。例えば、自ら新しい知見を世に繰り出したり、自身の診療に適した文献集（CAT：critically appraised topics）をつくったり、あるいは、指導をする立場になったときには、いち医師の御作法として EBM の一連の理論習得が理想的です。

（さらに詳細を読みたい方は p310 付録④を参照して下さい。）

第3章 ● 実臨床の観点からの医師国家試験

§1 アセスメント

30 陰性所見に注目する

▶ Question

　50歳の女性。頭痛を主訴に来院した。2日前の夕食中に突然の頭痛を自覚した。翌日も頭痛は続き、37.8℃の発熱もあったため、自宅近くの診療所を受診した。鎮痛薬を処方され内服したが、頭痛が改善しないため救急外来を受診した。意識は清明。身長156 cm、体重57 kg。体温36.8℃。脈拍84/分、整。血圧126/70 mmHg。神経学的診察で脳神経に異常を認めない。項部硬直とKernig徴候とを認めない。四肢の運動系に異常を認めず、腱反射は正常でBabinski徴候を認めない。血液所見と血液生化学所見とに異常を認めない。頭部単純CTを次に示す。

　対応として適切なのはどれか。

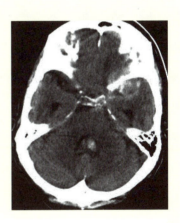

ⓐ 経過観察
ⓑ 腰椎穿刺
ⓒ 止血薬静注
ⓓ 降圧薬内服
ⓔ 頭部CT血管造影検査

〈110F19〉

Checkpoint

☐☐☐ #20 モヤモヤ問題をいち早く察知して適切に対応する

☐☐☐ #27 情報の取捨選択のセンスを身に付ける

☐☐☐ #30 陰性所見に注目する

正解 e

　特に既往のないADL自立の50歳女性が、突然の頭痛を主訴に近医を受診するという症例です。このように記載すると、真っ先に思い浮かぶのが「くも膜下出血」となるでしょう。実際の診断も、くも膜下出血であり、脳動脈瘤の検索目的（治療部位の同定をしたい）で、引き続き頭部CT血管造影を実施するという流れになるのも頷けます。

　ここまでの説明が必要最小限の内容となりますが、原則通り、前から順々に読み進めていきましょう。そうすると、本問で間違いの選択肢を選んでしまうメカニズムが明らかになります。

　はじめに50歳女性、「2日前の夕食中に突然の…」というくだりがあり、この時点で血管病変を強く思わせる病歴となります。何時何分何秒と特定できるような、あるいはテレビで○○のシーンを観ていたときや誰々と電話をしていたときというような突然発症のパターンは管腔臓器が「詰まった」「裂けた」「捻れた」「切れた」という病態を強く思わせます。
　したがって比較的早期にくも膜下出血を疑い、初療室での処置は最小限に抑え、速やかに頭部CTを実施することになります。CT検査は撮像時間もせいぜい数分と短く、画像処理にかかる時間もきわめて短いので、受診から速やかに確定診断に到達しそうな症例のように思えます。CT所見では、左右で比べたときに前頭葉〜側頭葉の領域に左右差のある高吸収域があり、くも膜下出血の診断となります。そこからCT血管造影へスムーズに移行することが大切で、脳外科のコンサルトもこの時点で考慮されます。
　与えられた画像の読影が不確かだった場合には、もしかしたら「❺腰椎穿刺」を選んでしまった受験生もいたのかもしれません。腰椎穿刺は、頭部CTでくも膜下出血を同定できなかった場合の次の一手として選択されることもありますが、やはり頭部CTと比較すると感度・特異度どちらも劣ります。

　次に37.8℃の発熱に注目します。発熱＋頭痛という病歴で緊急を要するのは細菌性髄膜炎です。腰椎穿刺は先ほど述べたように確かに一度は頭をかすめますが、突然発症の頭痛という病歴からはくも膜下出血をまず除外することを優先させます。腰椎穿刺を行うためには頭蓋内亢進を除外しなければならず、頭部CTか眼底検査を行う必要があります。そのような意味でも頭部CTは重要な位置付けになります。

　従来の医師国家試験の必修問題といえば、典型例中の典型例が出題されるのが常でした。例えば髄膜炎であれば、実臨床では感度・特異度がさほど高くないにもかかわらず髄膜刺激症状陽性の例ばかりが出題されました。「THE 典型」という出題が常だったのです。しかし最近は、**疾患とは関係のない情報（ノイズ）が患者情報に紛れ込んでくる**ような問題も散見されるようになりました。
　本症例で言うと、結果的にはくも膜下出血の診断になりますが、37.8℃の発熱は診断と

は直接関係していないノイズと判断し、思い切って「発熱は診断に有意でない」と切り捨てられた場合にのみ正しい診断に到達できます。一方で、ここで髄膜炎を強く疑ってしまい、腰椎穿刺の選択肢が光って見えて飛び付いてしまった受験生もいたようです。

　本問では75％の受験生が正解の選択肢❺「頭部CT血管造影検査」を選べている反面、20％弱の受験生が「腰椎穿刺」を選んでしまいました。また、自信をもって正解の選択肢を選べた人は、その75％のなかのどのくらいを占めるのかということにも目を向ける必要があります。本問は必修問題として配置されているので、解答に自信が持てずにモヤモヤした受験生も少なからずいたことが予測されます。

陰性所見に注目する

　くも膜下出血では「陰性所見」に注目すると診断のヒントになることがあるという点で、よい題材だと考え本問を取り上げました。

　くも膜下出血は、血管or動脈瘤が突然破綻する病態であり、出血量が少ない割に重度の症状をきたすのが特徴です。しかし、派手な症状の割に、神経学的所見以外の理学所見や採血結果で大きな異常を認めません。

　したがって、本文中に「血液所見と血液生化学所見とに異常を認めない。」とありますが、これは十分に予測できる結果なのです。このように、疾患特異性の高い有意な所見以外に、「自分の診断が正しかった場合に、**陰性であることが予測される所見**」に注目して、推論を進めていくという手法も診断に有用となります。陽性の所見ももちろん重要ですが、「この所見は陰性だろう」と推測しながら情報を確認することも大切です。

　現場では「突然の激しい頭痛」と「発熱」が同時に生じている患者さんを目の前にすることが起こり得ます。そこで「くも膜下出血らしさ」と「細菌性髄膜炎らしさ」とを天秤にかけ、どちらの検査前確率が高いかを考えて、推論を進めていくのが実臨床です。

　画像の読影に自信がない場合には、バイタルサインが正常であり、採血結果に異常がない（＝炎症反応も正常）という情報から、やはり細菌性髄膜炎よりもくも膜下出血を支持する根拠が多いと判断します。このように陰性所見が診断の根拠として役立つ場合もあるのです（実臨床ではより画像読影に精通した医師にコンサルトするという判断も有効です）。

- 陽性所見だけではなく「この疾患では正常が予測される」という陰性所見も臨床推論に有効
- 診断に関係のない情報をノイズと見なして切り捨てられるか？

◆ 参考文献

1)「クエスチョン・バンク　医師国家試験問題解説2019 vol.3」，メディックメディア，2019

陰性所見の効用

　研修医の頃、カルテ記載についての指導で「陰性所見を記載する」ことを教わりました。例えば、#30の症例のように、主訴が頭痛の患者を診察したときに、くも膜下出血を疑ったかどうかをカルテに明記しなければなりません。というのも、くも膜下出血は、ときに致死的になったり重篤な後遺症を引き起こしたりするからです。

・突然発症の頭痛ではない
・人生最大の痛みではない
・ハンマーで殴られたような頭痛ではない

　カルテ記載で主観的情報の項目（いわゆるSの部分）に、上記のような表現を用いると、書き手が「くも膜下出血を想起しながら診療に当たった」ことが暗示されます。アセスメントの項目（Aの部分）に「くも膜下出血は考えにくい」と書かなかったとしても、読み手は自然と「くも膜下出血の可能性」を文面から読みとることができます。

　カルテに記載されていないことについては「した」か「していない」のかを判読できません。「肺音に異常なし」と記載するよりも、「wheezeは強制呼気でも聴取されなかった」と記載した方が、気管支喘息やCOPDを意識して診察したということが伝わります。
　陰性所見をカルテに記載すると、「その項目について意識して診察・検査を行った」ということが読み手に伝わります。

　陰性所見ばかりを記載してしまうとカルテの文字数が膨大になってしまうので、必要に応じて何を残して何を省略するのかを適宜判断しなければなりませんが、自分の思考が読み手に伝わるように、陰性所見をうまく配置してカルテ記載することが求められます。
　SとOの項目のなかに、アセスメントを込めるのがカルテ記載のコツです。

参考）SOAP形式でのカルテ記載項目
S: subjective information 　主観的情報
O: objective information 　客観的情報
A: assessment 　　　　　　評価・分析・解釈
P: plan 　　　　　　　　　計画（検査プラン・治療プラン・教育プラン）

31 診断のエントリーは パターン認識で捉える

§2 診断推論

▶Question

36歳の女性。全身倦怠感を主訴に来院した。半年前から全身倦怠感が出現し、改善しないため受診した。20歳代後半から過多月経がある。

血液所見：赤血球337万、Hb 5.9 g/dL、Ht 18％、白血球6,400、血小板43万。

血液生化学所見：総蛋白6.8 g/dL、アルブミン4.3 g/dL、総ビリルビン0.5 mg/dL、AST 10 IU/L、ALT 6 IU/L、LD 144 IU/L（基準176～353）、尿素窒素11 mg/dL、クレアチニン0.4 mg/dL、Fe 9 μg/dL。

この患者にみられるのはどれか。

- ⓐ 網赤血球増加
- ⓑ フェリチン低下
- ⓒ ビタミンB_{12}増加
- ⓓ 不飽和鉄結合能低下
- ⓔ エリスロポエチン低下

〈109G53〉

Checkpoint

- ☐☐☐ #31 診断のエントリーはパターン認識で捉える
- ☐☐☐ #32 snap diagnosis では以降の情報を確認目的に利用する
- ☐☐☐ #33 似たような疾患はグループ化して拾い上げる
- ☐☐☐ #34 症候論から鑑別疾患を挙げる
- ☐☐☐ #39 優先度を考えて decision making を組み立てる
- ☐☐☐ #44 時間感覚をイメージする

正解 ⓑ

全身倦怠感を主訴に来院した36歳女性です。症状は半年前からの慢性的なもので、20歳代後半の過多月経が関係ありそうです。採血では、Hb 5.9 g/dLと貧血を認め、MCV（平均赤血球容積）を計算すると80 fLを大きく下回っており[※]、小球性貧血の鑑別となります。病歴に過多月経があることからは鉄欠乏性貧血が最も疑わしいと考えます。

もしも、慢性炎症が背景にあった場合には（例えばSLEなど）、慢性炎症に伴う二次性貧血も想起すべきですが、本症例では素直に鉄欠乏性貧血を考えてよいでしょう。

選択肢考察

ⓐ 鉄欠乏では骨髄での赤血球系の産生能が低下しているので、網赤血球は正常ないし低下のパターンをとります。

ⓑ フェリチンは貯蔵鉄の量を反映し、鉄欠乏性貧血では低下します。前述の慢性炎症に伴う二次性貧血では、鉄の利用障害が本態なのでフェリチンが高値を呈するという点が鑑別点となります。

ⓒ ビタミンB_{12}の欠乏は巨赤芽球性貧血を引き起こしますが、大球性貧血を呈するという点で本症例（小球性貧血）に合致しません。

ⓓ "血清鉄＋不飽和鉄結合能＝総鉄結合能"という計算式が成立します。総鉄結合能は鉄の担体であるトランスフェリンの多さを反映する指標ですが、鉄欠乏性貧血では血清鉄が低下、総鉄結合能が不変なので、不飽和鉄結合能は増加します。

ⓔ 鉄欠乏性貧血では、エリスロポエチンが代償的に増加して血球を増やそうとします。

診断のエントリーはパターン認識で捉える

診断を下すためには、ある疾患を想起するというステップを踏む必要があります。想起できないものは、そもそも診断できないのです。診断推論の一連における「疾患を想起する」という部分を本書では「診断のエントリー」と呼ぶことにします。つまり、**その疾患をどのように臨床医が認識するか、その最初のきっかけに相当するものを「診断のエントリー」**と見なします。

本問で「鉄欠乏性貧血」を疑うことは容易でしょうが、同時に「慢性炎症に伴う二次性貧血」を想起することが臨床医として重要なセンスとなります。というのは、両者は「小球性貧血」「血清Fe値が低い」という点で共通しており、病態は全く異なるにもかかわらず誤診・見逃しが起こり得るからです。鉄欠乏性貧血は体内の鉄が欠乏している病態であり、一方、慢性炎症に伴う二次性貧血は鉄の利用障害が本態なので、両者の区別はフェリチン値の多い少ないで区別されることになります。

※ Ht 18（%）/赤血球337（×10^4）× 1,000 = 53.4 fL
SLE：systemic lupus erythematosus（全身性エリテマトーデス）

診断のエントリーを捉えるには

診断のエントリーを捉えるには、主に次のような方法があります。

1）snap diagnosis（#32参照）

snap diagnosisとは「一発診断」とも意訳される手法です。患者情報からパターン認識を組み立てて即座に診断する方法です。パターン認識に頼るという点で、経験や知識に依存するという性質がありますが、迅速に診断できるのが利点です。

前述の例で言うと、「若年女性の貧血で過多月経がある→鉄欠乏性貧血」というパターン認識がsnap diagnosisに相当します。snap diagnosisで当たりが付いた場合には、他の情報（追加検査など）で仮説を検証する姿勢が求められます。

2）似たような疾患群をグループ化（#33参照）

想起した疾患と似たような表現形を有する疾患をグループ化することで、見逃しを減らすことができます。例えば、尿管結石を想起したときには、同様に「突然発症の背部痛」をきたす、Stanford B型大動脈解離・腹部大動脈瘤破裂・腎梗塞などと一緒に鑑別に挙げます（#33〈110D35〉参照）。似たような疾患群をグループ化することで、より診断精度を高め、誤診を予防することが可能となります。

本問のように、鉄欠乏性貧血を挙げるときに、慢性炎症の二次性貧血のパターンを併せて想起するのも同様の手法と言えます。

3）症候論/鑑別疾患リスト（#34参照）

症候論を手掛かりに鑑別疾患を挙げるという診断推論の基本もエントリーに該当します。「貧血」という症候をヒントに、まずはMCVの値によって小球性・正球性・大球性に分類して、それぞれの鑑別疾患を考えます。今回の症例では、小球性貧血の鑑別を考えることになり、その鑑別疾患リストには鉄欠乏性貧血も慢性炎症に伴う二次性貧血も当然含まれています。症候論もパターン認識の一種であり、診断のエントリーにつながる重要な情報となり得るのです。

4）致死的な疾患のred flag sign（#36, 39参照）

いわゆるred flag signを拾うという手法のことです。すなわち、緊急に治療が必要な重症疾患を思わせる徴候や症状を確実に拾い上げることで診断のエントリーに結び付けるのです。

代表例を挙げると、「突然発症の激しい頭痛」は、くも膜下出血を彷彿させる有意な所見となるので、緊急性を伝えるサインとなります。「人生で最も痛い」「ハンマーで殴られたような」という言葉を使うときには、相手に「重症感」「くも膜下出血を疑っていること」が自然と伝わってしまいます。このようなred flag signに敏感になることで、見逃してはならない緊急疾患を拾い上げることができ、診断のエントリーにも繋がるのです。

ある症例に対して、どのような流れで診断に至ったのかを振り返って考察するのは非常に重要な姿勢です。そのときに、どのタイミングでその正解を想起できたかを考察すると

よいでしょう。診断のエントリーが時間軸のなかで早ければ早いほど患者に有利となるので、想起のきっかけをパターン認識で捉えることは有意義だと考えます。

- 診断を下すには疾患を想起するステップ（＝診断のエントリー）が必要
- 診断のエントリーにはパターン認識が重要

◆ 参考文献

1) Elstein AS & Schwartz A：Clinical problem solving and diagnostic decision making: selective review of the cognitive literature. BMJ, 324：729-732, 2002

column

言葉の選択

臨床医のartの領域の話です。以下に2通りのプレゼンテーションを示すので、その違いについて考えましょう。

A）50歳の女性が、2日前の夕方に自宅内で頭痛を自覚した。
B）50歳の女性が、2日前の夕食中に突然の頭痛を自覚した。

Aのプレゼンテーションは、いつ・どこで・誰が・どうしたか、という記述が含まれているので、状況を把握するには十分な情報が揃っています。しかし、AとBとでは、ほぼ同じ内容が述べられているにもかかわらず、臨床医に対しては全く違った情報が伝わるのです。

Bのプレゼンテーションは、夕食中という「時刻をピンポイントで指摘できるほど」の「突然発症」だったことを示すことに成功しています。その結果、プレゼンテーションの中には、くも膜下出血の「く」の字さえ含まれていないのに、具体的な病名を聞き手に想起させることができるのです。

臨床力の高い医師のプレゼンテーションでは、病歴や理学所見を聞いているだけで、「何の疾患を思い浮かべて、これから何をしたいのか」が伝わってきます。どのような言葉を選択するかで、相手に伝わる情報をコントロールできるのです。

実は、Bのプレゼンテーションは、#30「陰性所見に注目する」の冒頭部に相当します。解説では、くも膜下出血と髄膜炎とで診断に苦慮する場合が考えられると述べていますが、実際のところ最初の一行を読んだだけで「くも膜下出血の雰囲気」が伝わってしまっているところに、臨床のおもしろさを垣間見ることができます（したがって、習熟した臨床医が#30〈110F19〉を解くと、発熱の所見に惑わされずに、くも膜下出血の診断に至ることが予想されます）。

第3章 実臨床の観点からの医師国家試験

§2 診断推論

32 snap diagnosisでは以降の情報を確認目的に利用する

▶Question

62歳の男性。発熱を主訴に来院した。統合失調症のため30歳ころから精神科病院に入退院をくり返し、ハロペリドール、ゾテピンおよびニトラゼパムを服用している。昨日から40℃の発熱と高度の発汗があり心配した家族に付き添われて受診した。家族によれば普段より反応が鈍いという。持参した昨年の健康診断の結果でクレアチニンは0.7 mg/dLであった。来院時、意識レベルはJCS II-10。身長168 cm、体重61kg。体温39.0℃。脈拍112/分、整。血圧150/82 mmHg。咽頭粘膜に発赤はなく、胸部に異常を認めない。腸雑音は低下している。筋強剛が強くみられる。

尿所見：蛋白1＋、潜血2＋、沈渣に赤血球1〜4個/1視野。

血液所見：赤血球304万、Hb 9.5 g/dL、Ht 27％、白血球8,800、血小板13万。

血液生化学所見：総蛋白6.5 g/dL、アルブミン3.6 g/dL、AST 225 IU/L、ALT 129 IU/L、LD 848 IU/L（基準176〜353）、CK 35,000 IU/L（基準30〜140）、尿素窒素53 mg/dL、クレアチニン2.5 mg/dL、Na 135 mEq/L、K 5.3 mEq/L、Cl 106 mEq/L。

適切な対応はどれか。

ⓐ 免疫グロブリン製剤投与
ⓑ ステロイドパルス療法
ⓒ 抗精神病薬の継続
ⓓ 赤血球輸血
ⓔ 大量輸液

〈110I52〉

Checkpoint

☐☐☐ #3 臨床実地問題の本文は前から後ろへ順に読む
☐☐☐ #5 文字は全てに目を通す
☐☐☐ #32 snap diagnosisでは以降の情報を確認目的に利用する
☐☐☐ #44 時間感覚をイメージする

正解 e

　統合失調症で抗精神病薬を定期服用している62歳男性が、来院前日より40℃の発熱、発汗過多、意識障害で来院したという症例です。この時点で、snap diagnosis 的に悪性症候群が想起され、筋強剛、CK異常高値の所見を以って、確信に至ります。治療は細胞外液の大量輸液とダントロレン投与となります。

　キーワードを拾うだけでも、悪性症候群を想起するのは容易でしょう。実臨床においても、本問と同じように、ほぼ一本道で即診断が付いてしまうことがあります。このような診断方法を「snap diagnosis」と言います。**snap diagnosis は、重要な所見の組合わせからパターン認識で診断する方法**です。診断に至るまでのスピードがきわめて短いというのが最大の利点です。**患者の外見や主訴と過去に経験した検査所見の累積とから直感的に**判断する手法なので、多くの患者を診るほど身に付く技術だと言われています。これは国試にも同様に当てはまることであり、演習問題数を重ねれば重ねるほど、初見の問題であっても診断名がふと閃くことがあります。今回は、snap diagnosis ができて「しまった」場合についての注意点を紹介します。

snap diagnosis の長所・短所

　答えがわかったとき、閃いたとき、心理的に安心感が働くことで一種の油断のようなものが生じることがあります。ここに human error の温床が潜んでいます。実臨床においても、「所見に気付いたとき」「苦労の末、診断に至ったとき」「手技を首尾よく実施できたとき」の直後に大きなミスが発生しやすく、気の引き締めどきだと指導されることがあります。snap diagnosis ができた直後も、同様の心理状態に陥ることが多く、以降の情報を軽んじてしまったり、踏むべきステップを省略してしまうことがしばしば見受けられます。

　snap diagnosis と対極にあるのが、論理的思考を用いた系統的な診断推論です。鑑別疾患を挙げながら自分なりに仮説を立てて診断に迫る方法なので、snap diagnosis と比べて圧倒的に時間がかかるという点が欠点です。その利点としては、一度は考えるべき鑑別疾患を挙げるステップが含まれるので、網羅的となり、見落とし・誤診が減るという利点があります。

　どちらが優れていて、どちらが劣っているというわけではなく、両者の性質を知ったうえで適切に使い分けていくことが大事なのだと思います。ここで snap diagnosis の特徴をまとめます。

snap diagnosis の特徴

〈長所〉
- 診断に至るまでの時間がとにかく速い
- 類似疾患を同時に想起すれば誤診に陥ることも少ない

〈短所〉
- 早期に思考停止に陥ることがある
- 客観性や網羅性に欠ける

この性質を押さえていれば、snap diagnosis は、非常に有用なツールとなります。

原則は「本文を前から順に読んでいく」

さて、本問についても原則の通り、病歴→身体所見→検査所見、というような通常のプレゼンテーションの流れで、症例の全体像をつかんでいきます。

① 30 歳ころから統合失調症で薬物治療中
② 40℃の発熱・発汗、意識障害
③ 筋強剛（＋）
④ CK 異常高値
⑤ 急性腎不全の合併

臨床実地問題は、#3 で強調したように「本文を前から順に読んでいく」ということが大切です。もう少し詳細に条件を加えると、「文章の後半部が視界に入ってきたとしても、文頭から順に情報を拾い、次に来る情報をそれとなく推測しながら読む」という習慣が理想的です。

臨床医の思考は至極当然ですが、①→②→③→④→⑤という順番で、前から順に情報を拾いながら推論を展開していきます。これは、情報を取得できるまでに要する時間が少ない順に配置されています。

確かに、筋強剛・CK 異常高値で「悪性症候群」は想起されてしまうのですが、現場目線からすれば、情報入手の順序として③、④の情報が①、②の情報よりも先に来ることは時間軸的にありえないのです。臨床医は、①の基礎情報をもとに、②で今何が起こっているのかを知ると、③の特に注意して診察すべき項目、④の注目すべき検査での異常値を予測しながら、診察・検査オーダーを進めていきます。その過程のどの時点で「悪性症候群」が想起されるか、またどの時点で確信がもてるのかは、経験や知識量・センスに依存しますが、当たり前のように、①、②、③、④、⑤と読み進めていくのが臨床実地問題の上達のコツであり、結果的に臨床医の思考プロセスをなぞることに繋がるのです。

snap diagnosisでは以降の情報を確認目的に利用する

　snap diagnosisでは、キーワード飛び付きに依存した診断方法に陥りやすいという危険性を孕んでいます。==一発診断的にある疾患を想起した場合には、以降の情報で確認しようとする姿勢が重要==です。

　①、②、③、④、⑤の情報のウエイト（重要性という意味で）は、読み手によってバラバラかもしれませんが、思考の流れは数字順に並びます。②で悪性症候群を想起する人も③で想起する人もいるかもしれません（あるいは、③の所見をとらずに④の結果を見て、改めて診察してみたら四肢で筋強剛を認めた、といったことも起こり得ますが）。

　疾患によっては、比較的早い時点で想起しやすい疾患と診断が下されるまでに時間を要するケースが多い疾患とがあって、全てのケースでsnap diagnosisが可能とは限りません。必ずしも万能な手法ではないということを補足させてください。

　snap diagnosisも、要は使いようです。状況に応じて使い分けて、患者のbenefitに寄与することが本質です。診断名がピタッと頭に浮かんだときには、その診断が正しいことを検証する目的で、以降の情報を確認作業に充てましょう。

- snap diagnosisは疾患が想起されてからが大事
- 疾患が想起された以降の情報は確認目的に利用する

診断推論の早期閉鎖

　あるバイアスによって、診断推論におけるプロセスの早期に、正確な診断の可能性を捨ててしまうことを早期閉鎖（premature closure）と呼びます。snap diagnosisで陥りやすい診断エラーとして、想起した診断が魅惑的すぎて他の可能性を放棄してしまうという現象が挙げられます。

　#32で、snap diagnosisでは「以降の情報を確認目的に」利用することの重要性を述べました。これは、snap diagnosisによって診断推論の早期閉鎖が起こってしまった場合には、残りの情報を拾う努力を怠ってしまいそうな心理状況になることがあります。だからこそ、snap diagnosisをした以降の情報で「その疾患らしさ」をひとつひとつ確認しようとする姿勢が重要となるのです。

　本書では医師国家試験の取り扱いに主眼を置いているので紹介し切れませんが、診断エラー学の領域も非常に奥が深いので、どのようなメカニズムでエラーが生じやすいのかを知っておくと診断推論に有利です。

§2 診断推論

33 似たような疾患はグループ化して拾い上げる

▶ Question

51歳の男性。左の下腹部から側腹部にかけての痛みを主訴に来院した。昨日、仕事中に左背部に軽度の痛みが出現したが30分ほどで軽快した。本日午前8時ころ、出勤途中の電車のなかで、突然、左の下腹部から側腹部にかけての強い痛みが出現したため受診した。来院の途中に悪心と嘔吐があった。意識は清明。体温 36.3℃。血圧 158/94 mmHg。顔色は蒼白で冷汗を認める。腹部に反跳痛を認めない。左の肋骨脊柱角に叩打痛を認める。

尿所見：蛋白 1+、糖 (−)、潜血 3+、沈渣に赤血球 15〜30/1 視野、白血球 1〜4/1 視野。

血液所見：赤血球 460万、Hb 14.6 g/dL、Ht 46%、白血球 8,300、血小板 22万。

血液生化学所見：総蛋白 7.1 g/dL、アルブミン 3.8 g/dL、総ビリルビン 1.1 mg/dL、AST 35 IU/L、ALT 32 IU/L、LD 186 IU/L（基準 176〜353）、γ-GTP 45 IU/L（基準 8〜50）、尿素窒素 23 mg/dL、クレアチニン 1.2 mg/dL、尿酸 8.6 mg/dL、血糖 92 mg/dL、Na 136 mEq/L、K 4.0 mEq/L、Cl 109 mEq/L、Ca 9.2 mg/dL。CRP 1.2 mg/dL。腹部超音波検査で左水腎症、左腎結石および左尿管結石を認める。腹部単純エックス検査（Ⓐ）と腹部単純CT（Ⓑ）とを下に示す。

この患者で予測される結石成分はどれか。

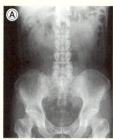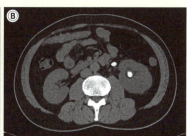

ⓐ 尿酸
ⓑ 炭酸カルシウム
ⓒ リン酸カルシウム
ⓓ シュウ酸カルシウム
ⓔ リン酸マグネシウムアンモニウム

〈110D35〉

Checkpoint

☐☐☐ #31 診断のエントリーはパターン認識で捉える
☐☐☐ #33 似たような疾患はグループ化して拾い上げる

正解 ⓐ

　特に既往のない51歳男性が左の下腹部から側腹部の痛みを主訴で来院しました。ポイントは「腹部単純Ｘ線写真では結石陰影を認めず（Ⓐ），腹部ＣＴで結石所見を認める（Ⓑ）」という点です。ⓐ尿酸結石は，Ｘ線透過性の高い結石であり，高尿酸血症を認めているという病歴上からも根拠として適切でしょう。

　見るからに尿管結石の問題です。診断は容易でしょう，と述べたいところですが，実臨床では果たして本問を解いたときのような余裕綽々の心理状況でいられるのでしょうか。現場ならではの臨場感を踏まえて解説します。

　尿管結石は，本人にとっては激痛を伴う疾患ですが，決して致死的ではないので，どちらかと言えば緊急性が乏しい疾患群に属します。そのような疾患ほど，経験を重ね慣れてきた頃に痛い目を見るというpitfallを隠し持っています。

　冷汗を伴う背部痛，という時点で尿管結石以外に「ある疾患」が想起できます。何だかわかりますか？　答えは「大動脈解離」です。今回は尿管結石らしい記述が全面に出ているので間違えることは少ないとは思いますが，現場では両者の区別に難渋するほどの悩ましい症例にも遭遇します。いったん，重症な疾患名が頭をかすめると，少し臆病になるというか慎重になって，より安全な策を選びがちになります。

- 突然発症の背部痛
- 冷汗を伴う
- 痛みが移動する
- 血圧が高い

　本症例における，これらの情報から「大動脈解離」を想起しつつも，「検査前確率的には尿管結石が多いのだろう」と考えます。痛みの部位が片側に偏っていたり，痛みの部位がまるで尿管を通ったかのように上から下に移ったり，CVA（肋骨脊椎角）叩打痛があったりすると尿管結石らしさが少し高まり，血尿の有無や尿所見の潜血・沈渣赤血球多数で，より尿管結石が疑わしくなります。

　一方で，大動脈解離に有効な検査はやはり造影ＣＴとなります。D-dimerの感度は比較的よいと言われていますが，除外診断にしか役立ちません。また，採血結果が出るまでに時間を要します。

　かたや重症ではない疾患に造影ＣＴをオーダーする必要があるのか？という考えと，かたや致命的な疾患の可能性を除外するために造影ＣＴを積極的に追加オーダーするか？という考えとが競合します。過小評価をすると大動脈解離を見逃しますし，過大評価だと数多くの尿管結石に不要な検査を繰り返すことになります。このように実臨床の現場では，判断に悩むシーンを数多く経験します。時間の経過が許されるのであればさらに多くの情報を得られるチャンスもあり，その迷いを晴らすことができるかもしれません。しかし，実際には，十分な時間を待たずして判断・決断を迫られる状況にしばしば遭遇します。

したがって、判断に迷ったときにはovertriage を行うことがあります。overtriage とは「緊急度の過大評価」であり、結果的に軽症だったとしても、一旦は重症とみなし診療を進めることを指します。その結果、「もしも」の事態に備えることができるのです。

似たような疾患をあらかじめグループ化しておく

さて、今回の症例は、比較的早期に診断が付きそうですが、そのような場合に陥りやすいのが推論の早期閉鎖です。つまり、早い時期に思考停止してしまい、誤診しやすい状況を自らつくり出してしまうのです。特に「軽症」「common」な疾患ほど、ときに痛い目に遭うことになります。

逆説的にここで発想の転換を行えば、さらなる診断能力の向上のヒントがあることに気づきます。すなわち、**軽症・commonな疾患と診断したときに「類似疾患で重篤なものはないか？」と考える**習慣をつけることで、誤診が減ったり、軌道修正がしやすくなったりするのです。

尿管結石は、このパターンにピタッと当てはまります。見逃しやすい疾患や見逃してはいけない疾患をその類似疾患で括っておけば、見逃しや誤診、手遅れを未然に防ぐことが可能となります。このように、ある疾患を想起したときに、似たような疾患（表現形に共通点が多い疾患）を一括りにして鑑別に挙げることが診断の精度向上に繋がります。

"Pivot and cluster strategy" という概念[3]

尿管結石を主軸と捉えたときに（＝尿管結石を疑ったときに）、尿管結石と共通〜類似した症状・症候を特徴とする疾患群（これをcluster〈一塊〉と呼ぶ）を一括りにして捉えようとすることを"Pivot and cluster strategy"と言います。

snap diagnosis とは違って、鑑別疾患を「グループ」で挙げることができるので、取りこぼしのリスクを軽減し、見逃し・見落としの予防策になります。

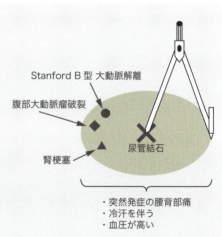

【文献】
1) 「Improving Diagnosis in Health Care」, The National Academies Press, 2015
2) 綿貫 聡, ほか：【特集】診断エラーと患者安全. 医療の質・安全学会誌, 13：37-56, 2018
3) Shimizu T & Tokuda Y：Pivot and cluster strategy: a preventive measure against diagnostic errors. Int J Gen Med, 5：917-921, 2012

今回は、「軽症」かつ「common」な疾患を疑う場合に、似たような疾患のうち重症ないし致死的な疾患の例を以下に示します。

「軽症」かつ「common」な診断名で想起すべき疾患の例
- 急性上気道炎　→　急性喉頭蓋炎などのkiller sore throat、肺炎
- 急性胃腸炎　→　急性虫垂炎（稀だがDKAや劇症1型糖尿病、甲状腺クリーゼ）
- 尿管結石　→　Stanford B型 大動脈解離、腎梗塞、腹部大動脈瘤破裂
- 機能性頭痛　→　くも膜下出血
- 脳血管障害　→　低血糖（時間経過で不可逆的に脳が障害される）

DKA：diabetic ketoacidosis（糖尿病ケトアシドーシス）

有名どころを集めてみたので、聞いたことがあるような内容も含まれているでしょう。しかし、医師の多くが上記のパターンで痛い目に遭いながら成長していくことも事実です。「そんな自明な罠には引っかからないよ」と思いながら、見事にpitfallにはまるというのが臨床現場の「あるある」なのです。

このように鑑別を挙げたときに、周辺の「似たような疾患」を巻き添えにしていったん想起してみるという方法は、日常で有用なことがしばしばあります。

今回は、尿管結石という「common」かつ「軽症」な疾患をsnap diagnosisで診断を付けようとしたときに、周辺の類縁疾患をいったん鑑別として挙げることで、safety netを張ることができるという方法論について紹介しました。

- 軽症かつcommonな疾患ほど見逃しや誤診に注意を払う
- 周辺の類縁疾患を一括りにして鑑別に挙げる
- よく陥りがちな「commonな罠」を事前に知っておく

§2 診断推論

34 症候論から鑑別疾患を挙げる

▶ Question

　50歳の男性。上行結腸癌のため入院し、右半結腸切除術当日である。不整脈の既往はない。術中経過は特に問題なかった。術後、患者は回復室に入室し、6時間を経過したところで痛みは我慢できる程度であるという。心電図モニターの画面上、心拍数は110/分、整で、SpO_2 100％（マスク3 L/分、酸素投与下）である。心拍数の記録を確認したところ、回復室に入室後は80台/分で経過していたが、30分前から次第に増加し現在の値に達している。

　現時点での対応として適切なのはどれか。

ⓐ 血圧記録の確認
ⓑ 早期離床の推奨
ⓒ 細胞外液の急速投与
ⓓ カルシウム拮抗薬の投与
ⓔ 自動体外式除細動器（AED）の装着

〈108H21〉

Checkpoint

- #31 診断のエントリーはパターン認識で捉える
- #34 症候論から鑑別疾患を挙げる
- #39 優先度を考えて decision making を組み立てる

正解 ⓐ

　上行結腸癌の手術直後に回復室に入室した50歳の男性です。その術後経過についての出題であり、実臨床に基づいた切り口で問われています。

　経過としては、回復室に入った時点では、心拍数80/分だったものが、約6時間経過した頃に徐々に心拍数が増加していき、110/分になったという状況です。本文中の「痛みは我慢できる程度」という箇所から痛みの存在を認識できます。術後、時間が経ってから出現した頻脈なので、鎮痛薬の効果が切れたことによる疼痛を原因として疑うのは理に適った推論といえるでしょう。

　したがって、現時点での対応はⓐ「血圧記録の確認」が適切解となります。心拍数が増加しはじめた頃に血圧がパラレルに増加していれば疼痛に伴う頻脈を考える根拠になります。痛みがある場合には、脈拍と血圧が上昇するのです。

選択肢考察

ⓐ 前述の通り、頻脈を伴う血圧上昇が確認できれば、疼痛の影響を第一に考えます。
ⓑ 早期離床の推奨は肺血栓塞栓症の予防を示唆する対応となります。本文の記述からは肺血栓塞栓症を支持する記述はありません。
ⓒ 細胞外液の急速投与は血管内脱水の対応となります。脈拍が高く、かつ血圧が低値の場合には脱水や出血を考えます。ⓐ「血圧記録の確認」で血圧が下がっていた場合には考慮される対応ですが、ⓐが優先されます。
ⓓ 頻脈に対する対症療法となります。見かけ上の心拍数は低下しますが、根本的な解決にはなっていません。
ⓔ AEDは心肺蘇生の最中に用いるものです。この状況下での適応はありません。

症候論から鑑別疾患を挙げる

　洞性頻脈は日常臨床においても遭遇頻度の高い症候です。したがって、洞性頻脈の鑑別疾患を瞬時に挙げられることが臨床医にとっての作法であり、研修医の到達目標の1つとなります。

　さて、洞性頻脈の鑑別疾患を挙げてみましょう。のちに例を示しますが、正答というものは存在しないので自分なりの答案を用意するとよいかと思います。以下にメモ欄を用意しましたので、3分でどれだけ挙げられるかをoutputしてみましょう。

洞性頻脈の鑑別疾患

記載日　　/　　/

（今の時点でどの程度の推論ができたのかを記録として残しておくことで、後に見返したときに自分の成長を客観視できます。歯痒い気持ちでoutputすることが学習意欲に繋がるので、是非とも現時点での考察をここに記してみてはいかがでしょうか。）

　症候論を切り口に医学生や研修医に鑑別疾患を挙げてもらうように試問をすると、その人の力量がよくわかります。概して、知識や経験の積み重ねによって次のような段階を経て、効率的に鑑別診断を挙げられるようになっていきます。

- step 0：鑑別疾患が思うように挙がらない

- step 1：鑑別疾患は挙がるが数が少ない
- step 2：step 1よりも疾患の数は増えるが無秩序
- step 3：ある一定の鑑別が挙げられる
- step 4：2、3個の核心に迫った疾患に絞り込める

　匠の域に達すると、最初から鑑別疾患がほぼ1つに絞り込めます。診断が外れた場合の保険的な選択肢や除外できていない疾患を加えても、わずか2、3の疾患で事足りるという逆説的な現象が起こります。つまり、初学者では挙げられる鑑別疾患は少なく、学習を重ねるほど鑑別疾患が多くなりますが、その反作用として診断に迷いが生じる結果となります。そして、さらに精度が高まると鑑別疾患がパターン認識で絞り込めるようになるので、挙がる疾患が必要最小限の数になります。
　つまり、学習の進捗度によって、鑑別疾患は一度増加傾向となり、その後減少するという不思議な現象が起こり、最後には2、3の鑑別を挙げるだけで必要十分という域に達します。

　ここでは「洞性頻脈」の鑑別を例にとって説明します。挙げる鑑別疾患を何とか7つ以下にしようと私は個人的に心がけています。というのは、人間が一度に覚えられる項目は7個が精々と言われているからです。この記憶のメカニズムからも、数は少ないほどよいのですが「漏れなく・重複なく」という情報整理の原則を考慮すると（Mutually Exclusive and Collectively Exhaustive）、かなりのトレーニングが必要となります。
　以下に、私が作成したリストを示すので参考にしてください。前述の通り、正答は存在しないので「自分の鑑別疾患リスト」の作成の手助けになれば幸いです。

洞性頻脈の鑑別
- ABCの異常
- 疼痛/運動などの生理的反応
- 感染症、高体温
- 内分泌疾患（甲状腺・副腎髄質）

※洞性頻脈のみの症状で「見逃されやすくときに致死的な疾患」として
- 敗血症
- 肺血栓塞栓症　を挙げる。

したがって、頻脈をみたときには見逃しやすい敗血症や肺血栓塞栓症を鑑別に挙げながら、基本通りABCの評価を行っていくことができます。それ以外のものとして、感染症・内分泌疾患を挙げ、生理的な反応（疼痛、恐怖、興奮、運動後など）も考慮するという流れで診療します。ERであれば、中毒の可能性もあるので薬剤性や急性薬物中毒も鑑別に入るでしょう。

　本問の解説に戻ります。開腹手術の術後患者が回復室入室の直後はバイタル正常だったのが、数時間経過してから脈拍が速くなったという症例です。前述の「洞性頻脈の鑑別」のリストを踏まえて診療を行うと次のようになります。まず「気道/呼吸/循環を評価して、その他の病態を一個ずつ考えていくと、生理的反応に含まれる疼痛」も鑑別に挙がるのです。

　このように、ある症候から鑑別疾患のリストを引き出すことができれば、診断推論によい流れを導入できるのです。初学者のうちは、他の誰かが作成した既存のリストに倣うのがよいでしょう。経験と知識が積み重なると、そのリストに加え自分のオリジナルの要素を付け加えられるようになります。

　症候論の考え方で鑑別疾患を挙げていく手法の最大の長所は、直感的に診断する方法よりも網羅的であることです。一度、余分な複数疾患を挙げるという手順を加えるので、診断に至るまでの時間はかかってしまいますが、取りこぼしや見逃しを予防できるという点で優れています。特に、診断に悩む場合に立ち戻るのが症候論なので、診断推論において強力なツールとなるのです。

- 症候論→鑑別疾患リストのパターンを覚える
- 挙げられる鑑別疾患は最初は少なく、次第に多くなり、最終的には2、3ですむようになる

最初から与えられるか、自身で拾い上げるか

　医師国家試験では、臨床実地問題の症例情報が最初から一挙に提示されます。さらには、正解を含んだ選択肢が与えられ、その多くが5択という親切設計です。一方、実臨床では自身で情報を取捨選択しながら症例情報を拾い上げなければなりません。アクションプランも自分で立案しなければならず、選択肢を挙げても正解が含まれていない可能性も出てきます。

　最初から全て与えられているか、それとも自身で拾い上げ立案するか、という点が医師国家試験と実臨床との決定的な違いなのです。

35 semantic qualifierで鑑別リストを単純化させる

▶Question

急性副腎不全時に血中で低下するのはどれか。2つ選べ。

ⓐ ブドウ糖
ⓑ 尿酸
ⓒ ナトリウム
ⓓ カリウム
ⓔ カルシウム

〈105A13〉

Checkpoint

☐☐☐ #31 診断のエントリーはパターン認識で捉える

☐☐☐ #34 症候論から鑑別疾患を挙げる

☐☐☐ #35 semantic qualifierで鑑別リストを単純化させる

正解 ⓐ、ⓒ

　副腎皮質ホルモンのうち、コルチゾールが血糖を、アルドステロンがナトリウムを体内に保持させる作用を有するため、副腎不全では、そのどちらも不足し低血糖と低ナトリウム血症・血圧低下とをきたします。

　副腎不全のエントリーとしては、「なんとなく元気がない」というような主訴にはじまり、「血圧が低い」、「糖尿病治療薬の使用歴のない低血糖」、というパターンで見つかります。日常の遭遇頻度としては、原発性の副腎不全よりは、医原性や相対的なものが多いのです。つまり、ステロイドの長期服用歴のある方が、突然、ステロイド内服を中止したり、あるいは、重症感染症にかかり副腎皮質ステロイドの需要と供給のバランスが崩れた場合に、前述のような「謎の低血糖」「謎の血圧低下」、そしてときに「謎の代謝性アシドーシス」を認めるのです。

　さて、今回は逆の観点で考えてみましょう。つまり、低血糖や低ナトリウム血症といった症候を切り口として、副腎不全を鑑別に挙げるというプロセスです。
　「低ナトリウム血症＋血圧低下」で副腎不全を疑うことは容易でしょうが、低血糖の鑑別疾患のなかに副腎不全を含めることは難しいです。低血糖は日常臨床において、副腎不全と同様に医原性で遭遇することが大半です。インスリンの増量、効果遷延、および経口血糖効果薬ではSU剤の内服で低血糖をしばしば引き起こします。したがって、実臨床で低血糖をみたときには、まずはインスリンの使用歴やSU剤内服（DPP-4阻害薬は低血糖を起こしにくいというのが売りですが、SU剤と比較すると本当に起こりにくいです）を確認するのが初手となります。
　しかし、その次の一手はどうでしょう。医原性の低血糖ではなかった場合に何を考えますか？

糖尿病治療歴のない低血糖
- 敗血症
- 副腎不全
- アルコール常用、ときにアルコール性ケトアシドーシス
- 自己免疫（稀）：インスリン自己抗体症候群
- 腫瘍（稀）：インスリノーマなど

　これらの鑑別疾患は、実臨床では有用かつ重要なリストですが、国試では111回の時点では脚光を浴びておりません。既存の敗血症の臨床問題をザッと眺めてみても、血糖は正常ないし高値となっているものがほとんどです。副腎皮質ホルモンはストレスがかかった

SU剤：スルホニルウレア剤

ときに分泌されるホルモンなので、敗血症では一時的に血糖が高値となります。しかし、前述のようにストレス時のコルチゾール需要に供給が追いつかず、相対的な副腎皮質ホルモン不足を呈する場合には低血糖に陥るのです。

〈108B50〉では、78歳男性が細菌性髄膜炎にかかり、診療の経過で敗血症性ショックになるという症例が提示されていますが、このような重症感染症にもかかわらず、血糖が106 mg/dLという値となっております。通常ですと、体にストレスがかかっているので、もっと血糖値が高く出てほしいところが、106 mg/dLしか無いのです。おそらく、放っておくと低血糖に陥ってしまいそうな病勢を疑います。その証拠に、適切なタイミングで抗菌薬が投与され、輸液・昇圧薬投与下での集中治療の甲斐も虚しく〈108B51〉、最終的には亡くなってしまう〈108B52〉という結末をたどるのです。

semantic qualifierで鑑別リストを単純化させる

鑑別を全て挙げようとすることは大切なことなのですが、鑑別疾患が多岐にわたる場合には「挙げ過ぎない」ことも重要です。そのときに役立つのが"semantic qualifier"という概念です。**ある症候に「適切な形容詞」を付けると、挙げるべき鑑別疾患が適度な量に絞り込めます**。この「適切な形容詞」のことをsemantic qualifierと言います。本問を例に挙げると、ただの低血糖ではなく「糖尿病治療歴のない低血糖」として鑑別疾患を挙げることで、想起される鑑別疾患を少なく抑え込むことができ、迅速で精度の高い臨床推論が可能となります。

他の例では、「**ABCの安定した**意識障害」とすることでAIUEO TIPS（意識障害での有名な鑑別リスト）の全てをいちいち挙げることを省略したり、「**担癌患者**の意識障害」とすることで致死的な電解質異常や脳転移に注目しやすくなったりとより洗練された鑑別診断が可能となります。

鑑別疾患は挙げれば挙げるほど診断推論で迷いが生じやすくなるので、適切に絞り込めるような技術が必要となります。「鑑別疾患が挙がらない苦しみ」と「鑑別疾患を絞り込めない苦しみ」との両方を経験することが診断推論能力を高めるよいきっかけになるのですが、そこを打破するのに有効なのがこのsemantic qualifierなのです。特に、ある症候から挙げた鑑別疾患が多くなり過ぎたときに、適切なsemantic qualifierを冠して鑑別し直すと、鑑別リストが軽量化して推論がよりシンプルなものになります。

> ある症候に適切な形容詞（semantic qualifier）を付加すると鑑別疾患リストがスリム化する

◆ 参考文献
1)「『型』が身につくカルテの書き方」（佐藤健太/著），医学書院，2015

column

低血糖で血液培養

　低血糖患者を診療しているときに、ブドウ糖を補充するだけでは不十分で、上級医から「すぐに血液培養だ！」と指導されることが将来で起こり得るかもしれません。ただの低血糖と思っている研修医と、重症の病態に起因する低血糖を想定している上級医とでは、温度差が出るのも無理はないと思います。この実臨床の「温度差」をひとつひとつ積み重ね覚えていくという過程も初期研修では重視されるべきでしょう（もちろん、文脈として「糖尿病治療歴のない低血糖」という条件が必要です）。

　「副腎不全→低血糖や低ナトリウム」という思考の流れは、誰もが得意なようです。しかし、低血糖や低ナトリウムから副腎不全を想起することは、一般的に苦手意識のある医学生の方が多いような印象を受けます。症候論は実臨床においてきわめて重要な思考フレームであるものの、国試ではさほど重要視されていないというのが、実臨床と座学との乖離の1つと言えましょう。このギャップは今後の国試で徐々に改善されていくことを期待したいです。

§2 診断推論

36 緊急度は red flag sign で伝える

▶Question

1カ月の乳児。発熱を主訴に両親に連れられて来院した。本日から38℃台の発熱を認めたため夜間の救急外来を受診した。咳や鼻汁などの気道症状はなく、嘔吐や下痢もない。しかし、何となく元気がなく泣き声も弱々しい。哺乳量も普段の半分程度であるという。在胎39週、2,980 gで出生した。昨日までは機嫌がよく、母乳栄養で体重増加は良好であった。咽頭は発赤を認めず、心音と呼吸音とに異常を認めない。腹部は平坦、軟で、肝・脾を触知しない。大泉門は平坦である。体温 38.5℃。脈拍 140/分、整。呼吸数 40/分。

血液所見：赤血球 380万、Hb 12.6 g/dL、白血球 3,500、血小板 25万。

血液生化学所見：総ビリルビン 5.3 mg/dL、直接ビリルビン 0.2 mg/dL、AST 48 U/L、ALT 44 U/L、LD 697 U/L（基準 314～737）、ALP 836 U/L（基準 413～1,080）、尿素窒素 10 mg/dL、クレアチニン 0.2 mg/dL、血糖 64 mg/dL、Na 138 mEq/L、K 4.3 mEq/L、Cl 105 mEq/L。CRP 0.3 mg/dL。

両親に対する説明として適切なのはどれか。

- ⓐ 「明日の外来を受診してください」
- ⓑ 「重症感染症の疑いがあります」
- ⓒ 「解熱薬を使用しましょう」
- ⓓ 「肝機能異常があります」
- ⓔ 「光線療法が必要です」

〈111E54〉

Checkpoint

- ☐☐☐ #1 医師国家試験の過去問を大切に取り扱う
- ☐☐☐ #8 出題者の意図を汲む
- ☐☐☐ #31 診断のエントリーはパターン認識で捉える
- ☐☐☐ #36 緊急度は red flag sign で伝える

正解 ⓑ

　出生歴に異常がなく、順調な発達経過の1カ月乳児が発熱した、という症例です。複数の異常所見を認めますが、どの所見を優先的に拾い上げて診療を展開していくかが本問の題意です。生後1カ月の児の発熱では、重症感染症の可能性があり、workupが必要となります。

選択肢考察

ⓐ 「何となく元気がなく泣き声も弱々しい」「哺乳量も普段の半分程度」の箇所を根拠にNot doing well（詳細は後述）と判断されるので、入院加療が推奨されます。
ⓑ 生後1カ月の児の発熱であり重症感染症の可能性があります。
ⓒ 実臨床において解熱薬を使用する場合は症状を緩和する目的に限定されます。
ⓓ 乳児ではトランスアミナーゼの基準値は一般的に成人より高めとなります。
ⓔ 新生児黄疸は核黄疸に移行する可能性があるため、光線療法を行う場合があります。その適応基準は、出生児体重・生後の日数・総ビリルビン値で決定されます。本症例では総ビリルビン 5.3 mg/dL であり、光線療法の適応がありません。

　さて、今回の診療におけるQuestionを以下に提示するので、自分だったらどのような選択をするのか、事前にプランを立ててから読み進めてください。

> □入院させるか？帰宅させるか？
> □どの時点でその判断が下されるか？
> □また、その根拠は？
>
> □（初療医が非小児科医なら）小児科医を呼ぶか？
> □呼ぶとしたら、どの時点か？
> □また、その根拠は？
>
> □「血液培養をとる」という発想が浮かんだか？

プラン立案

記載日　　　/　　　/

　本文中には有意所見が散りばめられているので、初療の時点で何の病気が潜んでいるかがわかりません。このモヤモヤした歯切れの悪い状況で診療しなければならないというのが、実臨床らしい場面設定なのだと思います。

　ある状況下では、目の前の作業を中断して即座に対応しなければならない場合があります。これを「緊急度」という言葉を用いて考えていきましょう。
　成人の救急診療において有名なのが「ABCアプローチ」です。AはAirway、BはBreathing、CはCirculationの頭文字であり、気道・呼吸・循環の優先順で診療に当たるという原則を指します。小児診療にもPAT-ABC[1]アプローチと呼ばれる概念がありますが、Aの項目が成人と異なります。小児ではAはAppearanceとなります。このAppearanceについて少し詳しく述べていきます。

パッと見で得られる情報を「(General) Appearance」と呼ぶことがあります。特に小児診療においては、このAppearanceが重要な役割を果たし、次のような視覚的情報が有用になります。

- 顔色：チアノーゼの有無
- 周囲への興味：遊べているかどうか
- あやすと笑うか
- 目が合うか：家族を追視できるか
- 努力性呼吸はないか
- 筋トーヌスの低下（四肢がダランと弛緩）はないか
- 声に張りがあるか

　これらの情報はわずか数秒で把握できる情報です。鼻翼呼吸や陥没呼吸は、意識して観察すれば一瞬で捉えられる所見ですが、何となく眺めていると見逃されてしまう所見です。
　本症例はAppearanceの時点でトリアージできると推測されます。顔色が悪くて、ぐったりして、声も弱くて、開眼もままならないのかなという妄想が膨らみます。本文の記載でいうと、「何となく元気がなく泣き声も弱々しい。」という箇所がAppearanceに相当します。
　救急のABCと同様、PAT-ABCでの優先順位はA、B、Cの順となりますので、Appearanceでの異常は、緊急度を高めます。即、小児科医にコンタクトをとるべき状況と考えます。
　これが、最初の数秒で行う状況判断です。

　さらに病歴を聴取します。

- 哺乳量が減る
- 昨日までは機嫌がよかった

という記述も重要です。

　小児科診療において「何となく元気がない」ことをNot doing wellという言葉で表現することがあり、特に乳児期のNot doing wellのなかには重症感染症が潜んでいることもあります。他にはいつも一緒にいる家族（母親のことが多い）が言う「何かいつもと違う」というフレーズは、小児科医が診療の緊急度を高めようとするキッカケにもなるということも知っておきましょう。

　それでは、先に挙げたQuestionに対して解説していきます。
　一言で言ってしまえば、「1カ月の発熱」ということを根拠にして入院を考慮、かつ同時に小児科医への一報を思い浮かべます。前述した"Not doing well"というキーワードを

用いて小児科医へコンサルトすることで、小児科医の現場への導入を図ります。

　本来、母親からの免疫により、生後数カ月は感染症にかかりにくいというのが小児科診療の常識です。その原則を打ち破って、「生後4カ月未満の発熱」と来れば、病勢の強い重症感染症が存在しているか、免疫異常の存在を考えます。遭遇頻度としては、前者の方が圧倒的に多く、このなかに細菌性髄膜炎や敗血症が一定数紛れ込む結果となります。

　疫学的な統計からすれば、生後4カ月未満の発熱の原因として尿路感染症の可能性が一番多いと言われておりますが、わずかに隠れ潜んでいる重症感染症を拾い上げる必要があります。そうしなければ、救えたはずの命を救えなかったという悲劇を生んでしまうことになるからです。

　したがって、本症例では、問診票あるいは病院への電話問い合わせの時点で小児科医の先生に一報を入れてよいレベルと考えます。そして、血液培養・腰椎穿刺を行い、可及的早急に広域スペクトラムの抗菌薬を投与してというようなスピーディーな診療が展開されることでしょう。

緊急度は red flag sign で伝える

　初期研修医では各科をローテートするので、それぞれの科の先生が、どんな言葉に反応して診療のスピードを上げるかを知るよい機会となります。通常の診療モードから、緊急モードに切り替えるスイッチが各科医師に存在しています。
　緊急に治療が必要な、重症の疾患・外傷を警戒せざるを得ない徴候を red flag sign という語で表現することもあり、相手に緊急度を伝えるためには red flag sign をプレゼンテーションに含めることが求められます。例えば下記のようなものが挙げられます。

- 「STの上がった胸痛で…」
- 「発症4.5時間未満の脳梗塞…」
- 「流涎と吸気性喘鳴のある…」
- 「1カ月乳児の発熱が…」

　緊急モードのスイッチを入れた際に、たとえそれが結果的に軽症だったとして、別に咎められたりはしません。そのときは患者や家族に「われわれは、危ない病気を心配して調べたけど大丈夫だったよ」ということを伝えれば、より安心していただけるのですから。
　今回は、診療の序盤の時点で、緊急性が高いと見なし、診療のスピードを上げるというケースを取り扱いました。したがって、本文中に見受けられる複数の有意所見のうち、最優先すべきは「1カ月乳児の発熱」「Not doing well」なのです。

　なお、Question の最下段の「血培をとる/とらないの判断」が、本問の核心なのだと思います。採血は何となく行うとは思いますが、血液培養をとるという判断に至れるかどうか、また、いかに抗菌薬を可能な限り早い段階で投与できるかが、現場感覚としては重要です。

実臨床ではしばしば、現場の空気が急に引き締まり周囲が慌ただしくなり、診療のスピードが上がるような場面に出くわします。まるで何かのスイッチを押したかのような突然の変化なので、「スイッチを入れる」「ギアを上げる」というような表現が用いられることがあります。そのような緊迫した場面の背景には、red flag signにいち早く気付いて、それを周知させた人がいるとも換言できそうです。「緊急性が高いから一旦気を引き締めて診療しよう」というモードに切り替えるには、どのような言葉を選べばよいか？ を日頃から意識したいものです。

　本問は現場の実情をよく反映しており、red flag signについて理解を深められる題材であると考えます。すなわち、ここで学んだ知識がそのまま日常診療に生かされるだろうという点で、国試の過去問はやはり大切に取り扱うとよいという結論になります。

- 各科診療において緊急度のスイッチを入れる瞬間がある
- 緊急度が高いことを周知させるにはred flag signをプレゼンテーションに含めるとよい

◆ 文献

1) Warren D, et al：Canadian paediatric triage and acuity scale: im‒plementation guidelines for emergency departments. Can J Emerg Med, 3(4 suppl)：S1-S27, 2001
2) 「HAPPY！ こどものみかた（第2版）」(笠井正志, 他/編), 日本医事新報社, 2016

 Coffee Break

院長室の変

　院内での緊急事態発生の際に、院内放送での伝達が行われます。暗号のようなフレーズが院内に流れ、それを耳にしたスタッフは可及的すみやかに現場へと駆けつけるのです。
　定型文は次のようになります。

　「スタットコール、スタットコール、▲階■号室！」

　施設によっては、スタットコールの部分が、コードブルーになったり、ドクターハリーになったりというように、微妙な違いが見受けられます。予期せぬ急変の場合に人を集めるサインなので、院内全体の空気が一気に引き締まります。
　以前、「院長室で急変あり」というコールに出くわしたことがあり、不謹慎ながらも「ついに院長が！？」と放送を聞いた院内スタッフ全員が同じことを思ったようです。結果的には院長室を訪問した来客の具合が悪くなってのコールだったことが判明しました。大事には至らず、よかったと心から思える「院長室の変」のエピソードでした。

§2 診断推論

37 二項対比で鑑別する

▶ Question

12歳の女児。間欠的腹痛と下痢とを主訴に来院した。生来健康であったが、3カ月前から間欠性の腹痛と1日数回の下痢とが出現した。2カ月前から体重が2 kg減少し、腹痛と下痢とが改善しないため受診した。痔瘻を認める。粘血便を認めない。

血液所見：赤血球400万、Hb 9.8 g/dL、Ht 33％、白血球6,000、血小板35万。

血液生化学所見：総蛋白6.3 g/dL、アルブミン3.0 g/dL、総ビリルビン0.9 mg/dL、AST 30 IU/L、ALT 35 IU/L。CRP 2.5 mg/dL。

下部消化管内視鏡検査で予想されるのはどれか。

ⓐ 偽膜
ⓑ 憩室
ⓒ 敷石像
ⓓ ポリープ
ⓔ 輪状潰瘍

〈109E47〉

Checkpoint

☐☐☐ #31 診断のエントリーはパターン認識で捉える

☐☐☐ #33 似たような疾患はグループ化して拾い上げる

☐☐☐ #37 二項対比で鑑別する

正解 **c**

　3カ月続く間欠性の腹痛と1日数回の下痢とで受診した12歳女児です。この時点で、IBD（inflammatory bowel disease：炎症性腸疾患）を鑑別に挙げます。具体的にはCrohn病と潰瘍性大腸炎とを鑑別疾患として想起します（図）。

　本症例では、痔瘻があるという病歴を根拠にCrohn病の方をより疑います。

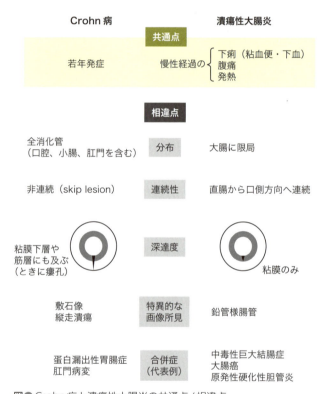

図● Crohn病と潰瘍性大腸炎の共通点/相違点

選択肢考察

- **ⓐ** 偽膜は、薬剤性腸炎に特徴的です。
- **ⓑ** Crohn病は腸の慢性炎症が本態であり、憩室とは無関係です。
- **ⓒ** 敷石像や縦走潰瘍がCrohn病に特徴的な所見です。
- **ⓓ** Crohn病は腸の慢性炎症が本態であり、ポリープとは無関係です。
- **ⓔ** 輪状潰瘍は腸結核などに特異的な所見です。

二項対比で鑑別する

　似たような疾患は一括りにして知識を整理するのが有効です（#33 似たような疾患はグループ化して拾い上げる）。その際には、まず**「どのような点で似ているのか」**という「共通項」を挙げ、次に**「鑑別項目は何か？」**というフレームをつくり、**それぞれの「相違点」を挙げていく**という方法を推奨します。

　本症例では「若年発症、慢性的な腹痛・下痢」という病歴から、まずCrohn病と潰瘍性大腸炎とを鑑別に挙げます。両者の共通点は、鑑別疾患の想起の段階（診断のエントリー）で役に立ちます。次に、2つの疾患をどのような鑑別点で区別していくかを考えます。前ページの図では、「分布」「連続性」「深達度」「特異的な画像所見」「合併症」が二項対比の骨格となります。続いて、Crohn病と潰瘍性大腸炎の相違点を思い浮かべながら鑑別を進めていきます。

　このように、二項対比（場合によっては三項、四項になることも）という形で似たような疾患をまとめて整理することには利点があります。
　1つは、前述のように「疾患の想起（エントリー）」に役立ちます。これは臨床実地問題、実臨床の現場どちらの場合にも当てはまることです。
　また、別の観点で言うと、疾患を挙げるだけではなく、鑑別診断へ絞り込むことにも有用です。二項対比で挙げた疾患の相違点を1つずつ検証していくことで、より推論を進めていくことができるためです。今回で言うと、「痔瘻」という情報が、潰瘍性大腸炎よりCrohn病を疑わせる根拠になります。
　さらには、近い疾患概念をグループ化して捉えるので、より記憶に残りやすいという副次的な効用もあります。特に今回の2疾患のような出題頻度の高いテーマでは、図で示したように相違点を整理すると学習効率の向上が期待できます。

診断推論の観点でいえば、二項対比での鑑別方法は①疾患の想起（両者の共通点）と②鑑別疾患の絞り込み（両者の相違点）で有用です。#31〜36は診断のエントリーがテーマですが、#37の二項対比では挙げた鑑別疾患をさらに絞り込んで確定診断に寄せる効果も含まれます。疾患Ａと疾患Ｂとの相違点を区別して境界線を引くことは、まさに「診断」そのものなので、医師に求められる重要なセンスの１つです。

- 二項対比で鑑別する
- 近い疾患概念を［共通点］と［相違点］とで整理する
- ［共通点］は疾患の想起（エントリー）に通じる
- ［相違点］は両者の鑑別に役立つ

§2 診断推論

38 診断を下すには定義が必要となる

▶Question

1歳の男児。発熱、頸部の腫脹および前胸部の皮疹を主訴に母親に連れられて来院した。4日前から38℃台の発熱が続き、今朝から頸部の腫脹と前胸部の紅斑とに気付いた。体温39.3℃。脈拍148/分、整。両側眼球結膜に充血を認める。顔面下部の写真を次に示す。右頸部に径3cmのリンパ節を1個触知する。心音と呼吸音とに異常を認めない。

血液所見：赤血球406万、Hb 11.2 g/dL、Ht 35％、白血球19,600（桿状核好中球9％、分葉核好中球72％、好酸球2％、単球4％、リンパ球13％）、血小板39万。

血液生化学所見：総蛋白6.2 g/dL、アルブミン3.1 g/dL、AST 40 IU/L、ALT 80 IU/L。CRP 7.9 mg/dL。

初期治療として適切なのはどれか。

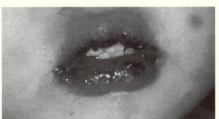

(p13 カラーアトラス**G**参照)

- ⓐ 血漿交換
- ⓑ 抗菌薬の投与
- ⓒ 免疫抑制薬の投与
- ⓓ 生物学的製剤の投与
- ⓔ 免疫グロブリン製剤の投与

〈108I56〉

Checkpoint

- ☐☐☐ #2 診断ツールを自在に操る
- ☐☐☐ #22 30秒サマリーで反復の回数を増やす
- ☐☐☐ #24 臨床実地問題の典型症例は本文ごと覚える
- ☐☐☐ #28 解剖と病態を想像する
- ☐☐☐ #38 診断を下すには定義が必要となる

正解 e

幼児の発熱の症例です。本文中には、以下の5項目の所見が含まれているので川崎病の診断となります。

- 受診日を含む5日間の持続する発熱
- 前胸部の紅斑
- 口唇の発赤、血痂（p187画像）
- 頸部リンパ節腫脹
- 両側眼球結膜の充血

川崎病診断の手引きでは、以下の主要6症状のうち5症状、または4症状と心エコーによる冠動脈瘤がそろっていれば確定診断となります。

主要症状
① 5日以上続く発熱
② 両側眼球結膜の充血
③ 口唇の紅潮、苺舌、口腔咽頭結膜のびまん性発赤
④ 不定形発疹
⑤ 四肢末端の変化
⑥ 非化膿性頸部リンパ節腫脹

川崎病の初期治療としてevidenceが確立されている薬剤は、アスピリンと大量免疫グロブリンが該当します。近年の研究（RAISE study）によれば、重症度をスコア化して、重症例には前述の2剤に加えてプレドニゾロンを追加投与するという治療が選択されます。

川崎病は1967年に川崎富作先生が報告した疾患概念です。その診断基準を用いるたびに、その秀逸さに脱帽せずにはいられません。その理由の一つは、病歴と理学所見のみで診断ができるという点です。検査に依存しないということは、時間的・金銭的コストを削減できます。フィジカルアセスメントの最大のメリットは低侵襲かつ短時間ということなので、そこが最大限に活かされています。第二に、重要な合併症を未然に防ぐことができるという意義を有する点です。川崎病の重篤な合併症には冠動脈瘤があります。時に破裂して落命の危険性があるのです。川崎病の診断が付けば冠動脈瘤の評価ができるので、患者予後に大きく寄与します。第三には、診断基準が50年以上にわたり、ほぼ原形をとどめた状態で存在し続けているという点です。

診断とは何か？

第3章の§2は診断推論がテーマです。ここでは「診断とは何か？」という本質よりも、「どのように診断推論を行うか」という手法や思考過程に照準を当てています。診断基準を

知っていたところで、確実に疾患を拾い上げられるとは限りません。本書では「鑑別疾患の想起」を重点的に取り上げていますが、§2診断推論の締め括りとして「診断とは何か」という根本に迫りたいと思います。

　指導医が医学生や初期研修医に「定義は？」「診断基準は？」と問うている場面をよく目にします。ここに「そもそも診断とは何か」という本質を垣間みることができます。まずは診断の意義について考えましょう。診断が下されれば、どのような恩恵を受けることができるでしょうか。三省堂の「新明解 国語辞典」によると、**診断とは「診察・検査を行った上で、病気の有無や症状などを判断し、必要な処置を決めること」**という意味が載っています。この「必要な処置を決められる」という部分が重要で、診断が正しくなされれば適切な治療に繋げられるというのが診断の意義なのです。診断さえつけられれば、治療方針を決めやすくなり活路が拓けます。いかに早く、いかに正確に診断できるかが患者の予後を左右させるので、診断に至るまでの手法が重要だという論理になるのは必然なのです。

診断を下すには定義が必要となる

　さて、対象Xが疾患Aに罹患しているかどうかを判断する手法を「診断」とするならば、疾患Aがどのような定義で規定されているかを知ることが必要になります。だからこそ、**「定義は？」「診断基準は？」という問いが重要な役割を果たす**のです。したがって、診断を下すときには、その根拠として疾患の定義や診断基準について言及することになります。診断がつけば、適切な治療を提供できるチャンスが生じるので、医師には診断を追求し、その客観的な根拠を示すという習性が備わっているのです。

　しかし、定義や診断基準が変わるという現象も起こるので、その都度、知識を更新しなければなりません。診断の本質は、#28「解剖と病態を想像する」でも述べたように、どこで（解剖生理）、何が（病態生理）起こっているのかを突き詰めることにあります。今、患者の中で何が起こっているのかを正確に捉えることは現実的には不可能なので、われわれが観察できる項目を記述したものが診断基準に相当します。実際の現象と診断基準の記述との間にギャップがある場合に、研究の発展によって診断基準が次々と更新されるということが起こります。そのギャップが埋まる頃には、対象とする疾患の本質を適切に言葉で捉えられていると言えるのでしょう。

　患者の中で起こっている現象を正確には捉えきれないので、その代わりに現行の診断基準を用いることになります。したがって、今の時点での「定義」や診断基準」を正しく知って使えることが大切なのです。

　そのような観点で、川崎病の診断について、もう一度ながめてみましょう。

川崎病
- 解剖生理と病態生理：全身の血管の炎症、中型・小型の筋性動脈の血管炎が主病変
- 原因は不明
- 主要6症状のうち5症状、または4症状と心エコーによる冠動脈瘤で確定診断

本書出版の時点では川崎病の原因が特定できていませんが、50年以上もの間、その診断基準が適切に川崎病患者を拾い上げられているという事実には畏敬の念を抱かずにはいられません。

- 診断の意義は、患者のbenefitに繋げられるという一点に尽きる
- 患者に起こっている現象を正確には捉えきれないので、疾患定義や診断基準で代用する
- 優れた診断基準は、対象疾患の病態が的確な言葉で記述されている

◆ 参考文献
1) Kobayashi T, et al：Lancet, 379：1613-1620, 2012
2)「新明解国語辞典　第4版」（山田明雄，ほか/編），三省堂，1989

疾患概念の確立と実践と

　川崎先生は、1925年生まれの方で、2013年まで現役の小児科外来医を続けられていたそうです。お会いしたことはありませんが、心から尊敬できる伝説的な医師の一人です。
　臨床医としての自分の仕事は、既に存在している疾患定義や診断基準を現場に当てはめて診断を下すというpractitionerの役割が大半を占めているので、疾患概念を確立するという過程に興味があります。

- 患者の「共通点」に気づくことができたのは何故か。
- それをどのように言葉として記述したのか。
- その観察眼はいかに養われたのか。

　本書では、practitionerという意味合いでの「臨床」を強調していますが、新たな発見を世に知らしめる「研究」の領域や、それを普及させる「教育」の領域の大切さも重々理解しています。ただ、医師国家試験という切り口で考えた場合には、どうしても「臨床」＞「研究」「教育」というウエイトになってしまうのは仕方がないと割り切って、このようにコラムという形で、静かに語るという方式を採用しました。
　50年以上も前に、多くの患児さんを診察し、鋭い観察眼をもって、その所見を記述して川崎病の診断基準を提案した川崎先生の姿を想像するだけで、熱い気持ちになります。移り変わりの早い現代の医療の中、50年前の論文が今もなお力強く社会貢献をしているということに驚きを隠せません。

§3 decision making

39 優先度を考えて decision makingを組み立てる

▶ Question

　咽頭痛、喘鳴および呼吸困難を訴える成人が救急外来を受診した際に、バイタルサインを確認しながらまず準備するのはどれか。

- **ⓐ** 気管挿管
- **ⓑ** 抗菌薬投与
- **ⓒ** 動脈血採血
- **ⓓ** 鎮痛薬投与
- **ⓔ** 胸部X線撮影

〈109F11〉

Checkpoint

- ☑☑☑ #8 出題者の意図を汲む
- ☑☑☑ #15 設問文を正確に捉える
- ☑☑☑ #39 優先度を考えて decision making を組み立てる

正解 ⓐ

「まず準備するのはどれか」という切り口に注目しましょう。ここでは「すぐ実施に移れるように物品・人員を用意する」と捉えます。今、この時点で行うことではなく、必要に迫られた状況でいつでも実行できるようにしておく事項が正解となります。

成人の咽頭痛、喘鳴、呼吸困難という情報を得た時点で、中枢性の気道閉塞を想起します。異物やアナフィラキシー、急性喉頭蓋炎というように生命の危機を脅かす病態が含まれているからです。緊急性を考えるにはABCの評価からはじめます（ABCアプローチ）。すなわち、Airway（気道）、Breathing（呼吸）、Circulation（循環）をその順に評価することになります。

選択肢考察

ⓐ 前述の通り、まずは気道の評価・確保が最優先されます。今後病態が悪くなり、気道閉塞が考えられるのであれば、気管挿管や輪状甲状間膜切開や気管切開というような気道確保の手技について準備を行うことが重要です。

ⓑ 抗菌薬投与が緊急性を分かつのは重症感染症（特に細菌性髄膜炎）のケースです。抗菌薬の治療が有効な急性喉頭蓋炎だった場合だとしても、気道確保より優先されることはありません。

ⓒ 動脈血採血では、酸素化、換気、酸塩基平衡異常、その他の項目（Hb、乳酸、電解質、CO-Hbなど）の評価が可能となりますが、やはり気道確保よりも優先される項目はありません。間接的に気道閉塞の結果としての異常所見を拾い上げることはできるかもしれませんが、気道閉塞の解除は当然行えないので不適です。

ⓓ 安直な対症療法は根本的な解決を生まないどころか事態が増悪したというサインを打ち消してしまう可能性があり、診断を遅らせてしまう可能性があります。

ⓔ 選択肢ⓒと同様、診断のヒントとなる所見を得る可能性がありますが、気道確保が最優先です。

優先度を考えて選択する

医師国家試験受験生からの質問などで「『次に必要なものを選べ』というような切り口が苦手で…」というものが毎年見受けられます。現場感覚で言うと、初期研修医のうちに自然とできるようになる感覚なのですが、その手前段階の医学生の中には苦手意識をもつ方も少なくはないようです。

診療の順序を考える際に現場では、**「緊急性」「治療可能性」「侵襲性」「即時性」「簡便性」「時間的コスト」「金銭的コスト」「その施設で施行可能か否か」**というような要素を考えます。複数の要素を同時に考えなければならないので、複雑な判断過程をたどることも予想されますが、国試的には**「緊急性」**を第一に考えるのがオススメです。次に、低侵襲なもの、手軽に実施できるものを選べばよいでしょう。

緊急性を考えるうえで、有名な鉄則が「ABCアプローチ」です。すなわち、気道・呼吸・循環の順に優先順位を考えるという方法が推奨されます。本問では、「呼吸困難」が存在しており、呼吸の異常を解決しなければなりませんが、その前に気道の確保が優先されるので、気管挿管の準備をするという考えになります。設問で「まず」「次に」という切り口で問われた場合には「緊急性」を考え、ABCに着眼するとよいでしょう。

　実臨床では、あらゆる瞬間に意思決定（decision making）を迫られます。そのとき、何を優先するのかという軸で考えることが必須となります。具体的には、前述のように「緊急性」や「治療可能性」といった要素を複合的に判断して、資源（マンパワー、時間、費用など）の配分を考えます。どのように診療の段取りを組み立てていくかが医師に求められる能力なのです。

表●診療の優先度（priority）を規定する因子

緊急性	最も優先すべき項目の1つ
治療可能性	治療ができない対象に資源を割くよりも、治療可能な方を優先する
精度	成功確率が高いほどよい
侵襲性	検査・治療は低侵襲ほど望ましい、合併症は少ないほどよい
即時性	結果/効果が出るまでの時間が少ないほどよい
簡便性	いつでも・どこでも・だれでもできるほどよい
時間的コスト	開始から終了までの時間が短いほど効率がよい
金銭的コスト	使用頻度の高いものは安価なほどよい
施設特性	施設/部署によって実施可能/不能がある
その他	倫理面での配慮、など

※重症度は上記に含めませんでした。理由としては、重症だからといって必ずしも優先度を上げるとは限らないからです。例えば、集団災害時におけるトリアージでは「治療不能」だと判断した場合には、重症例では時間的コストが課されるケースも多く、他の「治療可能」例を救うことができなくなるので限られた資源をどのように分配するかが問われます。
※国試では「緊急性」が最重要項目です。スクリーニングでは、低侵襲・即時的・勘弁・低コスト・高汎用性（どの施設でもできる）ほど優れた検査であり、確定診断で用いられるような精密検査は、上記で挙げた因子よりも診断精度が重視されます。

臨床実地問題で「まず」「次に」と問われたら「緊急度」を優先し、判断の根拠にする。

安全に失敗してもよい環境を

　第3章§3は「decision making」をテーマとしています。本邦では現場に出ないとdecision makingの機会に恵まれにくいというのが、本書出版の時点での卒前医学教育の現状です。「学習者の安全と患者の安全が担保された環境で、医学生（＝学習者）に意思決定の場を設けたら学習効果が向上するのでは？」という仮説の下で設計した臨床実習でのアイディアがあります。実際に、市中病院での病院実習（大学正規のカリキュラム）で取り入れた試みです。医学教育学会で発表したので、参考までに、そのときの抄録を以下に示します。

　このような小さな積み重ねが、未来の医学教育の一端を担い、あわよくば医療の質向上に少しでも寄与できたらという思いで医学教育に熱情を注いでいます。失敗は「成長の母」と表現されることもありますが、「学習者が安全に失敗できるような環境」を担保することで、学習者の成長に良いレバレッジをかけられるような機会を創出していきたいです。いつか本当の意味で、医学生が「診療参加」できるような工夫に関われたら僥倖です。

診療参加型臨床実習における擬似オーダリングの試み
Trial of "Virtual Ordering Experience" in clinical clerkship

【目的】診療参加型臨床実習において学習効果の向上に有効な方法を立案する。

【背景】診療参加型臨床実習は、診療業務のうち医学生の能力に応じた役割を任せるという特徴を有しているが、患者安全や学習者安全の観点から、診療における意思決定は医学生に任せにくいという状況がある。

【方法】
　学習者：医学部医学科5年生
　指導者：市中総合病院 医師
　科目：内科
　担当患者：市中肺炎患者　軽症～中等症
　　医学生をチーム医療の一員として参加させ、「医学生のオーダープランが患者安全の範囲内でありかつ医学的な妥当性を有するならばそのプランを採用し、プランが患者安全を担保できない場合や医学的な妥当性を有しない場合には採用をせず指導医の立案するオーダーを実施する」という臨床上の診療を実体験させる実習計画を立案した。その教育効果については、選択式・記述式のアンケートで評価した。

【結果】アンケートの結果は大きく次の2点に集約される。(1) 擬似的に診療の意思決定を任された場合に「学習効果の向上に寄与した」と全員が回答した。(2) 擬似オーダリングが学習効果の向上に寄与したと考えられる原因を自由記述した際に抽出されたキーワードは「主体性」「能動的」「緊張感」「責任感」「事前学習の頻度増加」などが挙げられた。懸案事項としては、学習効果の定量的な評価と擬似オーダリングがどのような点で学習の質を高めるかの素因分析とが必要と考えられる。

【結論】診療参加型臨床実習において、擬似オーダリングの導入は学習者の学習効果の向上に寄与すると考える。

（第50回 日本医学教育学会　抄録より引用）

§3 decision making

知見のupdateを絶えず重ね続ける

▶Question

　82歳の女性。肺炎で入院中である。抗菌薬が投与され肺炎の症状は軽快していたが、3日前から頻回の水様下痢が続いている。高血圧症で内服治療中である。意識は清明。体温37.6℃。脈拍76/分、整。血圧138/78 mmHg。腹部は平坦、軟。下腹部に軽い圧痛を認める。

血液所見：赤血球380万、Hb 12.0 g/dL、Ht 36％、白血球9,800、血小板26万。

　腹部X線写真で異常所見を認めない。便中 *Clostridium difficile* トキシン陽性。この患者に有効と考えられる薬剤はどれか。2つ選べ。

ⓐ バンコマイシン
ⓑ クリンダマイシン
ⓒ エリスロマイシン
ⓓ メトロニダゾール
ⓔ ベンジルペニシリン（ペニシリンG）

〈111G57〉

Checkpoint

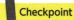

☑☑☑ #1 医師国家試験の過去問を大切に取り扱う
☑☑☑ #8 出題者の意図を汲む
☑☑☑ #24 臨床実地問題の典型症例は本文ごと覚える
☑☑☑ #40 知見のupdateを絶えず重ね続ける

※2016年に、*Clostridium difficile* は *Clostridioides difficile* に名称が変更されました。第111回医師国家試験は2017年に実施されましたが、まだ以前のままの表記になっています。次ページ以降の解説では、このupdateを汲み、新しい表記で統一します。

参考文献）Lawson PA, et al：Reclassification of *Clostridium difficile* as *Clostridioides difficile* (Hall and O'Toole 1935) Prévot 1938. Anaerobe, 40：95-99, 2016

正解 ⓐ、ⓓ

　抗菌薬治療でいったん解熱が得られた後の再熱発および腸炎症状でCDI〔*Clostridioides difficile*腸炎〕を疑い、本文で提示されたように*Clostridioides difficile*トキシンをチェックするのが一般的です。そしてトキシン陽性であればメトロニダゾールやバンコマイシンの投与を考慮します。
　〈106A29〉も類似問題なのですが、正解はバンコマイシン内服の一択でした。第106回というと、2012年2月施行の医師国家試験です。

　バンコマイシンは内服の場合には、非吸収性という性質がゆえに腸管で吸収されずに直接病変に到達することができます。通常の私たちがイメージしている抗菌薬というのは、内服薬か注射薬かが一般的かと思いますが、どちらも血流に乗ってから対象臓器に到達します。それに対し、バンコマイシン内服については腸管で吸収されないという性質をあえて利用して病変に直接アタックするという大胆なアプローチをとっています。
　ここでバンコマイシンを使うことのデメリットを挙げると、

① 高価な薬剤である
② MRSA（メチシリン耐性黄色ブドウ球菌）に対しての切り札的な抗菌薬を温存できない

という2点に集約されます（まるで、そのようなデメリットを克服するような薬剤があたかも登場したかのような展開を匂わせる言い回しですね）。

　2012年2月に施行された第106回医師国家試験の後に国内である出来事が起こります。CDIに対してメトロニダゾールが保険適用になったというプレスリリースが2012年8月に製薬会社より公開されたのです。

　メトロニダゾールは嫌気性菌をはじめ、原虫や*Helicobacter pylori*に対しても有効な薬剤です。古典的な薬剤ということもあり、実はとても安価です。この社会的ニュースの後に、CDIに対する第1選択がメトロニダゾールに変わりました。前述の通りで、①安価な薬剤である、②MRSA感染などの切り札となるバンコマイシンを温存できるという理由です（また、2014年には内服薬だけではなく、静注薬の認可も下りたので、現在ではメトロニダゾール内服/静注どちらの治療方法も行うことができるようになりました）。
　2017年に施行された第111回の医師国家試験では、CDIの治療薬としてメトロニダゾールとバンコマイシンの両方が正解の選択肢になりえるという歴史的な経緯が見てとれます。

知見のupdateを絶えず重ね続ける

　言うまでもなく、CDIを引き起こさないことが医療者として重要な姿勢なのですが、起こってしまったCDIにいち早く気づいて適切な治療介入をすることも大切でしょう。

　検査や治療についての知見は日進月歩の勢いで進歩しています。そのupdateを押さえなければならないという点で医師はたいへんな仕事ではありますが、昨今の医師国家試験をみていると、その**updateに対する順応性**についても一部で出題されています。**過去問を眺めたときには、classic（古典的）な出題なのか、up-to-date（最新）の出題なのかを見極める**目が重要なのかもしれません。過去問3〜5年分を徹底的に演習すれば合格は手堅いという格言（#21）がありますが、その格言が当てはまらないのが一部に存在するup-to-date問題なのだと思います。

　したがって、対策としては、ベースの知識は過去問演習を中心とする従来の方法で基礎固めをしたうえで、余裕があれば最新の知見について一度チェックしてみるのもよいかもしれません。ここでも「医師国家試験の過去問を題材に学びを得る」という基本原則は変わりなく適用されるので、過去問を大切に取り扱おうとする姿勢が大切です。

- 医師国家試験の一部でup-to-date問題が出題される
- 常に知見をupdateすることが医師に求められる素養である

Coffee Break

科学の存在意義

20世紀の物理学者 Edward Teller 氏の言葉です。
"The science of today is the technology of tomorrow"

§3 decision making

41 治療効果判定の指標を設計する

▶ Question

32歳の男性。発熱と咳嗽とを主訴に来院した。

現病歴：2日前から38℃台の発熱と咳嗽が出現した。市販の解熱鎮痛薬を服用したが、37.0℃以下に解熱せず、今朝からは呼吸困難も感じるようになったため受診した。腹痛と下痢はない。

既往歴：27歳時に右胸部の帯状疱疹。29歳時に右側肺炎。30歳時に左側肺炎。

生活歴：食品加工の工場で働いている。妻と4歳の子どもがいる。喫煙は20本/日を10年間。飲酒は機会飲酒。

現症：意識は清明。身長165 cm、体重58 kg。体温38.3℃。脈拍88/分、整。血圧86/42 mmHg。呼吸数28/分。SpO_2 95％（room air）。眼瞼結膜と眼球結膜とに異常を認めない。心音に異常を認めない。右側の胸部でcoarse cracklesを聴取する。腹部は平坦で、腸蠕動音に異常を認めず、肝・脾を触知しない。

検査所見：血液所見：赤血球398万、Hb 11.3 g/dL、Ht 37％、白血球3,400（桿状核好中球22％、分葉核好中球58％、好酸球3％、好塩基球2％、単球8％、リンパ球7％）、血小板15万。血液生化学所見：総蛋白7.5 g/dL、アルブミン3.8 g/dL、尿素窒素18 mg/dL、クレアチニン0.8 mg/dL、尿酸5.8 mg/dL、Na 137 mEq/L、K 3.9 mEq/L、Cl 100 mEq/L。CRP 8.8 mg/dL。胸部X線写真を次に示す。

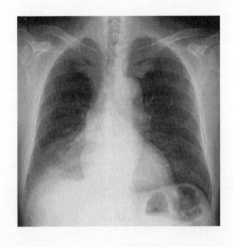

その後の経過：胸部X線写真と喀痰のGram染色標本の検鏡結果から肺炎球菌による細菌性肺炎と診断し入院となった。入院初日からセフトリアキソンの投与を開始したところ、入院3日目までに咳嗽は減少し食欲も出てきた。入院3日目の体温は36.8℃、脈拍80/分、整。血圧116/58 mmHg。呼吸数16/分。SpO_2 96%（room air）。血液所見：白血球6,300（桿状核好中球14%、分葉核好中球61%、好酸球3%、好塩基球2%、単球7%、リンパ球13%）、血小板22万。CRP 4.4 mg/dL。胸部X線写真で所見の改善を認めた。初診時に採取した喀痰および血液の培養からは肺炎球菌が検出された。その後も症状は改善傾向が続き、入院4日目に採取した喀痰の細菌培養検査では肺炎球菌が陰性化していたが、メチシリン耐性黄色ブドウ球菌（MRSA）が検出された。

この患者に対する適切な治療はどれか。

ⓐ メロペネムを追加投与する。
ⓑ バンコマイシンを追加投与する。
ⓒ セフトリアキソン単独投与を継続する。
ⓓ セフトリアキソンをメロペネムに変更する。
ⓔ セフトリアキソンをバンコマイシンに変更する。

〈110B57〉

Checkpoint

- #1 医師国家試験の過去問を大切に取り扱う
- #8 出題者の意図を汲む
- #26 背景知識が評価基準を決める
- #30 陰性所見に注目する
- #41 治療効果判定の指標を設計する

正解 ⓒ

　肺炎を繰り返す32歳男性が再び肺炎になって入院したという病歴です。この時点でHIV感染症の可能性を想起するのですが、本問では抗菌薬の効果判定についての考察を主軸に置きます。喀痰Gram染色を根拠に原因微生物を肺炎球菌と考え、セフトリアキソンの投与が開始されています。入院3日後には改善を認め、その後も症状が改善傾向となり現行のセフトリアキソンを継続する、もしくは、喀痰培養の結果を根拠に、より狭いスペクトラムの抗菌薬に変更（de-escalation）するかを考えるという場面です。

　入院4日目に採ってしまった喀痰培養ですが、当然肺炎球菌は陰性化しており、今回の感染に関与していないMRSAが検出されています。ここで「肺炎にはセフトリアキソン投与が奏効した」「MRSAは感染に関与しておらず単なる保菌状態を捉えただけなので無視して考える」というアセスメントに至れたかどうかが、正解/不正解の分かれ目になったのではないでしょうか。正解はⓒで、奏効しているセフトリアキソン単剤を継続します。

抗菌薬の中止の基準

　本症例では、肺炎に対して抗菌薬での治療が開始されています。

　さて、その治療がうまくいっているのか、それともうまくいっていないのかをどのような項目で評価しますか？　今回は、病歴、身体所見、検査所見という観点で分類し、さらに臓器特異的・非特異的という切り口で説明したいと思います。まずは、自分が診療に当たったと過程して、抗菌薬の効果判定をどのようにしていくかを何となく自分なりに挙げてみてください。

〈110B57〉における抗菌薬治療の効果判定

記載日　　　/　　　/

治療効果判定の指標を設計する

肺炎治療の効果判定にどのような項目を用いるか。その解答例を以下に示します。

解答例）肺炎に対する抗菌薬治療の効果判定		
問診	身体所見	検査所見
＊呼吸苦 ＊咳嗽の頻度 ＊痰の量、性状 ・全身倦怠感 ・食事摂取量 ・ADL	＊呼吸数、SpO$_2$ ＊酸素需要量 ・脈拍 ・血圧 ・体温 ・意識レベル ＊呼吸音 ＊努力性呼吸の有無	・CRP、白血球数 ・BUN（A-DROPの1項目） ＊胸部X線 ＊痰Gram染色

上記の＊は、臓器特異性の高い項目です。より肺炎の効果判定に優れた指標となりえます（他が悪い指標という意味ではありません）。

特に、呼吸数と喀痰Gram染色の所見が鋭敏でよい指標とされておりますが、上記の項目を総合的に判断して効果判定を行うことが重要なのです。本症例を例にとると、効果判定はどのようになるのでしょうか。再度、本文を引用した上で着眼したい項目を太字と下線で強調しました。

> **その後の経過**：胸部X線写真と喀痰のGram染色標本の検鏡結果から肺炎球菌による細菌性肺炎と診断し入院となった。入院初日からセフトリアキソンの投与を開始したところ、入院3日目までに<u>**咳嗽は減少**</u>し<u>**食欲も出て**</u>きた。入院3日目の<u>**体温は36.8℃**</u>、<u>**脈拍80/分**</u>、整。<u>**血圧116/58 mmHg**</u>。<u>**呼吸数16/分**</u>。<u>**SpO$_2$ 96％（room air）**</u>。血液所見：<u>**白血球6,300**</u>（桿状核好中球14％、分葉核好中球61％、好酸球3％、好塩基球2％、単球7％、リンパ球13％）、血小板22万。<u>**CRP 4.4 mg/dL**</u>。<u>**胸部X線写真で所見の改善**</u>を認めた。初診時に採取した<u>**喀痰および血液の培養からは肺炎球菌が検出**</u>された。<u>**その後も症状は改善傾向**</u>が続き、<u>**入院4日目に採取した喀痰の細菌培養検査では肺炎球菌が陰性化**</u>していたが、メチシリン耐性黄色ブドウ球菌（MRSA）が検出された。

このような視点で全体を眺めてみると、治療の効果判定には、「陽性所見の陰性化」に注目していることがわかります。例えば、肺炎に当てはめれば、呼吸器症状、炎症反応、画像所見が診断時の根拠となり、いずれも陽性所見として治療を開始することになりますが、その効果判定をするには、それぞれのパラメータが陰性化するかどうかで判断することになります（#30 陰性所見に注目する）。

〈110B57〉における抗菌薬治療の効果判定				
問診		身体所見		検査所見
＊呼吸苦		＊呼吸数	→16/分	・CRP　　　　　→改善
＊咳嗽の頻度	→減少	SpO₂	→96％（room air）	白血球数　　→正常化
＊痰の量、性状		＊酸素需要量	→なし	（桿状核好中球は14％と依然高い）
・全身倦怠感		・脈拍	→80/分	・BUN（A-DROPの1項目）
・食事摂取量	→食欲改善	・血圧	→低下なし	＊胸部X線　　→所見は改善
・ADL		・体温	→36.8℃	＊痰Gram染色
		・意識レベル	→清明	
		＊呼吸音		
		＊努力性呼吸	→なし	

先ほどの解答例に当てはめると、上記のようになります。
　このように、桿状核好中球以外の項目で改善を認めているので、抗菌薬は奏効していると考えてよいでしょう。

　実臨床であれば、この時点で肺炎球菌に感受性のある抗菌薬のうち、よりスペクトラムの狭いものに変更することがあります。これをde-escalationと言い、具体的にはセフトリアキソンからペニシリンGやアンピシリンのような狭いスペクトラムの抗菌薬に変えることを指します。

　入院後の喀痰培養で検出されたブドウ球菌は、感染には関与していないと考えられるので実質的に無視して結構です。したがって、バンコマイシンに変更する必要も、バンコマイシンを追加する必要もありません。また、メロペネムはMRSAに効きません。セフトリアキソンが奏効していると判断しているので、より広いスペクトラムのメロペネムに変更する必要はありません。

　以上のことから、選択肢❸「セフトリアキソン単独投与を継続する」が正解となります。誤りの選択肢のうち、最も多くの受験生が選んだのは❺「セフトリアキソンをバンコマイシンに変更する」でした。セフトリアキソンでの治療が効いているかどうかを正しく評価し、意図せず検出してしまった喀痰培養のMRSAが感染に関与していないと判断できたかどうかが、正解/不正解の分岐点だったのでしょう。

　このように、治療の効果判定をする際に、何を指標にするかをあらかじめ定める必要があります。本問は治療方針を問うような問題形式ですが、実質的には<u>治療の効果判定が適切になされているか</u>を問うており、実臨床に則した出題となっています。<u>出題意図に沿えば、臨床的なセンスを磨くこともできる</u>という良問です。

・治療の効果判定を「何の」指標で「どのように」評価するか
・その効果判定によって治療を継続/変更/中止の判断を

§4 実臨床リアリティ

42 実臨床と資格試験との乖離を知る

▶ Question

異常がなければ高い確率で肺血栓塞栓症を否定できる検査はどれか。2つ選べ。

ⓐ 心電図
ⓑ 血清 LD 値
ⓒ 血中 D ダイマー
ⓓ 胸部 X 線撮影
ⓔ 肺胞気-動脈血酸素分圧較差（A-aDO$_2$）

〈110D13〉

Checkpoint

☑☑☑ #2 診断ツールを自在に操る
☑☑☑ #42 実臨床と資格試験との乖離を知る
☑☑☑ #44 時間感覚をイメージする

正解 ⓒ、ⓔ

　D-dimerの感度が高く除外診断に有効、という話は過去問でも頻出なので、ⓒの選択肢はほぼ全員が選べているという結果でした。次の一手として肺動脈造影CTを施行し、いつもの見慣れた画像に帰着することで確定診断が下されます。しかし、最初から肺動脈造影CTに行けるかといえば、なかなかすんなりと決断できないのが現場の実情なのです。

　選択肢に含まれる、X線や心電図では、確かに右心系の負荷所見として有名な典型所見※が得られることがありますが、感度があまりに低く参考にすらなりません。一方でD-dimerやA-aDO$_2$は肺血栓塞栓症に対する感度が高いので疾患の除外に有用です。

実臨床と資格試験との乖離を知る

　本書では、第2章で「医師国家試験の背景にある資格試験の要素」に、第3章で「医師国家試験の背景にある実臨床の要素」に照準を当てて解説しています。

　平成27年3月30日に公表された「医師国家試験改善検討部会 報告書」[1]では、今後の医師国家試験について次のようなことが明記されています。

> ① 卒前教育や医療をとり巻く状況
> 　医療に関しては、少子高齢化の進展に伴い、2025年には、団塊の世代が75歳以上となり、国民の3人に1人が65歳以上、5人に1人が75歳以上となり、慢性疾患など複数の疾患を抱える患者、リハビリテーションを必要とする者、自宅で暮らしながら医療を受ける患者の増加が見込まれる。
>
> ② 今後の方向性
> 　今後の卒前教育や医療をとり巻く状況を踏まえ、具体的な方向性としては、単に知識を問う問題ではなく、例えば、症候から優先順位を考慮しつつ鑑別疾患や治療方針の選択を進めていくという臨床医の思考過程に沿った、臨床的な応用力を問う問題を出題するため、出題傾向として「臨床実地問題」に、より重点をおくこととする。
>
> ③ 出題内容などについて
> 　医師国家試験の出題内容は、引き続き、高度な専門的事項を問う内容ではなく、臨床研修において、指導医の下で診療に従事するのに必要な知識および技能を問う水準とするとともに、診療科にかかわらずに総合的な鑑別診断や治療方針の選択に関する能力を問う内容とする必要がある。
> 　具体的には、「臨床実地問題」については、医学生が特に臨床実習に主体的に取り組んだ結果を評価できるよう、(中略)「列挙された特徴的なキーワードから疾患名を想起させるのではなく、症候から優先順位を考慮しつつ鑑別診断を進めていくという臨床医としての思考過程に沿った問題」を重視して出題すべきである。

文献1より抜粋

この報告書に記述されているように、「列挙された特徴的なキーワードから疾患名を想起させるのではなく、**症候から優先順位を考慮しつつ鑑別診断を進めていくという臨床医としての思考過程**に沿った問題」が今後はますます出題されることが予測されます。

　本問は一般問題ではありますが、臨床医としての思考過程に沿った出題と言えます。というのも、診断推論では、**感度・特異度といった検査特性を考えながら検査をオーダーする**ことが重要視されるからです。

　従来の医師国家試験を見直し改善案を検討したのが、前述で取り上げた報告書です。したがって、「単に知識を問う問題」「列挙された特徴的なキーワードから疾患名を想起させる問題」といったold styleな出題形式よりも、**臨床色の強い問題が今後さらに重要視**されるのです。マルチプルチョイスという解答形式の性質上、実臨床でのリアリティを反映させるにも限界がありますが、本問のように実臨床におけるtipsを出題テーマに含めた問題も増えて来ていることにも注目したいところです。

実臨床の視点で肺血栓塞栓症を考える

　肺血栓塞栓症は、国試の臨床実地問題では容易に正解できるケースが多い一方で、実臨床では初見で診断を確定させるのが難しい疾患です。想起できたとしても、確定診断に至るまでに他疾患の除外という時間のかかる過程を要するからです。

　肺血栓塞栓症の診断のエントリーとしては、最も典型的なパターンで言えば「長期臥床の患者が安静度拡大で、歩いた直後に突然の胸痛・呼吸苦」というエピソードとなります。あるいは飛行機に長時間搭乗していて同症状が出た場合も典型です。しかし、どちらも有名な疾患像ではありますが、それ以外にも肺血栓塞栓症のエントリーがあることを知っておく必要があります。

　「Well's criteria」という診断基準があります（表）。このなかに含まれる、ある項目が肺血栓塞栓症らしさをよく表現しています。各項目の点数で決まるスコアなのですが、最高点の3点が付くのは次のような場合と設定されています。

- 3点「肺塞栓症が他の鑑別疾患と比べて より濃厚」（ほかの診断が見当たらない）

　この記述が意味するのは、肺塞栓症以外の可能性を除外してはじめて3点が得られるということなのです。そもそも直接診断を付けにくく、除外診断の要素が強いという疾患の性質を示している項目なのだと思います。「診断の決め打ちとなりえるような特徴的な所見がとりにくい」というのが肺血栓塞栓症の特徴をよく反映しています。

※ 心電図：S1 Q3 T3 パターン（Ⅰ誘導：深いS波、Ⅲ誘導：Q波・T波陰転化）
　胸部X線：肺動脈主幹部の拡張（knuckle sign）、血管陰影の減少（Westermark sign）など

表● Well's criteria

下肢の浮腫と深部静脈の圧痛	3.0
ほかの診断が見当たらない	3.0
頻脈（＞100回/分）	1.5
固定・外科手術（＜4週）か3日以上の固定	1.5
PE・DVT（肺塞栓・下肢深部静脈血栓塞栓症）の既往	1.5
喀血	1.0
癌（治療中・6カ月以内に治療，緩和治療中）	1.0

Well's criteria			Modified Well's criteria	
低危険群	（3.6％PE発症）	＜2点	PE Likely	≧4点
中等度危険群	（20.5％PE発症）	3〜6点	PE Less Likely	＜4点
高危険群	（66.7％PE発症）	＞6点		

文献2より引用

実臨床では、前述のパターン以外に次のようなエントリーが有用です。

- 酸素投与に反応しない低酸素血症
- 肺血管陰影増強以外に異常のない胸部X線写真所見
- 血ガスでCO_2の貯留を認めない呼吸不全（A-aDO_2開大）
- エコーで右心系の拡張所見

上記に挙げた所見は、比較的診療の序盤で拾い上げることができるので、肺塞栓血栓症を早期に拾い上げるには有用な項目となりえます。D-dimer の採血結果が出るまでには少なくとも30分以上を要するので、その手前の段階で上記の項目で肺動脈血栓症をエントリーさせて、検査前確率について検討することが望ましいです。

このように、医師国家試験も実践と検証とがくり返され、徐々に実臨床のエッセンスを反映した良問がつくられるよう、工夫が施されているのです。今後は、従来の医師国家試験過去問と実臨床とのギャップが徐々に埋められていくことが予想されます。

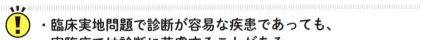

- 臨床実地問題で診断が容易な疾患であっても、実臨床では診断に苦慮することがある
- 今後は、臨床医としての思考過程に沿った問題がますます出題され、臨床色が強まる傾向になる

◆ 文献

1) 医師国家試験改善検討部会　報告書（平成27年3月30日）：http://www.mhlw.go.jp/file/05-Shingikai-10803000-Iseikyoku-Ijika/0000079678.pdf
2) 「バイタルサインからの臨床診断　改訂版」（宮城征四郎/監，入江聰五郎/著），p171，羊土社，2017
3) Wells PS, et al：Derivation of a simple clinical model to categorize patients probability of pulmonary embolism: increasing the models utility with the SimpliRED D-dimer. Thromb Haemost, 83：416-420, 2000

43 closed question で疾患特異的な情報を引き出す

▶ Question

狭心症の症候として考えにくいのはどれか。

ⓐ 悪心
ⓑ 息切れ
ⓒ 左肩痛
ⓓ 前胸部絞扼感
ⓔ 針で刺すような痛み

〈108F4〉

Checkpoint

- ☐☐☐ #8 出題者の意図を汲む
- ☐☐☐ #10 正しい内容を述べた選択肢から要点を抽出する
- ☐☐☐ #42 実臨床と資格試験との乖離を知る
- ☐☐☐ #43 closed question で疾患特異的な情報を引き出す

正解 e

　医師国家試験の臨床実地問題は、病歴や身体所見、検査所見などの情報が最初から与えられていることも多いのが特徴です。したがって、症例情報の解釈や状況判断、意思決定については、臨床医の資質を問うのに適切な問題を作成することができます。

　しかし、**実臨床では患者の情報を1から拾っていかなければならない**という点が医師国家試験と決定的に違っているところなのです。試験問題では本文があるからこそ、「狭心症だと思う」という意見を述べることが容易なのです。臨床では、「狭心症だと思わせる」文章を自分の力で組み立てていかなければなりません。そのときの記述力が臨床医に問われる能力なのです。

「open-end question」と「closed-end question」

　ここでは臨床医が、どのように患者情報を拾っているかを考えます。
　病歴を聴取するには、質問の技術が必須です。「質問」は大きく分けて、"open-end(ed) question" と "closed-end(ed) question" とが存在します。
　OSCEではとにかく「open」「傾聴」「おうむ返し」が大事だと習うのが一般的です。ただ、こう書くと「closed-end(ed) question」が悪者でまるで役立たずのように思えますが、**臨床で有用なのは「open」より「close」**なのです。推論を進めていくには、鑑別疾患を想定したうえで「close」で問診していく姿勢です。「open」のみだと、話がモヤっとしたまま話が進んでいき、最終的には抽象的で、とてもまとまりのない患者情報ができ上がります。また、得られた患者情報が患者本人の表現力に大きく左右されるという性質も欠点の1つとなります。

　もちろん、実臨床でも医療面接の冒頭部では「open」が好んで用いられます。しかし、真の意味での臨床力は**「いかに効果的なclose questionを投げかけることができるか」**という質問のスキルに依存します。

closed questionで疾患特異的な情報を引き出す

　本問を例にとると、診療の過程で「狭心症」を想起したときには次の項目についてcloseに質問をすると、（狭心症だろうという仮説が正しければ）より核心に迫ることができるでしょう。本問の選択肢をなるべく生かしたうえでの医療面接フレーズを挙げてみます。

ⓐ「悪心はありましたか？」「吐き気は？」
ⓑ「息切れはどうですか？」
ⓒ「もしかして左肩が痛かったりしますか？」
ⓓ「前胸部が締め付けられるような感じはありますか？」
ⓔ「その痛みは、針で刺すような痛みではないですよね？」

　患者がこれら全てに「yes」と答えた場合には、「typicalな胸痛」らしさが高まります。このように、「ある疾患／病態」から、それに関連する典型的な疾患像について、症状などの具体的な項目を挙げていくことが、より精度の高い推論を生み出します。

　上記に挙げた症状は、裏を返せば狭心症を想起させるヒントとなりえます。悪心・息切れ・放散痛・前胸部絞扼感は狭心症らしさを高めるので、前述のようにtypicalな症状を具体的に挙げながらcloseで聞いていくことになります。その結果、効果的な問診が繰り出されることになり、診断に寄与する結果となるのです。

　「左肩の痛み」を訴える患者を診る場合には、もちろん整形外科領域が最初に思い浮び整形外科的な診察を進めることになるのですが、頭の片隅で「虚血性心疾患の可能性」が想起されてほしいのです。左肩が痛いと言っているのに、たくさん冷や汗をかいていたり、「じつは2、3回吐いたんです」と言った場合には、整形外科モードではなく循環器内科モードに切り替えなければなりません。肩の痛みが主訴であるにもかかわらず、診療のスピードを一段速くしなければならないケースです。一見関係なさそうな情報から核心に迫る鑑別疾患を挙げなければならないという点で、左肩の痛みから虚血性心疾患を想起するのはときに難しくもあります。

　医師国家試験はマルチプルチョイスという形式上、何もないところからの患者情報の作成を課すには相性が悪いとは思いますが、closed questionで鑑別疾患を絞り込んでいく過程をテーマにした問題は十分に出題されうると考えます。本問は単なる「狭心症」の各論ではなく、「狭心症を想起したときに、何を問診するのか？」という日常臨床のヒントが示唆されているのです。出題背景の1つには、問診のスキルというものも含めたかったのではないでしょうか。

- 実臨床では患者情報を1から自分で拾い上げ組み立てる
- 「いかに効果的なclosed questionを投げかけることができるか」が臨床力アップの鍵になる

44 時間感覚をイメージする

▶ Question

　45歳の女性。腹痛を主訴に来院した。昨日の昼食後から心窩部痛が出現し、上腹部不快感と悪心とを伴っていた。今朝には痛みが下腹部にも広がり徐々に増強し、歩くと腹壁に響くようになったため受診した。妊娠の可能性はないという。体温37.8℃。脈拍92/分、整。血圧112/70 mmHg。呼吸数18/分。腹部は平坦で、右下腹部に圧痛と反跳痛とを認める。腸雑音は低下している。肝・脾を触知しない。

尿所見：蛋白（－）、糖（－）、潜血（－）。

血液所見：赤血球471万、Hb 14.5 g/dL、Ht 42％、白血球14,800、血小板32万。

血液生化学所見：総ビリルビン1.3 mg/dL、AST 15 IU/L、ALT 15 IU/L、ALP 154 IU/L（基準115〜359）、γ-GTP 10 IU/L（基準8〜50）、アミラーゼ35 IU/L（基準37〜160）、尿素窒素22 mg/dL、クレアチニン0.6 mg/dL、血糖112 mg/dL。CRP 3.4 mg/dL。

　腹部超音波検査は腸管ガスにて所見は不明瞭であった。腹部単純CT（Ⓐ、Ⓑ、Ⓒ）を次に示す。

　治療として最も適切なのはどれか。

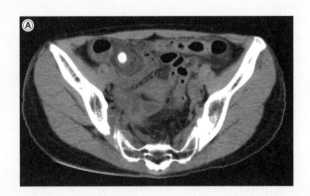

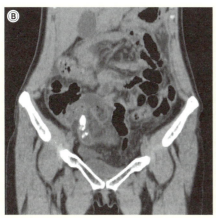
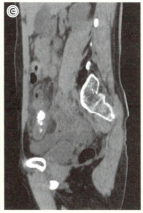

ⓐ 胆嚢摘出術
ⓑ 虫垂切除術
ⓒ 右付属器摘出術
ⓓ 体外衝撃波結石破砕術
ⓔ 経皮経肝胆囊ドレナージ

〈109A35〉

Checkpoint

- #3 臨床実地問題の本文は前から後ろへ順に読む
- #13 症例情報の後半には特異度の高い所見が来やすい
- #33 似たような疾患はグループ化して拾い上げる
- #44 時間感覚をイメージする

正解 ❺

さて、本症例を振り返ってみましょう。

① 45歳の女性
② 腹痛を主訴に来院
③ 前日の昼食後から心窩部痛が出現し
④ 上腹部不快感と悪心とを伴っていた
⑤ 今朝には痛みが下腹部にも広がり徐々に増強
⑥ 歩くと腹壁に響くようになった

①〜⑥まで読み進めると、「（右）下腹部への痛みの移動」や「heel drop sign 陽性」を認めるので、急性虫垂炎を想起するのは容易かと思われます。したがって正解は、❺ 虫垂切除術となります。

しかし、情報が④の段階までしか与えられなかった場合にはいかがでしょうか。①〜④のみだと、急性胃腸炎症例のプレゼンテーションに合致していると思いませんか？ ここに、急性虫垂炎の初期像を見逃してしまうことの原因が含まれているのです。

この2種類の痛みは、医師国家試験の過去問でも問われたり、学部の講義でも少なくとも一度は教わったことがあるのではないでしょうか。じつは、この解剖生理・病態生理の知識が実臨床においても有用となります（表）。

今回の問題でいうと、①〜④の記述が「内臓痛」であり、⑤、⑥の記述が「体性痛」に該当するのです。急性虫垂炎の自然歴では初期では「内臓痛」、その後は進行して「体性痛」になります。そして、内臓痛の段階が急性胃腸炎として誤診されやすい時期に一致します。

表● 虫垂炎に関連する2種類の痛み

虫垂炎の初期　→ 内臓痛	虫垂炎の進行　→ 体性痛
・神経線維：C線維が関連 ・炎症が管腔臓器の内側に限局	・神経線維：Aδ線維が関連 ・炎症が中枢の外側に波及／臓側腹膜から壁側腹膜に及ぶ
・鈍痛	・鋭い痛み
・疼痛の局在がハッキリしない	・疼痛の局在が限局的
・悪心嘔吐、倦怠感、不定愁訴と表現されることも ・軽症	・重症

時間感覚をイメージする

　臨床実地問題においては、時間軸が存在せず、ある時点における患者情報が一挙に提示されます。連問でもない限り、時が遡ったり、先に進んだりすることはありません。一方、実臨床においては、**周りの時間の流れとともに患者情報が絶えず更新され続けます**。本問を例にとると、①〜④までの情報しか与えられていない時点で診療した場合には、⑤、⑥の可能性を想起する必要があります。急性虫垂炎がとりうるnatural courseの知識があれば、内臓痛から体性痛に移行するパターンも事前に予測することができます。

　ペーパーテストという制約上、時間感覚を欠いてしまうという性質が臨床実地問題に付きまといます。実臨床であれば「抗ミトコンドリア抗体が陽性」という情報は、外注検査の結果が出る数日後に判明するはずが、臨床実地問題では数秒で目に入ってしまうという現象が起こってしまうのです（p27〈106D43〉）。

　したがって、**臨床医の時間感覚を養うためのよいトレーニング方法が「臨床実地問題の本文は前から後ろへ順に読む」という原則**になります。①〜④までの情報で急性虫垂炎を鑑別に挙げ、⑤・⑥で絞り込むというプロセスを踏めたなら、その実力は一流の臨床医のそれに近接するとも言えるでしょう。

　現場では疾患を想起しない限りは診断に至りません。そのような点では、医師国家試験はあらかじめ提示されている精査の所見や、選択肢が大きなヒントとなってしまうため、容易に診断できる状況がしばしば起こり得ます。ここが現場と最も大きく掛け離れた相違点の1つだと個人的には考えています。

- 臨床実地問題はある時点での患者情報が与えられる
- そこには時間感覚が欠落しており、時間が遡ったり先に進むことはない
- 一方、実臨床では時間の流れとともに患者情報が常に更新され続ける

Coffee Break

アレンジメント（配列）にも注目です！

　制作の裏話です。メールマガジン「医師国家試験の取扱説明書」では、心の思うがままに執筆して配信しているので、悪く言えば無秩序、よく言えば適度なランダム性が生まれます。本書はメールマガジンの過去 log を元に再構築したものですが、元々のメールマガジンが、内容の統一感も乏しく、分量もテーマもバラバラだったので、編集に苦労しました。

　ただ、苦労した反面、「問題＋解説」という単位をどのように配置して連ねていくかというプロセスは、とても楽しかったです。例えば、第3章§4は「実臨床リアリティ」がテーマだったので、現場の臨場感をうまくまとめ上げる言葉はないか？と考えました。pick up したコンテンツに time/place/occasion の要素が揃っていることに気づき「TPO で括ってしまおう！」と一人で大いに盛り上がってしまったのは、ここだけの話です。その順に並べた結果が、#44→#45→#46 という流れになります。うまく TPO で紐づけられたことに心地よい自己満足感を覚えました。

　本書の内容はもちろんのこと、その配列にも着目していただけると新たな楽しみ方ができるので、いろいろな読み方をしていただけたら執筆冥利に尽きます。ぜひとも、アレンジメントにも注目していただけたら。

第3章 ● 実臨床の観点からの医師国家試験

§4 実臨床リアリティ

45 疫学的な頻度を意識する

▶ Question

　48歳の男性。動悸、頭痛および発汗を主訴に来院した。1年前の健康診断で高血圧を指摘されたが、放置していた。身長168 cm、体重69 kg。体温36.8℃。脈拍88/分、整。血圧168/104 mmHg。

血液生化学所見：Na 142 mEq/L、K 4.5 mEq/L、尿中アドレナリン102 μg/日（基準1〜23）。

腹部単純CTで副腎部に4×6 cmの腫瘤を認める。

検査として有用なのはどれか。2つ選べ。

ⓐ 血清Ca測定
ⓑ 副腎静脈造影
ⓒ フロセミド負荷試験
ⓓ デキサメサゾン抑制試験
ⓔ ^{131}I-MIBGシンチグラフィ

〈104A44〉

Checkpoint

☐☐☐ #11 誤った内容を述べた選択肢では誤りの箇所を正す

☐☐☐ #42 実臨床と資格試験との乖離を知る

☐☐☐ #45 疫学的な頻度を意識する

正解 ⓐ、ⓔ

　古典的に有名な、5H症状（代謝亢進〈Hypermetabolism〉、高血糖〈Hyperglycemia〉、頭痛〈Headache〉、動悸〈Hypertension〉、多汗〈Hyoerhydrosis〉）のうち、冒頭の時点で3項目（頭痛・動悸・多汗）が揃っているので、褐色細胞腫を想起することは簡単でしょう。また、本症例では、尿中のカテコラミンが高値であり、副腎腫瘍も認めることから、褐色細胞腫を強く疑うのは容易かと思います。

　しかし実臨床では遭遇頻度の少ない疾患です。そして、なかなか鑑別に挙がりにくく、そして見逃されているケースが潜在的にありそうな疾患という印象を受けます。

選択肢考察

　副腎静脈造影、フロセミド負荷試験は原発性アルドステロン症の検査として、デキサメサゾン抑制試験はCushing症候群の検査として重要です。また、造影剤は褐色細胞腫では禁忌だったことも押さえましょう。

　I-アドステロールではなく、I-MIBGが褐色細胞腫に対しての核種になります。MEN Ⅱa型では副甲状腺腫瘍を合併するので、高カルシウムをチェックするという発想が生まれます。

ⓐ 褐色細胞腫の合併症としてMEN Ⅱa型を想起し、副甲状腺腫瘍を検索します
ⓑ 副腎静脈造影は、原発性アルドステロン症に対する検査です
ⓒ フロセミド負荷試験も、原発性アルドステロン症に対する検査です
ⓓ デキサメサゾン抑制試験は、Cushing症候群に対する検査です
ⓔ ^{131}I-MIBGシンチグラフィは、褐色細胞腫に対する検査です

疫学的な頻度を意識する

　本問では、尿中アドレナリンが高値だという情報がほぼ診断名を明かしているようなものであり、褐色細胞腫の検査についての知識があれば、難なく正解に到達できてしまいます。しかし、実臨床の現場では初見で褐色細胞腫の診断に至れるケースは稀です。というのは、疫学的な観点で言うと、本邦の推計患者数は約3,000人（2009年の調査）と遭遇頻度がきわめて低い疾患に分類されるためです。

　褐色細胞腫の診断のエントリーとしては、動悸や頭痛といった症状が多いのですが、健診などで偶発的に発見されることや、二次性高血圧の原因検索で見つかることもあります。疑うことさえできれば、尿中のカテコラミンをオーダーすることも容易です。しかし、疑ったところで疾患頻度自体が少ないという理由で、確定診断に至る可能性は相当に低いのです。

　医師国家試験の臨床実地問題に反映させにくい要素の1つに、「疫学的な疾患頻度」が挙げられます。これは、言い換えると、従来の医師国家試験では疫学的な頻度を考えなくて

MEN：multiple endocrine neoplasia（多発性内分泌腫瘍症）

も正解率にさほど影響は出なかったということになります。ここにも実臨床と医師国家試験との乖離が見受けられるのです。

今後は疫学的な頻度を意識した臨床実地問題が登場することが増える可能性があり、実臨床との整合性を考えるべきでしょう。例えば、以下に示すように**年齢・性別を重視することで、疫学的な観点・センスが磨かれる**ことになります。

年齢・性別がプレゼンテーションの最初に配置される理由

年齢・性別が症例のプレゼンテーションの最初に提示されるのは、疫学的な意味で重要な役割を果たしています。例えば、「特に既往のない10代女性の前胸部痛」と「冠血管因子を複数有する中年男性の前胸部痛」とでは、想起する疾患が変わってきます。「高齢初発の気管支喘息」は頻度は低いので、他の疾患を考えるヒントになりますし、「発熱が5日以上続いていても成人」では川崎病を鑑別に挙げません。**診断推論をはじめるには、年齢・性別が不可欠**となるのは、そのような理由が背景にあります。

疫学的な疾患頻度（有病率）を考えるということは、検査前確率にも影響を与えます。日常でよく遭遇する疾患と、そうでない稀な疾患とでは、想起されたときの検査前確率が大きく異なります。シマウマを探すなという有名な格言は、このような疫学的な要素が背景にあって成立しているのでしょう。どこからかヒヅメの音が聞こえてきたら、rareなシマウマではなく、commonな普通の馬を想起する方が診断の精度を高めたり、検査の無駄を省いたりすることにつながります。

実臨床においては疫学を踏まえて推論を進めているという原則について、rare疾患である褐色細胞腫の臨床実地問題を通じて紹介しました。

- 臨床実地問題では現実の有病率が反映されにくい
- 一方、実臨床においては疫学的に疾患頻度を踏まえて診断推論を進めることが求められる
- 今後は疾患頻度を踏まえた問題が登場する可能性があり、疫学の知識が解答の根拠として重要な役割を果たす問題が増える可能性がある

シマウマは好きですか？

　臨床推論（clinical reasoning）の領域では、「シマウマを探すな」という有名な格言があります。1940年代にMaryland大学医学部教授Theodore Woodward医師が、インターンを指導した時の言葉が発端とされています。

"When you hear hoofbeats, think of horses not zebras."

　直訳すると「蹄の音を聞いたら、シマウマではなく馬を想像しろ」という意味になります。Maryland州ではシマウマよりも馬の遭遇頻度が圧倒的に高く（サバンナでの頻度は逆になるのかもしれませんが）、蹄の音を聞いたときには、よりcommonな馬の方から考えることが自然であり、同様に診断のプロセスにおいてもrareな疾患よりもcommonな疾患の方から考えるのが原則であることを含蓄した表現なのです。

　したがって、医療の世界で"zebra"は俗語的に「rareな疾患」を暗に意味し、「まずはcommonな疾患から考えよう」という文脈で登場する用語なのです。

　この格言の注意点が2点あって、1つは「地域性」、もう一つは「除外診断」です。

　まず、Maryland州という地域ではシマウマがrareであるという前提があるということです。検査前確率の観点からすれば、例えば国内の施設だったとしても、北海道と九州とでは頻度が異なる疾患が存在していたり（例：成人性Tリンパ球性白血病）、同じ都市内でも診療所と市中総合病院、さらには大学病院とでは扱う疾患のバリエーションに差があるということになります。このように診断推論には地域特性が加味されるのです。

　次に、この格言は決して「シマウマを考えてはいけない」ということを意味してはいません。「まずcommonなものから考えるのが原則」ということを強調しているだけであって、「rareなものを想起してはならない」という誤解が生じる可能性があります。「そのrareな疾患を除外できるだけの明確な根拠が得られるまでは」という前提で推論を進めていくことの重要性が込められているのです。rareと言えども、その疾患に罹っている人が存在しているのは確かで、それを見つけるためにもどこかでzebraを考えなければならないタイミングも来るのです。

　本邦の医学教育においても、当然rareな疾患について学習を深める機会があり、医師国家試験も含め、各種試験にrare疾患が登場することもあります。ここに現場での遭遇頻度との乖離が生じますが、「commonから考える」「明確な除外の根拠が得られるまではrareの可能性を残しておく」という姿勢の大切さをこの格言から汲み取ることができます。

補足

　医療ドラマでも"zebra"というフレーズ／概念が登場します。有名どころでいうと、ER（1st season 第3話）で、医学生のCarterが意識障害の鑑別診断を考えながら頻度の少ない疾患を列挙したときに、上級医がこのフレーズを口にするというシーンが相当します。Dr. HOUSEは、他の医師が確定診断に至らなかった症例を突き詰めて最終診断に至るという姿を描いたドラマであり、まさに"zebra探し"が主なテーマとなっています。

【参考文献】

1) 「Learning Clinical Reasoning Second Edition」（Jerome P. Kassirer, et al/eds）, Lippincott Williams & Wilkins, 2009

第3章 ● 実臨床の観点からの医師国家試験

§4 実臨床リアリティ

46 置かれている状況を的確に把握する

▶ Question

　3歳の男児。嗄声と喘鳴とを主訴に母親に連れられて来院した。2日前から発熱、鼻汁および嗄声が出現し、本日夕方から吸気性喘鳴と犬吠様咳嗽を認めたため小児科を受診し、その後耳鼻咽喉科を紹介された。陥没呼吸やチアノーゼは認めない。SpO_2 98％（room air）。

　まず行うべき検査はどれか。

ⓐ 頸部 CT
ⓑ 後鼻鏡検査
ⓒ 頸部超音波検査
ⓓ 喉頭内視鏡検査
ⓔ 副鼻腔 X 線撮影

〈108H23〉

Checkpoint

☐☐☐ #5 文字は全てに目を通す
☐☐☐ #8 出題者の意図を汲む
☐☐☐ #39 優先度を考えて decision making を組み立てる
☐☐☐ #46 置かれている状況を的確に把握する

正解 d

正解率は80％以上となっております。必修問題での正解率8割台なので、合否の明暗を分けうるような問題の部類に入るでしょう。本問を確実に正解するうえでのチェックポイントとして、次の項目を挙げたいと思います。

- ☑ 読み飛ばしなく、本文全てに目を通したか（取扱原則#5）
- ☑ 小児科から耳鼻咽喉科へ紹介されて、今耳鼻咽喉科外来にいるという状況を踏まえたか
- ☑ 耳鼻咽喉科外来にはどのような設備が整っているのかを想像したか

嗄声・喘鳴をきたした3歳男児という情報から、気道の病変を疑います。2日前からの上気道炎症状に加え、当日の夕方から「吸気性喘鳴」と「犬吠様咳嗽」とを認めたという疾患特異性の高い病歴に診断のヒントが隠されています。

吸気性喘鳴では、末梢の気道というよりは中枢側の気道狭窄を思わせます。したがって気道径の大きな部位での狭窄が疑わしく、緊急性が帯びてくる状況となります。幼児の吸気性喘鳴とくれば、ウイルスが原因となるクループ症候群が有名で、学童時や若年成人での吸気性喘鳴では細菌が原因となる急性喉頭蓋炎を想起することが臨床上重要となります。

気道のemergencyを考えているので、所見が得られるまでの時間が短く、より必要な情報が得られるという点で **d**「喉頭内視鏡検査」が最適解となります。

選択肢考察

本問では「小児科を受診して、耳鼻咽喉科に紹介となった」という状況を確実に押さえることが解答のヒントとなります。アクセス面で耳鼻咽喉科外来から出て実施するような検査は時間的コストがかかってしまうという認識が重要です。

- **ⓐ** CT検査は通常、耳鼻咽喉科外来からCT室に移動する必要があります。確かに矢状断の画像から有意所見が得られるかもしれませんが、放射線被曝とアクセスの観点から第一選択にはなりません。
- **ⓑ** 後鼻鏡検査は、耳鼻咽喉科外来に備え付けられた機器ではありますが、鼻腔内を観察するための検査です。咽喉頭を観察することはできません。
- **ⓒ** 超音波検査もCT検査と同様、通常は検査室に移動するか技師がエコー器をもってきてから実施されるものです。耳鼻咽喉科外来内にある機器を用いるより時間的コストを必要とします。また、超音波検査は空気に対して相性が悪いので気道の評価で用いられる場面はきわめて限られるので不適です。
- **ⓓ** 耳鼻咽喉科外来で実施できる検査であり、咽喉頭を直接観察できるという点で優れている検査です。耳鼻咽喉科外来にいるという状況下では、ⓑの選択肢と同等のスピードで被写体に到達できます。
- **ⓔ** レントゲン室に移動する必要があります。また、病変は副鼻腔ではなく、頸部軟部組織なので、そもそもtargetが誤っています。

置かれている状況を的確に把握する

このように、**与えられた臨床実地問題の状況を適切に把握し、次の一手を的確に判断するような「状況判断問題」**が近年では、多数出題されるような傾向にあります。状況判断問題は文字の通り、状況を確実に把握したうえで意思決定することが求められます。今回でいうと「小児科から紹介されて今耳鼻咽喉科外来にいる」という場面を確実に把握することが凡ミスの予防線となります。耳鼻咽喉科外来なので、喉頭ファイバースコープは手軽に扱えるという認識が解答の根拠に繋がるという問題設計になっています。

冒頭で示した通り、「小児科から紹介されて耳鼻咽喉科を受診している場面である」ということを意識して解答に至ったかということを今一度、自問自答してみてください。

- 問題で提示された状況設定を的確に把握する習慣を身に付ける
- 状況判断が必要となる問題は現場のリアリティを反映する

◆ 文献
1)「クエスチョン・バンク 医師国家試験問題解説2019 vol.4」，メディックメディア，2018

column

「今」「ここ」で できること / できないこと

〈108H23〉では、小児科外来から耳鼻咽喉科に紹介されて、今まさに耳鼻咽喉科の外来で診療を行っているという状況設定が正解の決め手になりました。実際の診療においても、似たような判断・考察に迫られることがしばしば起こり得ます。

極端な例を挙げると、病院外で誰かが倒れていた場面で、その場にたまたま通りがかったのが医師だったとしても、できることは限られているのです。手塚治虫のブラックジャックでもない限り、診療カバンを常に持ち歩いている医師はほぼ皆無でしょうから、薬剤や注射等のデバイスがない状態での対応が迫られるのです。したがって、いかに早く救急車を呼んで適切な医療機関に運ぶかが、その患者のbenefitに繋がることになります。「今」「ここ」で何もできないと判断することが、よい結果を生むこともあるのです。

同様に、診療をしているときに、思いがけない急変やアクシデントが突然起こることがあったときに、すべきことが「今」「ここ」で遂行できる環境にあるのかを真っ先に考える必要があります。したがって「状況判断を問う問題」が医師国家試験に登場することも頷ける背景が、実臨床の現場には存在しているのです。

Coffee Break

医師国家試験の副作用

あなたがた若い人たち（＝初期研修医）は、すぐ答えを求めようとするぅ。

旭川厚生病院 副院長　沖　潤一　先生

※初期研修医2年目の小児科ローテーションのときに、何度と言われた台詞です。
「臨床には正解がない」という Power Phrase は、ここから生まれました。

§4 実臨床リアリティ

臨床には正解がない

▶ Question

65歳の男性。頭部挫創を主訴に来院した。

現病歴：飲酒後、家の階段の下で倒れているところを帰宅した家族に発見された。頭部に挫創を認めたため家族に付き添われて受診した。

既往歴：心房細動のためワルファリン内服中。

生活歴：定年退職後無職。

家族歴：特記すべきことはない。

現　症：アルコール臭があるが意識は清明。ただし、本人は受傷時のことは覚えていない。脈拍80/分、不整。血圧150/90 mmHg。呼吸数24/分。頭頂部やや後方に3 cmの挫創があり出血を認めた。身体の他の部位に創傷は認められなかった。

検査所見：頭部CTでは頭蓋骨骨折は認められず、後頭蓋窩にごくわずかな硬膜下血腫が認められた。

挫創からの出血に対する止血や縫合に難渋していたところ、患者が突然嘔吐した。その後，よびかけにも痛み刺激にも反応しなくなった。急いで再度頭部CTを撮影しようとCT室に搬送し、撮影台に移乗し頭部を固定したところ呼吸が止まった。頸動脈は触知できた。

急変後、2回目のCTの撮影に行く前にすべきであった処置はどれか。2つ選べ。

- ⓐ 吐物を吸引する。
- ⓑ 大量輸液を行う。
- ⓒ 制吐薬を投与する。
- ⓓ 経口気管挿管を行う。
- ⓔ リザーバー付マスクで酸素を投与する。

〈108G65〉

Checkpoint

- ☑☑☑ #8 出題者の意図を汲む
- ☑☑☑ #42 実臨床と資格試験との乖離を知る
- ☑☑☑ #47 臨床には正解がない

正解 ⓐ、ⓓ

　本題に入る前に、第111回の問題を1つ紹介したいと思います。その問題の出題背景と、今回取り上げた〈108G65〉のテーマが完全に合致するためです。

▶ Question
　昏睡を呈する頭部外傷患者の初期診療において最優先すべきなのはどれか。

ⓐ 低換気の是正
ⓑ 頭部CTの撮影
ⓒ 目撃者からの情報収集
ⓓ 一次的脳損傷の修復治療
ⓔ 脳神経外科医へのコンサルテーション

正解 ⓐ

〈111C2〉

　頭部外傷の患者で意識レベルが低下した際に、まずはじめに考えるべきは、「ABCは安定しているか？」ということです。気道に問題があれば呼吸に影響をきたし、呼吸が悪くなると循環が破綻し、循環が破綻すると脳血流が低下することで意識レベルの低下が起こります。したがって、この場合、意識障害の上流であるABCの異常を解決しない限りは、例えば〈111C2〉でⓑの選択肢の「頭部CTの撮影」を選んだ場合には、〈108G65〉のエピソードのように頭部CTで無残なイベントを引き起こしてしまう結果になってしまうのです。〈111C2〉のアプローチとしては、前述のようにABCの安定化が最優先されるので、ⓐ「低換気の是正」が正解となるわけです。

　さて、本題です。まずは〈108G65〉を振り返ってみましょう。

- 65歳男性、家の階段の下で倒れていた
- 飲酒後
- 頭部に挫創を負っている
- 家族が付き添っている
- 既往は心房細動、ワルファリン内服中
- 現在無職、定年退職後である
- アルコール臭がある
- 意識清明、受傷時のことは覚えていない

- 脈拍 80/ 分、不整。血圧 150/90 mmHg
- 呼吸数 24/ 分
- 頭頂部やや後方に 3 cm の挫創があり出血を認める
- その他の部位の創傷は認められなかった
- 頭部 CT で後頭蓋窩にごくわずかな硬膜下血腫

- 挫創に対して縫合や止血に難渋
- 患者が突然嘔吐した
- その後、よびかけにも痛み刺激にも反応しなくなった
- 急いで再度頭部 CT を撮影しようと CT 室に搬入した
- 撮影台に乗せた後に呼吸が止まった
- 頸動脈触知できる

「飲酒後の方が階段の前で倒れている」という病歴は、臨床医なら一度は出くわすだろう common な状況設定です。特に、急性アルコール中毒を何例も経験した頃に、ついつい過小評価をしてしまうこともよくある話です。「階段の前で倒れている」ということは「階段で足を踏み外して滑落した」という可能性を示唆します。そのことを忘れてしまうと、悲惨な結果を招いてしまうかもしれません。

また、もう 1 つの pitfall としては、意識レベルの低下に飛びついて、つい「頭部 CT」に急いでしまうということです。したがって、〈108G65〉を解くヒントは〈111C2〉に隠されています。〈111C2〉から汲みとれる最重要項目は「頭部外傷の意識障害は、まず ABC の安定化から」ということです。ABC が不安定な状況で頭部 CT に足を運んでしまうと、今回の〈108G65〉のように CT がいわゆる「死のトンネル」と化して患者の生命が脅かされるきっかけとなるのです。

したがって、前述の箇条書きのなかで最も反省すべきは「急いで再度頭部 CT を撮影しようと CT 室に搬入した」という箇所になります。その手前段階で、ABC の評価を確実に行い、気道・呼吸・循環が保たれた状態で CT 室に向かうというのが模範解答となるのです。

急変前に嘔吐をしたということで、吐物による窒息や、意識レベル低下による舌根沈下のリスクが上がるだろうと考えます。結果として、吐物を吸引する（選択肢ⓐ）だけではなく、気管挿管を施行して（選択肢ⓓ）気道を保ってから頭部 CT に行くとよいという結論に至ります。

じつは、ABC の評価なしに CT に行ってしまって痛い目を見る、という教訓は実臨床でよく耳にすることですが、医師国家試験でもすでに出題されていたのです。内容面で実臨床の重要事項を包含しているという点と、「振り返ってみたときに、すべきだったこと / すべきではなかったことは何？」という点とが、今後の出題パターンを思わせます。

臨床には正解がない

　ごくごく当たり前の話ですが、実臨床は複雑系の世界です。医師国家試験では正解が必ず存在する世界なので、国試の過去問演習ばかりしていると「実臨床にも唯一の正解が存在するのでは？」と錯覚してしまいそうになることがあります。事実、初期研修医になったときに、ないはずの正解を求めようとして、結論ばかりを急いでしまうという罠に陥ってしまうケースも少なくありません。

　必ずしも下した判断・決断が正しいとは限らないという場面に現実ではよく遭遇します。普段、その時点ではベストを尽くしたつもりでも、さまざまな要因が重なり、じつは他にもっとよい選択肢があった、ということはしばしば起こりえます。本問は、そのような実臨床のリアリティが反映された問題です。

　ここで重要なのは、意図してミスを引き起こしたわけではないということをまず受け止めることです。最善を尽くしたつもりであっても、結果が伴わない場合がありえます。起こってしまったことについては、やり直しができないので、可能な限りのリカバリーをすることは当然として、それとは別個で==「次に同じ状況になったら、どのようなアクションプランを立案するのか」ということを振り返る==ことが大事です。

　臨床医が振り返りのカンファレンスを行う意義は、いくつかあります。そのなかには、例えば「ファインプレイ」を拾って、次も同じようにそのファインプレイを自在に引き出すことができるよう分析することも含まれます。失敗を正すことより、成功を必然化することの方がずっと難しいのですが、再度、成功事例をとり上げることで、よいイメージを全体で共有できるのです。

　また、本問〈108G65〉のように「その当初はbestを尽くしたつもりだったけど、==ストップモーションで（時間を止めて）考えてみたときや俯瞰的に（複数人の意見を取り入れることで視点を広げて）眺めてみたときにbetterな方法が思いつく==かもしれない」ということを意図して症例検討を行います。

　臨床には正解がないからこそ、可能な限りの仮説を立てて、それを丁寧に検証していくというプロセスを絶えず繰り返していくことが、臨床力の向上につながるのです。

- 医師国家試験には唯一解が設定されるが、実臨床には正解がない
- 正解がないからこそ、仮説と検証を繰り返しながら臨床力を研鑽する
- 下した判断が正しくなかったときは、次に同じような場面に出くわしたときのアクションプランを考える場を設ける

第4章
統合演習

第4章

統合演習

Introduction

第4章は統合演習です。下記のようなテーマで10問用意しました。

> 統合演習① 臨床実地問題におけるトレーニング負荷の調整
> 統合演習② 一般問題におけるトレーニング負荷の調整
> 統合演習③ 実際の時間経過に沿って情報を整理することの重要性
> 統合演習④ 試験本番で起こりやすいcommonなエラー
> 統合演習⑤ 臨床医の思考を見える化
> 統合演習⑥ 何気ない情報からヒントを見出すために
> 統合演習⑦ 今後の医師国家試験を占う問題
> 統合演習⑧ 意思決定とその根拠
> 統合演習⑨ 基本ルールの適用練習
> 統合演習⑩ 正解のない実臨床の世界で

　第1章では、医師国家試験の過去問演習で主軸となる「7大原則」を紹介しました。つづいて、第2章では資格試験の切り口で医師国家試験を眺めてみた場合の基本ルールを、第3章では臨床医の視点で医師国家試験を解いた場合に導き出される基本ルールを取り上げました。これらの基本ルールをどのように普段の演習に応用していくかを集約したのが第4章なのです。第2章は資格試験、第3章は実臨床という括りで便宜上は分けていたものが、実は根っこの部分で関連していたという「統合性」を見出すのが第4章となります。

　例えば、本書で繰り返し強調されている、【#3 臨床実地問題の本文は前から後ろへ順に読む】というルールは、資格試験という点ではトレーニングの負荷向上に繋がり、過去問演習の質を高めることができます。他方、このルールは臨床力の向上にも寄与するのです。それは、前から後ろに症例情報を読み進めると、【#44 時間感覚をイメージする】という実臨床の要素を担保できるためです。臨床実地問題は時系列における「ある一点」のみの情報しか提示できませんが、臨床実地問題を前から順に読み進めていくというルールを課すことで、時間経過を再現することが可能となります。

トレーニングの負荷について （統合演習①・②）

　本書においても、医師国家試験の過去問が最良の教材であるということを繰り返し主張してきました。統合演習①では「臨床実地問題におけるトレーニング負荷の調整方法」を、統合演習②では「一般問題におけるトレーニング負荷の調整方法」を提示しています。
　統合演習①・②では【#7 精度と速度のバランスを調整して演習する】という7大原則の1つをより具体的に掘り下げます。時期に応じたトレーニング負荷をどのように調整するかについて考察しましょう。

実臨床での時間経過について （統合演習③）

　実臨床では、患者と接触する前の情報（外来での予診票や救急隊からの申し送りなど）にはじまり、会った瞬間の数秒で得られる情報（第一印象）、医療面接で得られる情報（病歴）、身体診察で得られる情報（理学所見）、検査を実施したうえで得られる情報（検査所見）が順に得られるのが一般的です。第一印象の時点で病理の画像を思い浮かべることは超能力者でもない限り現実的には無理な話なのですが、医師国家試験ではその超常現象が意図せず起こってしまうのです。そうなってしまうと、病歴や理学所見がなかったとしても正しい診断が導かれてしまうという不思議な現象が生じます。
　統合演習③では基本ルール【#44 時間感覚をイメージする】に照準を当てて、実際の現場の時間感覚を踏まえて医師の思路をなぞるという方法をとりました。

試験本番で起こりやすいcommonなエラー （統合演習④）

　何の変哲もない一般問題を取り上げて、そこで生じる可能性のあるエラーについて考察しています。2日間で400問を解くという全過程には、ひとつひとつの細かい情報処理が無数に含まれています。本番でパフォーマンスを発揮して結果を出さなければならない、という点で「資格試験」と「実臨床」の共通項が垣間見えます。事前に、起こりやすいエラーをpick upして、その傾向と対策を練ることは、資格試験と実臨床のどちらにも当てはまる大切な姿勢なのでしょう。

臨床医の思考を見える化 （統合演習⑤）

　統合演習⑤では唐突ですが「よいカルテの書き方」が登場します。第3章では「臨床医の思考プロセス」と「実臨床のリアリティ」がテーマとなっていますが、前者の「臨床医の思考プロセス」が視覚的に具現化されたものがカルテなので、上級医のカルテが最も身近な教材の1つとなります。「カルテには臨床医のセンス・診療能力が反映される」という格言に然り、第3章で取り上げた「臨床医の思考プロセス」を統合的に視覚化するために、身近な「カルテ」を題材にしました。

何気ない情報からヒントを見出すために　（統合演習⑥）

　#4の〈110A21〉と同様に、選択肢を隠した状態で診断推論を進めます。基本ルール【#25 アセスメントとは情報に意味を与えること】、【#26 背景知識が評価基準を決める】の項では、知識の積み重ねによって、見えてくる景色が変わってくることを述べました。同じ情報が与えられても、解釈・意味付けをするための背景知識がなければ、適切にアセスメントができないのです。

　統合演習⑥では、少し難易度の高い問題を教材として取り上げています。診断に直結するような決定打がなかなか得られないまま、読み進めていかなければならず、さらには選択肢も封じられているという状況で、ささいな情報をヒントに診断に迫るという内容です。実臨床において「違和感」を察知するには、知識と経験が重要だと述べています。その基礎が医師国家試験の過去問演習で形成されるので、再三、本書で強調しているように「医師国家試験の過去問を大切に取り扱おう」という姿勢の重要性を再確認します。

今後の医師国家試験を占う問題　（統合演習⑦）

　統合演習⑦では、〈111F24〉をpickupしました。この問題は、必修問題にもかかわらず当時の受験生の回答が割れて正解率が低かったという特徴があります。その背景には「実臨床での常識が問われている一方で受験生には馴染みが薄い内容だった」という要因がありそうです。

　1）受験生の観点　2）臨床医の観点　3）今後の医師国家試験を占う観点　というように多角的な視点での考察が述べられています。正解率こそ低い問題になってしまいましたが、今後は「現場感のある」本問のような問題が続々と登場していくことが予想されます。その「未来の医師国家試験」を占ううえでも、要になるのが〈111F24〉のような問題なので、詳しく分析しました。

意思決定とその根拠　（統合演習⑧）

　臨床実地問題には、時折「前医」が登場します。その続きには「改善しなかったので」という決まり文句が来て、「では何だったのか」という推論に繋がります。これは実臨床においても、よく見られるパターンになります。時間が経過すれば情報量が増えるので、診断には有利になります。統合演習⑧では、情報の少ない場面で判断を迫られたときに「適切に決断できるか」という臨場感を意識しました。

　ペーパーテスト上では、意思決定の結果は自分にしか返ってきませんが、実臨床では意思決定が患者や家族にも影響を大いに与えます。医師国家試験の過去問演習は、現実世界に出る前のシミュレーションの場でもあるのです。

基本ルールの適用練習 （統合演習⑨）

　統合演習⑨は本書の総まとめ的な位置付けにしました。〈110A27〉を題材に、これまでのルールを実際に適用するという課題を設けています。
　画像を見てしまえば一発診断できてしまうような問題ですが、本書のコンセプトに沿って解答までの筋道を立てるとどうなるかという力試しができるような設計にしました。

正解のない実臨床の世界で　（統合演習⑩）

　十分な知識、研鑽した技術があれば、医療が成り立つかといえば、思った以上に単純ではないのが実臨床のリアリティです。統合演習⑩では、患者のoutcomeに重要な知識、技術、態度・姿勢のうち、態度・姿勢に焦点を当てています。
　本書の目的は「医師国家試験の合格」のアシストですが、おまけ要素として「合格の向こう側」を少しだけ見せるという締め括りとしました。

　このように、これまで本書で登場したルールを「統合」的に取り上げ「演習」を行うのが第4章のねらいとなります。「医師国家試験の取扱説明書」の総括となるようなコンテンツにしたので、これまでの記述が有機的に結びつくような章になれば本望です。

 Coffee Break

窓の縁

　病棟回診をしているときに病室の窓から外の光が入ってきました。とても眩しい光景で、いい気分になります。札幌市内を見渡すことができる階なので、私自身も大して意味もなくフラっと足を運ぶことがあります。病室の窓から外の景色を望むと、先代の院長、清水洋三先生の顔が思い浮かびます。今は名誉院長になり現役で外来診療や訪問診療に専念されていますが、病院新築の際に窓の設計にも関わったという話を聞いたことがあります。

　素人眼にも、地面から窓の距離が短いのがわかります。窓の下縁が一般的なものより、かなり低い位置にデザインされているのです。清水先生の意図は「ベッドから少し顔を上げるだけで、外の景色が一望できるようにしたい」というものでした。空しか見えないような窓ではなく、人々が生活する街の景色が見える窓です。患者や家族が退院後の生活に思いを馳せることができる窓の縁なのです。

　ちょっとした配慮が、患者の回復の力を支援するということを思い知らされたエピソードです。

統合演習1

▶ Question

　34歳の女性。前胸部不快感、呼吸困難および悪心のため救急車で搬入された。10日前から感冒様症状に続き、37℃台の発熱、悪心およびふらつきが出現していた。3日前から前胸部の不快感と呼吸困難とが出現し、増悪してきたため救急車を要請した。体温36.9℃。心拍数112/分、整。血圧74/40 mmHg。呼吸数24/分。SpO_2 98％（鼻カニューラ1 L/分　酸素投与下）。Ⅲ音とⅣ音とを聴取する。両下胸部にcoarse cracklesを聴取する。四肢末梢の冷感を認める。

血液所見：赤血球418万、Hb 12.7 g/dL、白血球11,300、血小板20万。

血液生化学所見：AST 186 U/L、ALT 64 U/L、LD 995 U/L（基準176〜353）、CK 352 U/L（基準30〜140）、CK-MB 42 U/L（基準20以下）。CRP 11 mg/dL。

　心筋トロポニンT迅速検査は陽性。胸部X線写真で心拡大と肺うっ血とを認める。来院時の心電図（Ⓐ）と心エコー図（Ⓑ）および入院14日目の心エコー図（Ⓒ）を次に示す。

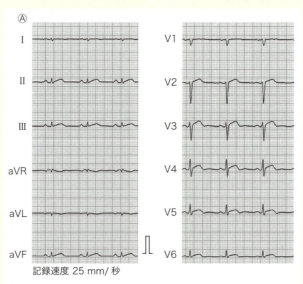

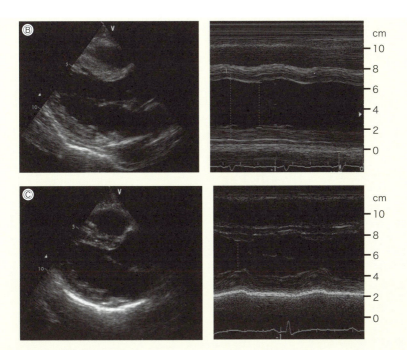

最も可能性の高い疾患はどれか。

a 急性心筋炎
b 急性右室梗塞
c 僧帽弁狭窄症
d 急性肺血栓塞栓症
e 特発性拡張型心筋症

〈111D44〉

Checkpoint

☑☑☑ #3 臨床実地問題の本文は前から後ろへ順に読む

☑☑☑ #4 本文→画像→設問→ ||大きな壁|| → 選択肢の順を厳守する

☑☑☑ #5 文字は全てに目を通す

☑☑☑ #28 解剖と病態を想像する

☑☑☑ #45 疫学的な頻度を意識する

正解 ⓐ

どちらかと言えば古典的な出題形式の臨床問題です。キーワードさえ拾ってしまえば、簡単に診断に至り、かつ診断を問う問題となっております。【p204】でも紹介したように、厚生労働省より今後の医師国家試験の方向性が次のように明確に提示されています。

> 「列挙された特徴的なキーワードから疾患名を想起させるのではなく、症候から優先順位を考慮しつつ鑑別診断を進めていくという臨床医としての思考過程に沿った問題」を重視して出題すべきである。

上記で指摘されているような、キーワード飛び付きによる解法アプローチの例を示すと、こうなります。

①10日前に感冒が先行した、②心不全症状を呈した34歳女性、③心筋逸脱酵素が上昇しており、④選択肢に「それっぽい」急性心筋炎が含まれている、ということを根拠に、ⓐ急性心筋炎を選ぶ、という流れです。

選択肢が与えられなくても「急性心筋炎」と診断できるかどうかが本質です。したがって、この問題を通じて改めて考察したいのが「どのようにして急性心筋炎と診断したか？」という思考過程となります。

トレーニングの負荷をコントロールする〈臨床実地問題〉

第4章は「統合演習」がテーマです。これまで紹介した医師国家試験の取り扱いルールを実践的に使いこなしていきましょう。

まずは、本書の黄金律とも呼べる、ルール三本柱を再度強調します。

> **医師国家試験の取扱説明書　黄金律**
> - #3　臨床実地問題の本文は前から後ろへ順に読む
> - #4　本文→画像→設問→ ||大きな壁|| → 選択肢の順を厳守する
> - #5　文字は全てに目を通す

この3つの格言を習慣化しているだけで、さまざまな事故の予防線を張ることができます。

臨床実地問題の本文は前から後ろへ順に読む

原則#3に従って、本文を時系列順に読み解いて行きましょう。**前から後ろへという順序**がよいかという理由は、この流れが**「臨床医が現場で推論する順序」**と合致するからでした。つまり、本文中の情報は、ほぼ情報の入手順に並んでいます。したがって、時間軸を飛び越えて、後ろの方に書いてある記述を先取りしてはいけないのです。

それでは、本文を前から順に読んで行きます。

- 34歳女性、主訴は前胸部不快感・呼吸困難・悪心
- 救急車で来院
- 10日前に先行する感冒症状
- 37℃台の発熱・悪心・ふらつき
- 3日前から前胸部の不快感・呼吸困難
- 増悪したため救急要請

この時点で「先行する感冒の1週間後に現れた胸部症状」という疾患特異性の高い情報が得られます。もしかしたらこの段階で snap diagnosis 的に急性心筋炎を想起できる方もいるかもしれません。snap diagnosis の手法で診断が想起できた場合には残りの情報を確認・検証に用いることが大事です（**#32 snap diagnosis では以降の情報を確認目的に利用する**）。また、疫学的な観点で行くと、特に既往のない34歳女性が胸部症状を呈するという点に違和感を覚えます（**#45 疫学的な頻度を意識する**）。common な疾患を挙げて、若年女性が胸部症状を呈するものを思い浮かべるとなると、少し手詰まりになるかもしれません。続いて、ER に搬入された後の情報へ進みましょう。

- 体温 36.9℃
- 心拍数 112/分、整、血圧 74/40 mmHg
- 呼吸数 24/分、SpO$_2$ 98 %（鼻カニューラ 酸素 1 L/分）

バイタルサインは、その名の通り、「生命を左右する徴候」を示します。したがって、バイタルサインに異常があると、その時点で緊急度が上がることが多いのです。しかも、簡便に数値化できるので、実臨床においてはきわめて重要な位置を占めているのが理解できるでしょう。ABCの順に評価していくと、気道（A）は保たれており、呼吸（B）は酸素1 L/分、かつ少々頻呼吸を以って SpO$_2$ 98 % をやっと保てているという程度。循環（C）は、頻脈で代償しようとしているのに血圧が 74/40 mmHg と下がっており、この時点でショックの診療モードに切り替えます。

ショックの鑑別を挙げ、静脈ルートを確保して細胞外液を急速点滴静注しながら、次の一手を考えます。外傷（出血・頸髄損傷）はないか？ 頸静脈の怒張は？ 皮疹はないか？ 敗血症は想起できているか？ ステロイド長期内服歴はないか？ というような情報を集めます。実際にショックかどうかは意識レベルの評価と尿量の確認が大切です。重要臓器の障害がないかを評価する上で簡便にチェックできる項目だからです。

このようにショックの鑑別を念頭に置きながら、引き続き丁寧に情報を汲んでいきましょう。

- Ⅲ・Ⅳ音聴取、両下胸部に coarse crackles
- 四肢末梢の冷感

この時点で心原性ショックを第一に考えます。前述の通り、特に既往のない若年女性が突然の心不全になることは変だなと思いながら、ショックの対応は確実に行います。Stevenson-Nohria分類では、cold-wetのD（ForresterだとIV相当）という評価になり、クリニカルシナリオでは、CS3に相当します（#29 EBMを問題から汲み取る）。本文に掲載していない情報のうち、知りたい情報としては頸静脈怒張の有無が挙げられます。理学所見だけで、ある程度の病態を想像することはできますが、今回の原因についてはこの時点ではわかっておりません。そこで、病歴・理学所見から得られた情報をもとに推論して、さらに精査を行っていくのです。

- 白血球 11,300　CRP 11 mg/dL
- AST 186 U/L、ALT 64 U/L、LD 995 U/L、CK 352 U/L、CK-MB 42 U/L 心筋トロポニンT陽性
- 胸部X線：心拡大、肺うっ血

　ALTよりAST優位の逸脱酵素上昇、心筋逸脱酵素の上昇、心不全所見があり、病態の主座は「心筋」にありそうということが推測できます。また、先行する感冒そして採血での炎症反応高値とから、感染症が示唆されることを踏まえると、「心筋炎」という病態が想起できそうです（**#28 解剖と病態を想像する**）。

　心筋炎と心（外）膜炎とは発熱＋胸部症状という点では共通しますが、病態の主座が違うという点に留意しましょう。心筋炎は、その名の通り、心筋にダメージを受けるので心筋逸脱酵素が上昇します。そこが鑑別点となります。

　心膜炎は心電図で、広範なST上昇を認めるという所見が有名ですね。一方、心筋炎の心電図は「非特異的なST-T変化」というのが特徴なのです。つまり、「これといった特徴的なST-T所見を認めるわけではないものの、何らかのST-T変化を認めるのが心筋炎の心電図」という認識になります。

　心筋炎の合併症は、主に心不全と不整脈とが挙げられます。そして、これらがどの程度の重症度があるかによって、軽症から重症というようにさまざまな表情を呈します。

- V2〜6でST上昇を認める（＝これを「非特異的なST-T変化」と考える）
- 来院時の心エコーMモードで収縮不全
- 入院14日目の心エコーMモードでEF値の改善

　上記のように、確かにST-T変化を認めるのですが、これを非特異的ST-T変化と捉えることが重要です。ここまで来ると診断は急性心筋炎となり、心不全の管理を行いながら炎症が治まるのを待つという治療方針となります。

　急性心筋炎という診断になってはじめて、若年女性の心不全の理由に納得がいくわけです。==前から後ろに順に読み進めることで大きな負荷がかかる==ことを実感できましたか？

本文→画像→設問→‖大きな壁‖→選択肢の順を厳守する

　選択肢を見てしまうと、一気にその問題の難易度が下がってしまうこともあります。なので、普段の演習では選択肢を見たい気持ちをグッと抑えて、負荷をかけたトレーニングを推奨したいです。原則#4における「大きな壁」というのがきわめて大事な認識であり、**選択肢に依存しないという演習スタイルが一定の緊張感・負荷を保つ**ことに寄与します。

文字は全てに目を通す

　なぜ「本文全てが大事だ」と主張するかといえば、**臨床問題の本文が次の年の一般問題で出題されることがある**からです。つまり、その年の臨床問題の本文から学びを得ることが、一般問題対策にも繋がるのです。臨床問題の本文を読んだ後に、まとめノートなどで確認すると、知識が定着しやすいので短い時間であれば確認作業を付け加えてもよいでしょう（この手順で時間が大量に奪われる人には非推奨です）。

　このように、ルール#3・#4・#5を意識しトレーニングの負荷を上げることで、学習効率を高める作用があります。さらには、これらの黄金律を習慣化すると、厚生労働省が推奨するような「臨床医の思考」のトレーニングにも繋がるのです。つまり、この黄金律は、医師国家試験を資格試験の観点で捉えたときに有用であるだけではなく、過去問演習の過程で臨床医の思考プロセスを追いかけるような効果も期待できるということなのです。

〈まとめ〉

・医師国家試験の取り扱いルールを積極的に活用する

・黄金律を意識することで臨床医の思考過程に沿うことができる

・臨床実地問題でのトレーニング負荷を上げるには

　　本文　　#3　臨床実施問題の本文は前から後ろへ順に読む
　　　　　　#4　本文→画像→設問→‖大きな壁‖→選択肢の順を厳守する
　　　　　　#5　文字は全てに目を通す
　　選択肢　#8　出題者の意図を汲む
　　　　　　#10　正しい内容を述べた選択肢から要点を抽出する
　　　　　　#11　誤った内容を述べた選択肢では誤りの箇所を正す

　　　　　　　　　　　　　　　　　　　　　　　を徹底すればよい

臨床実地問題の本文が一般問題で出題されるとしたら

　解説でも述べましたが、臨床実地問題の本文が、翌年以降の一般問題として登場することがあります。「急性心筋炎」を例にとって、その具体例を示したいと思います。

　急性心筋炎を疑わせる症候でないのはどれか。
ⓐ 左室壁のびまん性の菲薄化
ⓑ 先行する感冒様症状
ⓒ ST-T異常
ⓓ 奔馬調律
ⓔ 腹部症状

　正解 ⓐ 〈110I30〉

　先行する感冒様症状には上気道症状と胃腸炎症状とがあります。〈111D44〉の解説でも述べましたが、先行感染後の胸部症状が、急性心筋炎を疑わせる所見となります。したがって、ⓑ先行する感冒様症状、ⓔ腹部症状は急性心筋炎に関連した有意な症状と言えます。
　〈111D44〉の聴診所見では、Ⅲ音・Ⅳ音が聴取され、いわゆるgallop rhythm（＝奔馬調律）を認めました。心電図においても、ST-T変化があり、ⓒST-T異常、ⓓ奔馬調律も急性心筋炎をよく支持します。
　選択肢ⓐの左室壁のびまん性の菲薄化は、拡張型心筋症のkey wordです。〈111D44〉では心エコー所見が与えられており（B）、Mモードで収縮期と拡張期の差がほとんどないので、左室駆出率の低下が見受けられます。拡張型心筋症も、同様に左室駆出率の低下をきたしますが、両者の鑑別は左室壁の厚さにあります。急性心筋炎は炎症部位に一致した一過性の壁肥厚とびまん性壁運動低下が特徴的であるのに対して、拡張型心筋症は左室壁のびまん性の菲薄化を認めます。その区別が確実に出来ていれば解ける問題なのです。正解率は72％でした。

　このように、臨床実地問題の本文には、一般問題の題材にできそうな記述が多く含まれており、読み飛ばしをしてしまうと、一般問題のトレーニング負荷を下げてしまうことに繋がります。〈111D44〉で、急性心筋炎の一般的な知識を確認できていれば、〈110I30〉のような問題が出題されたとしても、きっとスムーズに対応できることでしょう。

統合演習2

▶ Question

視神経脊髄炎で高率にみられるのはどれか。

ⓐ 血清IgE高値
ⓑ 髄液単核球増加
ⓒ 血清抗アクアポリン4抗体陽性
ⓓ 髄液ミエリン塩基性蛋白抗原高値
ⓔ 血清抗ガングリオシドGQ1b抗体陽性

〈109D13〉

Checkpoint

- #5 文字は全てに目を通す
- #7 精度と速度のバランスを調整して演習する
- #8 出題者の意図を汲む
- #12 taxonomyの理論で出題パターンを認識する
- #15 設問文を正確に捉える
- #33 似たような疾患はグループ化して拾い上げる
- #37 二項対比で鑑別する

正解 ⓒ

　視神経脊髄炎は自己免疫疾患です。抗アクアポリン4抗体と密接な臨床的相関があり、かつ類似疾患の多発性硬化症と比べて重篤になることが多いという背景もあり、本邦では2013年にガイドラインの初版が作成されました。本問では、①視神経脊髄炎と多発性硬化症には共通点が多い、②その鑑別点として椎体の連続性や抗アクアポリン4抗体がある、この2点を中心に学習を進めていけばよいでしょう（**#8 出題者の意図を汲む**）。

選択肢考察

ⓐ 血清IgEはアトピー性疾患（気管支喘息など）や寄生虫感染症で高値になります。
ⓑ 髄液単核球の増加は、ウイルス性髄膜炎に特徴的な所見です。
ⓒ 脳内に存在するアクアポリン4に対する自己抗体は、視神経脊髄炎で高率に陽性となります。
ⓓ 髄液ミエリン塩基性蛋白抗原は脱髄性疾患で高値となります。視神経脊髄炎・多発性硬化症どちらも陽性になることもありますが、感度は低いという点で不適です。
ⓔ 抗GQ1b抗体は、Fisher症候群で陽性となります。

トレーニングの負荷をコントロールする〈一般問題〉

　本書の最大の長所は、ストップモーションで一問にじっくりと向き合うことができるということです。「一問をどのように取り組むか」という演習フォームについて、本問を題材に確認しましょう。まずは問題を見ながら、どのようなアプローチで問題を解いたのかを以下のチェックリストを参考に一度確認をしてください。

□ 視神経脊髄炎というキーワードから病態を想起する
□ 視神経脊髄炎から多発性硬化症を想起する
□ 視神経脊髄炎と多発生硬化症との鑑別点を挙げる
□ → 抗アクアポリン4抗体と3椎体以上の連続性脊髄病変
☆ 上記を想起したうえで、選択肢を吟味する（#10、11）
☆ 選択肢は1つずつ吟味する（正解がわかってもスキップしない）（#5）
□ ⓐ アトピー性ではないのでIgEや好酸球高値は呈さない
□ ⓑ 髄液中の単核球増加は無菌性髄膜炎のキーワード
□ ⓒ 視神経脊髄炎に感度・特異度の高いのが抗アクアポリン4抗体
□ ⓓ 髄液ミエリン塩基性蛋白抗原は多発性硬化症・視神経脊髄炎でともに高値となるが低感度
□ ⓔ 抗GQ1b抗体陽性はFisher症候群のキーワード
☆ 設問文→最後に1択なのか、2択なのかを確認する（#15）
☆ 精度と速度のバランスを調整して演習する（#7）

□：本問にのみ関連するチェック項目　　☆：医師国家試験の取扱説明書で取り上げた基本ルール

本問を取り上げた理由としては、視神経脊髄炎単独の問題として取り組むのではなく、多発性硬化症と視神経脊髄炎との対比を踏まえたうえで、二項対立でセットに知識を整理することの重要性を強調したいがためです。どちらの疾患も国試では頻出（視神経脊髄炎は2013年にガイドラインが刊行されたことを受け、その年の国試以降は出題頻度が増えています）なので、一度で二度おいしいという意味合いでの紹介とさせていただきました。

　全ての疾患に当てはまることではありませんが、二項対立ないし対比しながら覚えた方が効率のよい疾患群の例を表に示します（#33 似たような疾患はグループ化して拾い上げる）。

　以下の表で挙げた疾患群は、ひとまとめとして想起することが望ましいです。例えば、〈109D13〉では「視神経脊髄炎」というキーワードから、その問題のどこにも登場していない「多発性硬化症」を想起すると出題者の意図に迫ることができます（#8 出題者の意図を汲む）。

　多発性硬化症と視神経脊髄炎の鑑別点で重要なのが、抗アクアポリン4抗体と脊髄病変の範囲となります。したがって、多発性硬化症の問題では、視神経脊髄炎の記述が選択肢に含まれやすくなり、両者の区別を確実にできているかが問われるのです（#37 二項対比で鑑別する）。

　一問の演習から、どこまで復習を派生させるのかは、個人のスタイルや時期によって異なりますが、広く手を延ばし過ぎると時間が足りなくなり、あっさり流し過ぎると重要項目の見直しの機会を失います。前ページで取り上げたチェックリストは、トレーニングの負荷をかけた場合の到達目標だと考えてください。基本知識が不足している時期は、基本項目の理解・記憶に時間を割くべきでしょうし、仕上げの段階に達した直前期は、むしろ確認事項を最小限に抑えて演習量を増やすことが推奨されます。同じ問題を取り扱うにしても、自身の知識量や時期に応じてトレーニングの負荷を調整することが重要なのです（#7 精度と速度とのバランスを調整して演習する）。

　taxonomyの観点では、一般問題はⅠ型もしくはⅡ型に分類されるもので大半を占めます（#12 taxonomyの理論で出題パターンを認識する）。

　本書では「臨床色が強くなる傾向」を繰り返し強調していますが、基本的な医学知識を問うような古典的な問題も一定割合で出題されることも確かです。言うまでもなく、ベー

表● 一括りにして知識を整理して覚えるべき類似疾患の例

- 潰瘍性大腸炎とCrohn病（p183 #37 二項対比で鑑別する）
- 自己免疫性肝炎と原発性胆汁性胆管炎
- Basedow病と無痛性甲状腺炎と亜急性甲状腺炎
- Cushing症候群に含まれる4疾患
- RTA Ⅰ型とⅡ型

RTA：尿細管性アシドーシス

スの知識がなければ、それを実践で活かすことはできません。したがって、いくら臨床傾向が強くなったとしても、従来通りの「単に知識を問うような出題形式も」残ると考えるのが自然でしょう。本問〈109D13〉は、視神経脊髄炎での検査所見という知識を問うているという点でtaxonomy Ⅰ型に分類されますが、感度を考慮しなければならないという点で実臨床の要素が少し加味されているところに工夫を感じます。

　このように、本問〈109D13〉では一般問題の取り扱いに関連した基本ルールを確認できるので、必要に応じて該当する項目を見直すきっかけとして活用していただけたら幸いです。

〈まとめ〉
一般問題でのトレーニング負荷を上げるには

出題テーマ	#8	出題者の意図を汲む
設問文	#6	迷ったら主訴と設問に着眼する
	#15	設問文を正確に捉える
選択肢	#10	正しい内容を述べた選択肢から要点を抽出する
	#11	誤った内容を述べた選択肢では誤りの箇所を正す

を徹底すればよい

基本的な医学知識の習得のために

　基本的な医学知識を「基礎」、その活用方法を「応用」と定義するならば、医師国家試験では「基礎」「応用」の両方が問われることになります。いわゆる座学（大学での講義）では「基礎」に焦点が当てられており、病院実習では「応用」を目の当たりにする機会に恵まれます。

　医師国家試験の合格率を向上させるために、大学が予備校の力を借りることも珍しくはないというのが昨今の医学教育の現状です。そうなると、「予備校の力を借りるなんて」という小言を漏らす教員が出てくるのも無理はありません。人によっては「教科書で自学自習するのが当然」と頑なに信じている指導者も存在します。

　医師国家試験予備校の講師を経験した身からすると、知識の習得に関しては予備校ほど効率的な教材はないというのが正直な話です。自分で本を読むことも大事ですが、理解までの時間を短縮させるという点においては、プロ予備校講師のわかりやすい説明に頼る方が不幸な人が減るのでは？という極論さえ覚えます。

　また、病院実習に来た医学生とディスカッションを行うときに、本当は現場の臨場感や医師の思考過程（第3章§1、2）を伝えたいと思っても、医学生の基本的な知識が不足していると教科書に書いてある内容から教えなければならないという現象が起こります。本題に到達する前に時間が来てしまうこともあります。本当は大学の座学の時点で習得しているはずの事項を、なぜか病院実習の指導医に教わるという本末転倒というか、奇異な構図が生じます。

　発想を転換すると、病院実習では「基礎」がしっかりしているほど「応用」に触れる機会に恵まれると換言できます。個人的な考えにはなってしまいますが、基本的な医学知識を習得する方法は学習者によって異なってもよいと思います。教科書が全て・予備校は邪道、という考えでは、病院実習の指導者にしわ寄せが行くこともありえるからです。教科書であれ、予備校の講義・テキストであれ、語呂合わせ本であれ、結果として必要最小限の基礎が身に付くのであれば、教材は何でもよいとは思うのです。ただし、知識や理論の実践という点においては、座学では限界があり、病院実習での現場見学や指導医とのディスカッションが必要不可欠となるのです。

　このように、基礎と応用に分けて習得すべき事項を考えると、どこで何を重点的に学ぶべきかが明確になるかと思います。「臨床」という言葉の原点に帰って、病院実習ではbedsideで患者から学ばせていただくという姿勢を忘れないようにしたいものです。患者との対話が単なる世間話に陥らないようにするための「基礎」を事前に固めておくことが大事なのだと思います。

統合演習3

▶ Question

74歳の女性。意欲低下と全身倦怠感とを主訴に来院した。

現病歴：3年前に夫を亡くし、そのころから意欲低下を自覚するようになったが誰にも相談しなかった。3カ月前から意欲低下がこれまでより増悪し、全身倦怠感も徐々に出現した。一昨日、転倒して尻もちをついた。昨日、腰痛も自覚したためかかりつけ医を受診し、カルシトニンの筋肉注射を受け、さらに精査のため紹介されて受診した。

既往歴：68歳で脂質異常症と骨粗鬆症とを指摘され、HMG-CoA還元酵素阻害薬と活性型ビタミンDとを服用中である。

生活歴：3年前から一人暮らし。喫煙歴と飲酒歴とはない。

家族歴：夫が心筋梗塞のため75歳で死亡。妹が脂質異常症で治療中。

現　症：意識は清明。身長153 cm、体重58 kg。体温35.8℃。脈拍52/分、整。血圧116/64 mmHg。甲状腺はびまん性に腫大し硬い。心音と呼吸音とに異常を認めない。腹部は平坦、軟で、肝・脾を触知しない。

検査所見：血液所見：赤血球408万、Hb 12.0 g/dL、Ht 38％、白血球5,300、血小板17万。血液生化学所見：総蛋白7.0 g/dL、アルブミン3.7 g/dL、AST 62 IU/L、ALT 42 IU/L、LD 484 IU/L（基準176〜353）、ALP 275 IU/L（基準115〜359）、γ-GTP 33 IU/L（基準8〜50）、CK 682 IU/L（基準30〜140）、CK-MB 15 IU/L（基準20以下）、尿素窒素16 mg/dL、クレアチニン0.9 mg/dL、尿酸7.2 mg/dL、血糖98 mg/dL、総コレステロール216 mg/dL、トリグリセリド130 mg/dL、HDLコレステロール45 mg/dL、Na 137 mEq/L、K 4.5 mEq/L、Cl 102 mEq/L、Ca 9.5 mg/dL、TSH 56.3 μU/mL（基準0.2〜4.0）、FT_3 0.8 pg/mL（基準2.5〜4.5）、FT_4 0.2 ng/dL（基準0.8〜2.2）。CRP 1.0 mg/dL。心電図で肢誘導の低電位を認める。胸部X線写真で心胸郭比54％。

この患者にみられるCK高値の原因として最も考えにくいのはどれか。

- ⓐ 転倒
- ⓑ 筋肉注射
- ⓒ 高尿酸血症
- ⓓ 甲状腺機能低下症
- ⓔ HMG-CoA還元酵素阻害薬の服用

〈108B53〉

Checkpoint

- [x][x][x] #3 臨床実地問題の本文は前から後ろへ順に読む
- [x][x][x] #4 本文→画像→設問→ ||大きな壁|| → 選択肢の順を厳守する
- [x][x][x] #5 文字は全てに目を通す

- [x][x][x] #31 診断のエントリーはパターン認識で捉える
- [x][x][x] #42 実臨床と資格試験との乖離を知る
- [x][x][x] #44 時間感覚をイメージする
- [x][x][x] #45 疫学的な頻度を意識する

正解 c

　CK（クレアチンキナーゼ）は筋原酵素と呼ばれるように、筋肉から逸脱する酵素です。したがって、筋肉が破壊されるような病態・イベントを考えていけば正解にたどり着けるというのが最短の解説です。

　a転倒、b筋肉注射は物理的に筋肉の破壊を引き起こしますし、d甲状腺機能低下症は病態的に筋破壊を生じさせます。また、eのHMG-CoA還元酵素阻害薬の副作用としては横紋筋融解症が有名なので、CK高値の原因として考慮すべき要因となります。したがって、cの高尿酸血症が正解となります。

　ここでは、選択肢や本文後半のヒントなしで甲状腺機能低下症を想起できたかどうか？という課題を通じて、「実臨床の時間感覚」について考えていきましょう。

　まず、本問の設問形式ですが、「高CK血症の原因」を問うています。検査結果で「高CK血症」を拾い上げてしまった以上、その原因を考える必要があります。このような思考の過程は、現場の流れに沿っており、今後の国試を占う題材になるものと思われます。他の具体例を挙げると、急性心不全と診断したときやDKAと診断したときには、必ずその上流、つまり原因に遡るという考察を要します。

　次に、本問を題材に診断のエントリーについて考えたいと思います。次ページに、入手できた情報を得られる時系列順に並べます。どの時点で「甲状腺機能低下」を想起できるかをチェックしてみてください。初療医は甲状腺の触診をしていますが、自分が同じ症例に直面したと仮定して、迷うことなく甲状腺を触りに行けるかを自問してみましょう。

DKA：diabetic ketoacidosis（糖尿病性ケトアシドーシス）

課題
(a) 甲状腺機能低下症を想起したタイミングを△印で
(b) その推論が確信に変わったタイミングを○印で 示してください

① 74歳女性
② 主訴：意欲低下・全身倦怠感
③ 3年前に夫を亡くした
④ その同時期から意欲低下
⑤ 誰にも相談しないという性格
⑥ 3カ月前に意欲低下が増悪
⑦ 全身倦怠感も徐々に出現
⑧ 一昨日に転倒して尻もち
⑨ 昨日、腰痛を自覚した
⑩ かかりつけ医を受診
⑪ カルシトニンの筋肉注射
⑫ 68歳で脂質異常症・骨粗鬆症
⑬ スタチン（HMG-CoA還元酵素阻害薬）製剤・ビタミンD内服中
⑭ 3年前から独居
⑮ 喫煙歴・飲酒歴なし
⑯ 意識清明
⑰ 身長 153 cm、体重 58 kg
⑱ 体温 35.8℃
⑲ 脈拍 52/分、整
⑳ 血圧 116/64 mmHg
㉑ 甲状腺：びまん性に腫大・硬
㉒ その他身体所見に異常なし
㉓ 血算、正常範囲内
㉔ T-P 7.0 g/dL、Alb 3.7 g/dL
㉕ AST 62 IU/L、ALT 42 IU/L、LD 484 IU/L
㉖ ALP 275 IU/L、γ-GT 33 IU/L
㉗ CK 682 IU/L、CK-MB 15 IU/L
㉘ BUN 16 mg/dL、Cre 0.9 mg/dL
㉙ 血糖 98 mg/dL
㉚ T-cho 216 mg/dL、TG 130 mg/dL、HDL-C 45 mg/dL

高齢者のうつ病は、日常的にも遭遇頻度が高く、病歴の前半部分はそれを思わせます。3年前に夫を亡くしたというライフイベントと相まって、より精神疾患を強く疑わせるようなプレゼンテーションとも捉えられます。しかし、本当に精神的な問題だけで片付けてよいのでしょうか？

　甲状腺機能低下症の意欲低下や全身倦怠感の訴え方は「全身が怠くて動く気にすらならない」、あるいは「全身が重い痛みで動けない」というような表現になるのが特徴です。高齢女性の慢性甲状腺炎の有病率は1割程度と言われており、比較的頻度の高い病態なので、高齢女性の「だるい」「疲れやすい」「意欲が湧かない」という主訴に対しては甲状腺ホルモンが頭をちらつくようになってきます（**#45 疫学的な頻度を意識する**）。したがって、じつは前ページ①、②の時点ですでに想起できる医師もいるのです。

　3年前に夫を亡くした頃から意欲低下があり、これだけだと精神疾患を第一に疑うのですが、しばらく時間が経過しても症状が続き、新たに全身倦怠感という身体症状が出現するという⑦の段階で少しは身体疾患も鑑別に挙げようという気になります。

　そして注目すべきは⑫の「脂質異常症の既往」です。68歳で脂質異常症を指摘された、71歳で気分障害が起こり、74歳で全身倦怠感、という病歴も後から振り返ってみれば甲状腺機能低下症の一症状だったのでは？と考えることもできそうです。

　意識は清明ではありましたが、⑰の体型で、やや小太りを思わせる身長・体重がわかり、⑱、⑲のバイタルサインの箇所で徐脈・低体温に気づきます。この時点で、甲状腺機能低下症の検査前確率が高まります。

　そこで、甲状腺の触診はもちろんのこと、脂質の項目各種を加え、CKもMB分画（心筋逸脱酵素ではないということを証明するため）を含め、必然的に甲状腺ホルモンをチェックするという発想に至るのです。心電図の低電位についても、甲状腺機能低下症らしい所見です。実際の検査所見では、㉗（CKとCK-MB）や㉚（脂質項目）が含まれていることからも納得できることでしょう。

　さて、最初から本文全ての情報が与えられていれば、甲状腺機能低下症を想起するのは容易となります。加えて、選択肢にそのものズバリが含まれているということも、本問の正答率が高くなる一因を担っています。しかし、実臨床においては、本問のようなプレゼンテーションでは「単なるうつ状態」と診断して、推論の早期閉鎖が起こり甲状腺疾患が見逃される可能性が出てきます。そのギャップについて伝えられたらと思い、本問をpick upしました（**#42 実臨床と資格試験との乖離を知る**）。

　臨床実地問題では、本文を前から後ろに順に読むことで、実際の時系列がある程度保たれます（**#3 臨床実地問題の本文は前から後ろへ順に読む**）。「後医は名医」という格言に然りですが、情報が出揃った時点で診断するのは比較的容易です。しかし、**情報量が少ない初療の時点で、どれくらいの推論を展開ができるか**については、症例カンファレンスな

どで「この段階では、どこまで診断に迫れる or 迫れないのか」というような**時系列を意識した振り返りを積み重ねる**姿勢が物を言うのです。したがって、原則#3「臨床実地問題の本文は前から後ろへ順に読む」は実臨床のリアリティの要素である「時間感覚」を鍛えることにも繋がると言えるのです（#44 時間感覚をイメージする）。独学では、現場の時間感覚を養うのは困難のように思えますが、演習方法の工夫次第で医師国家試験の臨床実地問題が最適な教材となるのです。

　以上を踏まえて、最後に、過去問演習の振り返り/症例カンファレンスで役に立つ質問テンプレート集を紹介して締め括りたいと思います。p247の課題はこのフレーズ集のフレームに沿って作成したものです。とても汎用性の高い思考パターンなので、症例の振り返りにうまく応用してください。

> **過去問演習の振り返り/症例カンファレンスで時間感覚を鍛えるフレーズ集**
> - 「どの時点で想起できた（すべきだった）と思うか」
> - 「どの時点で診断を確定できた（すべきだった）と思うか」
> - 「（この症例の教訓として）次に同じ症例が来たときには、どのように考えたらいいか」
> - 「（想起できなかった場合）何をヒントにすれば想起し得たか」

〈まとめ〉
- どの時点で疾患を想起できるか？/確定診断に至れるか？という時系列で振り返る
- 後医ほど情報が揃っているので診断の難易度が下がる

足し算的の次は引き算的

　鑑別疾患を挙げるトレーニングを積んでいくと、想起できる疾患数が右肩上がりに増えていきます。初学者の頃は「鑑別疾患を挙げられない」という苦しみに苛まれることが多いのですが、今度は複数の疾患が鑑別に挙がることで「鑑別疾患を絞りきれない」という苦悩が生じます。この学習段階での課題は「不要な鑑別疾患をいかに挙げない、ないし切り捨てるか」ということです。本問の解説では、甲状腺機能低下症をいかに想起するかということに焦点が当てられていますが、さらにステップアップすると「この時点で検索すべきではなかった疾患は何か？」という発想にシフトします。

　最初の頃は、足し算的に「挙げろ」と言われ、さらに先に進むと引き算的に「除外しろ」と言われ、最終的には核心に迫った必要最小限の鑑別疾患を挙げるだけで済むような匠の領域に達します。その結果、不要な検査は行わなくなり（＝choosing wisely）、診療の速度と精度が高まるのです。

統合演習 4

▶ Question

拡張型心筋症と虚血性心筋症の鑑別に最も有用な検査はどれか。

ⓐ 冠動脈造影
ⓑ 心エコー検査
ⓒ Holter 心電図
ⓓ 安静時心筋血流 SPECT
ⓔ 血漿脳性ナトリウム利尿ペプチド（BNP）測定

〈107I7〉

Checkpoint

- #5 文字は全てに目を通す
- #6 迷ったら主訴と設問に着眼する
- #8 出題者の意図を汲む
- #15 設問文を正確に捉える
- #20 モヤモヤ問題をいち早く察知して適切に対応する
- #39 優先度を考えて decision making を組み立てる

正解 ⓐ

本問で問われているのは次の二点です。
（A）拡張型心筋症と虚血性「心筋症」の鑑別
（B）両者の「鑑別」に最も有用な検査

虚血性心筋症は、心筋虚血によって生じた心筋の変化を指す概念です。症状は、息切れ・呼吸困難・全身浮腫といった心不全症状を呈するのが特徴的です。虚血性心筋症は、心筋梗塞のために左室心筋の一部が障害を受け、その部位の動きが悪くなるために、梗塞部位とは無関係の健常心筋の機能低下が進行するという病態を呈します。

本問では、この虚血性心筋症と拡張型心筋症を鑑別するのに最も有用な検査を問うています。「まず」という条件がついていないので、検査までの時間的コストや侵襲性を考慮しなくてもよい、ということに注意しましょう（参照：#39 優先度を考えて decision making を組み立てる）。

選択肢考察

ⓐ 冠動脈造影で冠動脈の狭窄や途絶がみられれば虚血性心筋症、みられなければ拡張型心筋症というような鑑別が可能となります。

ⓑ 心エコーでは拡張型心筋症・虚血性心筋症の両者の共通項である「局所性 or びまん性の左室壁運動低下」を認めます。しかし両者を区別するための冠動脈病変についての描出・検出は困難です。

ⓒ Holter心電図は、不整脈の検出に特化した検査です。拡張型心筋症も虚血性心筋症も心電図変化をきたしますが疾患特異的な所見が期待できません。

ⓓ 安静時心筋血流SPECTは非侵襲的な検査ですが、虚血に対する感度が8割前後に止まるという点で虚血所見を検出する場合には冠動脈造影に劣ります。

ⓔ 結果的に心不全に陥るという点で拡張型心筋症も虚血性心筋症も共通しており、BNP単独では両者の区別は困難です。

何の変哲もない一般問題の過去問です。しかし、このような問題が試験本番で牙を向くこともあるので、その警鐘という意味合いで本問を取り上げました。意図的なのか、偶然の賜物なのか、本問が絶妙な存在感を放っていると思える理由を示します。

〈107I7〉の特徴
① 疲労が蓄積した終盤に配置されている
② 安直にエコーを選択すると失敗する
③ 改めて読み直し、考え直すと迷いが助長される

これら3点について考察していきましょう。

① 終盤に配置されている

I問題は、第111回までの試験形式（500問/3日間）では、最終ブロックに該当しました。500問中80問がI問題として配置され、2時間を超える長丁場が最終日の締めに登場します。まるで当直明けでもパフォーマンスを発揮しなければならないという現場さながらの負荷を思わせます。

個人差はあるとは思いますが、**「疲れているときや追い詰められているときほど、自分の真価が問われる」**ということです。緊張感が途切れそうな時間帯では、手抜きや油断が生じやすい環境にあります。その条件下で、いかにいつものパフォーマンスを発揮できるかが重要なのです。

マークミスや読み違い、読み飛ばしという類いのhuman errorは、やはり終盤に多いのが一般的です。それらのエラーの中でも多くの受験生に「読み違い」が生じたのが本問なのです。

本問では「拡張型心筋症と虚血性心筋症との鑑別」が問われています。当時の受験生の中には、「虚血性心筋症」を「虚血性心疾患」と読み違えた人が少なからずいました。過去問演習で本問を初見で解いたときに、同様の読み違いをしてしまった人もいるのではないでしょうか。

〈107I7〉は、読み違えたままでは誤答してしまいます。事実、本問の正解率は1/4程度でした。

② 安直にエコーを選んでしまう

エコー機器は、近年の技術進歩に伴い、急速な勢いで高画質化、小型化、低価格化が進んでいます。低侵襲の割に得られる情報量も多く、かつ検査時間もきわめて短いという非常に優れた検査の1つです。現場においても扱いやすく、多くの施設・部署で普及が進んでいることも相まって、国試の選択肢に出たときには、正解の選択肢となる可能性が相当に高くなってしまいます。その結果、何となくエコーを選べば正解になるという受験テクニックのようなものが発生します。

じつに本問は過半数の受験生が心エコーを選択して不正解となっています。冒頭の解説の通り、エコー所見が似ているという点で、拡張型心筋症と虚血性心筋症との鑑別が難しいのが出題のポイントです（**#8 出題者の意図を汲む**）。壁運動異常や左室壁の菲薄化という所見は両者で認めるので、心エコーだけでの区別は困難となります（虚血性心疾患における心エコーの有用性は、直接冠動脈を評価しているのではなく、結果として生じた心筋障害を間接的に捉えていることによるという点にも注意しましょう）。

拡張型心筋症と虚血性心筋症は、原因は異なりますが見た目（臨床症状やエコー所見）が似てしまうという点で鑑別が難しく、その明確な区別は冠動脈造影によってなされるというのが本問を解く鍵となります。

③ 考え直すと迷いが生じる

考え直せば考え直すほど、泥沼に嵌るような問題が存在します。本問もその類いの問題なのでしょう。理由としては、今回は前述した①・②が挙げられます。本番では「エコーを選びたいけど、確証が得られずモヤモヤした感じ」のまま次の問題に臨まなければならないという状況が想定されます。

初見のつもりで本問を振り返ると？

本番で〈107I7〉のような問題と遭遇したときに、どのように対処すればよいのか、その対策について考察します。仮に「虚血性～」の箇所を「虚血性心筋症」と正しく読めたとして、どのような反応が起こり得るかを想定しました。

- 虚血性心筋症って、あんまり聞いたことがないけど虚血性心疾患と違う概念？
- それとも虚血性心筋症は虚血性心疾患と同義？（実際、両者は異なる概念）
- まずはエコーでよいか。低侵襲だし（実際、低侵襲かどうかは問われていない）
- 拡張型心筋症はエコーが大事だったはず（拡張型と虚血性との鑑別の答えではない）
- ひとまず答えを選んだけど自信がないなぁ（モヤモヤした心理状況）

このようなモヤモヤ感を抱いて、次の問題とも向き合わなければならないのが本番です。普段の演習と本番との決定的な違いは、確実な正解をすぐ確認できるか／否かにあります。過去問演習では、容易に解答・解説にアクセスできるという点で安心感が得られやすい環境にありますが、本番は正解がわかりません。そのため、普段は起こりにくいような「モヤモヤした状態」が本番では発生しうるということを事前に想定しておくことが大切です（**#20 モヤモヤ問題をいち早く察知して適切に対応する**）。

〈107I7〉で虚血性心筋症を読み違えないためには、設問文の正確な解読が必須となります（**#15 設問文を正確に捉える**）。今回は「拡張型心筋症と虚血性心筋症の鑑別に最も有用な検査はどれか」という、たったの１行ですが、冒頭で提示したように(A)拡張型心筋症と虚血性「心筋症」の鑑別、(B)両者の「鑑別」に最も有用な検査 という設問の意図を確実に捉えることが求められます。ここでは、「迷ったら主訴と設問に着眼する」という原則が功を奏するので（**#6 迷ったら主訴と設問に着眼する**）、基本ルールの習慣化が大切です。

〈まとめ〉
- 何が問われているかを正確に捉える
- 本書の基本ルールは凡ミスの予防線になる

誤読が生じるメカニズム

　文字を読んで意味のある情報をして認識するまでには、複雑なプロセスを経る必要があります。文字は視覚的情報として脳に入力されますが、実際に意味のあるものとして認識するには、脳の高次機能が不可欠です。

　〈10717〉で「虚血性心筋症」を「虚血性心疾患」と読み違え、捉え違いが生じてしまうのは、このような脳の機能が勘違いをしてしまうことに由来します。

　下の画像は、結果的に「日本人だけが読めないデザイン」になってしまったElectroharmonixフォントです。日本語を母語とする人にとっては解読不能なカタカナのように見え、英語圏の人にとっては少し変わった風のアルファベットとして認識されるというおもしろい現象が起こります。

　このフォントで例えばhelloを入力すると、カタカナの「カモレレロ」というように見えてしまうため、日本語に慣れ切っている人にとっては解読困難な英文が出来上がります。文章を読むということが視覚に依存しているというよりは、どちらかというと脳の機能に影響を受けていることを示すよい題材だと思い、取り上げてみました。

　〈10717〉では「虚血性心…」まで視覚が捉えると、脳が勝手に頻度の高い語句を補完して「読む」行為をサポートします。本当は「虚血性心筋症」と書いてあるのに、いつも読み慣れている「虚血性心疾患」を自動的に読み込んでしまうことが起こりえるのです。

　脳が親切に迅速に導いてくれたことが、じつは裏目に出ることが実臨床の現場でも生じえます。エラーを起こすのが人間ですから、エラーの起こりやすい状況・タイミングを事前に知っておいて、あらかじめ回避するための工夫や実際に起こったときの対処法を準備することが現実的な目標となるでしょう。

　このような現象が、医師国家試験の本番だけではなく、日常診療にも起こりえるということを事前に知っているだけで、エラーの予防策や起こったときの対処に役立つのです。

図●日本人だけが読めないフォント

http://typodermicfonts.com/electroharmonix/ より

統合演習 5

▶ Question

78歳の男性。倦怠感と口渇を訴え、通院中の病院を受診した。

現病歴：68歳時に人間ドックで高血糖を指摘されて治療を開始した。3カ月ごとに定期受診しており毎朝1錠の内服薬で、これまでHbA1cは6％台であった。1カ月前から倦怠感とのどの渇きが出現した。

既往歴：特記すべきことはない。

生活歴：喫煙歴と飲酒歴はない。

家族歴：父親は肺癌で死亡。母親は胃癌で死亡。糖尿病の家族歴はない。

現　症：意識は清明。身長162 cm、体重53 kg。体温36.2℃。脈拍80/分、整。血圧134/82 mmHg。呼吸数18/分。眼瞼結膜と眼球結膜とに異常を認めない。口腔内は軽度乾燥している。頸静脈の怒張を認めない。甲状腺腫と頸部リンパ節とを触知しない。心音と呼吸音とに異常を認めない。腹部は平坦、軟で、肝・脾を触知しない。振動覚と腱反射は正常である。

検査所見：尿所見：蛋白（±）、糖3＋、ケトン体1＋、潜血（−）、沈渣に異常を認めない。

血液所見：赤血球444万、Hb 12.9 g/dL、Ht 43％、白血球6,000（好中球54％, 好酸球2％, 好塩基球0％, 単球8％, リンパ球36％）、血小板19万。

血液生化学所見：総蛋白6.9 g/dL、アルブミン3.5 g/dL、総ビリルビン0.6 mg/dL、直接ビリルビン0.3 mg/dL、AST 22 U/L。ALT 19 U/L、LD 186 U/L（基準176〜353）、ALP 186 U/L（基準115〜359）、γ-GTP 17 U/L（基準8〜50）、アミラーゼ352 U/L（基準37〜160）、CK 132 U/L（基準30〜140）、尿素窒素20 mg/dL、クレアチニン0.8 mg/dL、尿酸4.0 mg/dL、血糖235 mg/dL、HbA1c 8.9％（基準4.6〜6.2）、総コレステロール147 mg/dL、トリグリセリド64 mg/dL、HDLコレステロール51 mg/dL、Na 140 mEq/L、K 4.4 mEq/L、Cl 105 mEq/L、Ca 9.1 mg/dL、P 3.0 mg/dL、TSH 3.0 μU/mL（基準0.2〜4.0）、FT_4 1.2 ng/dL（基準0.8〜2.2）。

心電図と胸部X線写真とに異常を認めない。

確認すべきなのはどれか。3つ選べ。

ⓐ ペットの有無
ⓑ 石綿曝露歴
ⓒ 体重の変化
ⓓ 服薬の状況
ⓔ 食事の状況

〈111B50〉

Checkpoint

- #2 診断ツールを自在に操る
- #4 本文→画像→設問→||大きな壁||→選択肢の順を厳守する
- #8 出題者の意図を汲む
- #26 背景知識が評価基準を決める
- #27 情報の取捨選択のセンスを身につける
- #35 semantic qualifierで鑑別リストを単純化させる
- #45 疫学的な頻度を意識する

正解 c、d、e

　何となく雰囲気で正解を選べてしまうのではないでしょうか。正解率は約99％でした。まず、なぜ本問が、高正解率の問題になったかという考察をしましょう。じつは以降の〈111B52〉で、「CTで膵尾部癌が見つかり」という一文が見えます。実臨床では時間軸的には絶対ありえないのですが、先にCT所見がわかった状態で「現時点で確認すべき問診項目は？」という解法も可能になります。

　ただでさえ平易な選択肢が「膵尾部癌に関連するという条件付きで」というヒントが付くことで、より多くの受験生が正解の選択肢を選べたのではないでしょうか。

　本問は患者情報の量が多いので、どのように推論をしながら診断に迫るのかということを考察するのによい題材だと思いました。少し指向を変えて、臨床医の思考を「見える化」した上で、これまでの取扱原則がどうリンクしていくのかを示していきます。

　医師の思考が「見える化」されたものの中で最も身近にあるものの1つが「カルテ」です。本問をもとにカルテの記載に注目しながら、臨床医の思路がどのように文字情報に反映されているかを捉えていきましょう。次に示す課題では、まず自身の力でproblem listを立ててアセスメント／プランについてのカルテ記載をした上で、模範解答である指導医のカルテ記載例と比較します。

> **課題**
> 1) 上記〈111B50〉の本文からプロブレムを抽出しリスト化してください。
> 2) プロブレムごとにアセスメント／プランを記載してください。

解答欄

記載日　　／　　／

はじめに、M5やM6の平均的な医学生が書きそうなカルテを先に示します。もちろん「自分ならこう書くのに」という方は、ぜひとも改善点を考えながら読んでください。

医学生の解答例
```
─ problem list ─
#1 倦怠感
#2 口渇
#3 悪性腫瘍の家族歴（父：肺癌、母：胃癌）
#4 糖尿病（血糖 235 mg/dL、HbA1c 8.9%）
#5 口腔内乾燥
#6 低アルブミン血症
#7 高アミラーゼ血症
#8 BUN/Cre比 開大
#9 体重減少の疑い？
```

　このproblem listが悪いとは言いません。推論にあたってproblemを抽出するという点では、網羅性がありPOMR※の原理を厳守していると言えるので、そのような点では◯です。ただし、これはあくまで中間形にしか過ぎず、最終形態としてはさまざまな理由で現時点のままではpoorと言わざるを得ないでしょう。
　ここから少し技術が必要となります。

カルテ記載のコツ①：problemを整理する習慣をつける

　まず1つ目。**problemが多過ぎると扱いにくくなる**という一般論です。確かに、今回の症例のproblemを漏れなく拾い上げると前述のようになりますが、そこから推論を展開するには少し苦労を伴います。これは課題2で示したような「アセスメント/プラン」を打ち出す際に実感が持てると思います。9個もproblemがあって、それぞれ評価しているうちに日が暮れてしまいそうです。したがって、**似たようなproblemをまとめあげる（clustering）** 作業が有効となります。clusteringを行うと次ページのようなproblem listが出来上がります。

※ POMR：problem oriented medical record。問題志向型診療録とも。
　　基礎情報→問題リスト（problem list）→初期計画→診療記録と系統立てて記録していく。

> **医学生の解答例〈改〉**
> ─ problem list
> #1 糖尿病　（口渇感、10年前からの高血糖、血糖 235 mg/dL、HbA1c 8.9％）
> #2 脱水症　（口腔内乾燥、BUN/Cre 比 開大）
> #3 低栄養　（低アルブミン血症）
> #4 高アミラーゼ血症
> #5 悪性腫瘍の家族歴（父：肺癌、母：胃癌）

　problem 数が半分程度になり、スッキリしました。このように問題点を整理する能力も臨床医には（もちろんその前身である医学生にも）求められるのです（**#27 情報の取捨選択のセンスを身につける**）。この〈改〉の problem list を眺めると、何となく食事摂取量や体重減少の有無が気になり、そして「膵癌」までは言い過ぎかもしれませんが、何らかの悪性腫瘍の可能性が見えやすくなります。

　ここで工夫したのが #3 です。低アルブミン血症を「低栄養」という言葉で括ることで、正常下限の T-cho 147 mg/dL も有意な所見として拾い上げることもできますし、体重 53 kg という値も身長に対して少ないと評価することができるでしょう。そこから前述の通り「食事の状況」や「体重の変化」についても問診に追加すべきであるという根拠が見えてくるはずです。

　ちなみに、血糖コントロールが悪くなっているので、1剤内服しているという服薬状況について、毎日きちんと内服できているのだろうかというアドヒアランスについても着眼するとなおよいでしょう。この時点で、〈111B50〉の正解の選択肢が全て揃ったことになります（**#8 出題者の意図を汲む**）。正解率が高く、受験生を評価するには不適切な問題ですが、臨床的なセンスを磨くには適した良問だと思いました。

　ここまでで1つ目のポイント「problem は整理しよう」とする習慣の重要性をお分かりいただけたでしょうか。

カルテ記載のコツ②：problem に適切な形容詞を付加する

　さて、次に指導医であれば、どのように problem を整理するかという案を提示したいと思います。臨床医として年次・経験を重ねていくと、よりスマートなカルテが書けるようになります。あくまでここでは着眼点を提示するだけですので、皆さんの模範とすべき手本カルテとしては実習先や研修先の指導医の先生の書いたものを参考にしてください。よいカルテを見つけたらぜひとも食いついて、それがどうしてよいカルテなのかを貪欲に追求しようとする姿勢が大切です。

指導医のカルテ記載例

78歳男性
主訴）倦怠感・口渇感

---
problem list
#1 68歳初発の糖尿病
　　…1カ月前から倦怠感・口渇感
　　　HbA1c値の急激な増悪（前回採血：3カ月前）
#2 高アミラーゼ血症
#3 脱水症　#4 低栄養　#5 悪性腫瘍の家族歴

A）3カ月前までのHbA1c値は6％台であったが
　今回の採血で8.9％と急激に増悪している。

　耐糖能の急激な増悪の原因としては
　・感染症　・内服アドヒアランス不良
　頻度的には上記2点がcommonであり、
　内服状況を確認するとともに他に原因がないかを検索する。
　現症・検査所見においては現時点で感染症を支持する所見はない。

　高齢初発の糖尿病であり、上記以外に以下の疾患をrule inする。

　＃高齢初発の糖尿病
　　 - 自己免疫性膵炎
　　 - 膵癌等の膵腫瘍

特に膵癌等の悪性腫瘍の検索が必要と考える。

P）採血項目には、IgGをはじめとする、免疫グロブリン（IgG, IgA, IgM）
　およひ腫瘍マーカーとしてCEA, CA19-9, DUPAN-2等を追加する。

　腹部造影CTで上記疾患を検索する。

　　　⋮

工夫のポイントは次の1点です。problemの「形容詞」として何を選択するか、ということに尽きます。problemを挙げろと言うと、「腹痛」「CPR高値」「肺炎像」というような名詞単発で終わることも少なくはないと思いますが、もう少しだけ踏み込んで<u>鑑別疾患を思い浮かべやすい形容詞を添えてあげる</u>ことを心がけるようにするとよいでしょう。それがp173で紹介したsemantic qualifierに相当します（#35 semantic qualifierで鑑別リストを単純化させる）。
　ここでは単に「糖尿病」というproblemを挙げるのではなく「高齢初発の」という形容詞をつけることで、以降のアセスメントによい流れを生み出すことに成功しています。

　拾い上げたproblemをうまく取捨選択、加工（clustering）して「これから膵癌の鑑別診断を進める」という思路がカルテの記載内容から汲み取れるはずです。problemを「高齢初発の糖尿病」とすることで、膵癌を疑っているということを暗に意味させることにも成功しています。また、疫学的な疾患の頻度を踏まえた記述もあり（**#45 疫学的な頻度を意識する**）、有している知識をさりげなくカルテに反映させていることが見て取れるでしょう。

　指導医のカルテの例から、臨床医の思考回路を垣間見ることはできましたか？ 特に次の点で、初学者とは差が付きやすいと考えられます。

- 「高齢初発の糖尿病」という情報に変換した（**#26 背景知識が評価基準を決める**）
- semantic qualifierで「膵癌」を暗示させた（**#35 semantic qualifierで鑑別リストを単純化させる**）
- 多く煩雑な患者情報を適切にまとめた（**#27 情報の取捨選択のセンスを身につける**）
- 推論を経て疾患特異性の高い検査をオーダーした（**#2 診断ツールを自在に操る**）

カルテには臨床医のセンス・診療能力が反映される

　本書で紹介したルールの中には、情報の処理能力に関わるものも含まれており、診断推論にも応用できます。よく「医師の思考力や臨床力はカルテに反映される」という格言を耳にしますが、実にその通りで、よいカルテは十分な知識と経験に裏打ちされて、臨床医の思考や洞察が「見える化」されたものなのです。したがって、指導医が記載したカルテは思考力や臨床力を高められる、最も身近な教材となりえるのです。

〈よいカルテ記載のコツ〉

・problemは整理する（clustering）

・problemにはsemantic qualifierをつけるよう努める

・アセスメントは知識/経験が反映される

・指導医の先生のカルテから医師の思考プロセスを研究しよう

統合演習6

▶ Question

68歳の男性。全身倦怠感を主訴に来院した。高血圧症で内服治療を受けているが、3ヵ月前の健康診断では腎機能障害の指摘はなかった。血圧138/80 mmHg。

尿所見：蛋白（±）、蛋白定量4.6 g/日。糖（−）、潜血（−）、沈渣に顆粒円柱とろう様円柱とを認める。

血液所見：赤血球304万、Hb 10.8 g/dL、Ht 33％、白血球4,000、血小板21万。

血液生化学所見：総蛋白6.0 g/dL、アルブミン3.8 g/dL、IgG 351 mg/dL（基準960〜1,960）、IgA 26 mg/dL（基準110〜410）、IgM 12 mg/dL（基準65〜350）、尿素窒素55 mg/dL、クレアチニン4.7 mg/dL、尿酸8.8 mg/dL、血糖96 mg/dL、HbA1c（NGSP）6.4％（基準4.6〜6.2）、総コレステロール230 mg/dL。

免疫血清学所見：CRP 0.2 mg/dL、CH_{50} 38 U/mL（基準30〜40）。

腹部超音波検査で両腎は軽度腫大している。腎生検のH-E染色標本を次に示す。

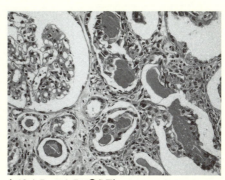

（p13 カラーアトラス❽参照）

〈108I50〉

Checkpoint

- #3 臨床実地問題の本文は前から後ろへ順に読む
- #4 本文→画像→設問→||大きな壁||→選択肢の順を厳守する
- #13 症例情報の後半には特異度の高い所見が来やすい
- #16 画像所見は言語化する
- #25 アセスメントとは情報に意味を与えること
- #26 背景知識が評価基準を決める
- #27 情報の取捨選択のセンスを身につける
- #42 実臨床と資格試験との乖離を知る
- #44 時間感覚をイメージする

これまで「#3 臨床実地問題の本文は前から後ろへ順に読む」と「#4 本文→画像→設問→||大きな壁||→選択肢の順を厳守する」の原則の重要性を強調してきました。これらのルールを徹底することで臨床医の思考をトレースすることができるので、本問を題材にしてルールの実践練習をしてみましょう。

> **課題**
>
> 検査結果を次のⒶ、Ⓑ、Ⓒで分類し、それぞれの時点での所見に対してアセスメントを行ってください。最終的に、一連の情報を統合して診断が何かを考察してください。
>
> Ⓐ routine 検査：外来で簡便に行うことができる検査（1時間以内に結果が揃う）
> Ⓑ 追加で行う検査：外注検査（結果が出るまで数日を要する）も含まれます
> Ⓒ 確定診断に有用な検査：本症例では腎生検が相当し、確定診断の根拠になります

解答欄

記載日　　　/　　　/

高血圧既往があり内服治療を受けている68歳の男性が、3カ月未満という期間内で、腎機能障害を呈したという症例です。BUN 55 mg/dL、Cre 4.7 mg/dLであり、3カ月前の健康診断では腎機能障害の指摘がなかったことを踏まえ、腎機能異常について鑑別診断を進めていきます。
　今回、選択肢を消した理由としては、時間軸に沿った実臨床の推論の流れを意識して、**もし自分がこの症例に出くわしたら何を考えるだろうか**ということを具体的に言語化したかったからです。
　実臨床であればⒶ、Ⓑ、Ⓒの順に考えていきますが、これは時間経過を意識しています。

Ⓐ routine検査

- 赤血球 304万、Hb 10.8 g/dL、Ht 33 %　→軽度貧血、MCV > 100
- アルブミン 3.8 g/dL　→ネフローゼ症候群の診断基準を満たさない
- 血糖 96 mg/dL、HbA1c 6.4 %　→糖尿病ではない
- CRP 0.2 mg/dL　→炎症らしくはない
- 尿蛋白（±）、尿潜血（−）　→糸球体疾患は想起しにくい
- 尿沈渣で顆粒円柱とろう様円柱　→疾患特異的な所見

　この段階では、具体的な疾患を想起させることは困難です。炎症ではない何か、糖尿病性腎症ではない何か、というアセスメントがやっとでしょう。ただ、もし尿沈渣の所見が正しく読めるのなら、本症例の診断が早く付けられるかもしれません。

Ⓑ 精密検査

- CH_{50} 基準範囲内　→補体低下なし
- IgG 基準範囲外、IgA・IgM低値
- 尿蛋白定量 4.6 g/日　→ネフローゼ症候群の診断基準を満たしているが、
　　　　　　　　　　　　低アルブミン血症がないため
　　　　　　　　　　　　ネフローゼ症候群の定義を満たさない

　1日あれば、尿蛋白定量を調べられます。4.6 g/日という結果から、ネフローゼ症候群を想起する方もいるかもしれませんが、じつはⒶの段階でネフローゼ症候群は除外されています。その根拠としては、Ⅰ）アルブミン 3.8 g/dLであり診断基準を満たさない、Ⅱ）尿蛋白（±）でありこの時点では1日の尿蛋白量が3.5 g/日以上あるとは考えにくい、ということが挙げられます。
　試験紙法で尿蛋白（±）という結果からは、1日の尿蛋白量はさほど多くないことが予測されますが、実測の尿蛋白定量は4.6 g/日と高値を呈しており、この結果が診断のヒントとなります（**♯25 アセスメントとは情報に意味を与えること**）。

ⓒ **腎生検（病理検体）**
- 腎小体は正常
- 尿細管腔内は円柱で満たされている
- 円柱周囲には細胞の集積を認める

　腎小体（＝糸球体＋Bowman嚢）の所見で「異常なし」と言い切るためには、それなりのトレーニングが必要となります。具体的には糸球体の構造や、メサンギウム領域、基底膜の肥厚の有無、分節状の構造の有無というように、観察項目は多岐にわたります（**＃16 画像所見は言語化する**）。

　医師国家試験での典型例では、腎小体の異常所見を診断の根拠にするというパターンが多いかと思いますが、本問では腎小体に異常所見を認めません。尿細管には円柱が満たされており、すでに尿沈渣で円柱所見を認めていたので、それをヒントに尿細管内の円柱の存在に気づけた受験生もいたかもしれませんが、過去問に類似画像がないので尿細管の所見を「有意」とみなすのは難しいです。

　以上の所見から3カ月以内に急速に進行した腎機能障害の原因検索についてのアセスメントを行います。

　蛋白尿が4.6 g/日となっているのが本症例で特記すべき所見です。しかし、ネフローゼ症候群の定義を満たさないので、他疾患を考えることになります。他に目立った所見としては、血清免疫グロブリンが抑制されていること、尿沈渣で顆粒円柱とろう様円柱とを認めること、そして尿蛋白量が多い割に試験紙法での尿蛋白が（±）であることです。

　尿の試験紙法は、簡便で古典的な検査ではありますが、腎疾患に対して有用な情報を提供してくれるので現在も重宝されています。試験紙法の蛋白はアルブミンを検出しているという知識があると、problemが次のように展開できることになります。

---
problem list
＃3カ月以内に出現した腎機能異常
＃血清免疫グロブリンの抑制
＃蛋白尿定量 4.6 g/日　※アルブミン以外の蛋白

　アルブミン以外の蛋白が増えて腎障害を起こす疾患とくれば、何が想起されますか？　じつは、試験紙法という実に古典的な検査の特性をいかに知っているかが、本症例の診断に迫れるかどうかの差になったのです。

　さて、ここまで推論を詰めたところで、選択肢を眺めてみましょう。

考えられるのはどれか。

ⓐ 悪性高血圧
ⓑ 急性糸球体腎炎
ⓒ 骨髄腫腎
ⓓ 痛風腎
ⓔ 糖尿病腎症

〈108I50〉

正解 ⓒ

「アルブミン以外の蛋白が増える＋腎機能障害→ 多発性骨髄腫」が想起できます。

多発性骨髄腫では、形質細胞腫瘍により、単クローン性免疫グロブリン（＝M蛋白）が産生されてM蛋白血症を引き起こします。腫瘍からさまざまなサイトカインが放出されることで、正常の造血機能および免疫グロブリン産生を抑制します。過剰に存在するL鎖からはBence-Jones蛋白が産生され、これが尿中に排泄される過程で、尿細管に沈着する（円柱を形成し、尿細管を閉塞させる）ために腎障害を起こすという疾患像が本症例とよく合致します。

したがって、選択肢がない状態では、診断にたどり着くのが困難ではありますが、ⓒ骨髄腫腎が正解となります。

それでは、課題で作成した答案を次のチェック項目で評価しましょう。

□ 与えられた画像について、腎小体には異常所見を認めないと判断できた
□ 画像で尿細管を同定した上で円柱が満たされていることを記述できた
□ 試験紙法での尿蛋白（±）に対して尿蛋白定量 4.6 g/日に違和感を覚えた
□ 3カ月以内に新規発症した腎機能障害に気づいた
□ アルブミン以外の蛋白が増えているのでは？ という発想に至った
□ アルブミン以外の蛋白増加＋腎機能障害という情報から多発性骨髄腫を想起できた

一見、微妙にも思えるような所見が、高い疾患特異性を有する情報になる可能性もあります。わずかな違和感としてそれを拾い上げるには、適当かつ十分な知識と、それに見合うだけの経験が必要となります（**#26 背景知識が評価基準を決める**）。**臨床医の思考に基づいた情報の読み方を意識することの積み重ねが、いつかの診断推論に役立ちます**ので、本書で紹介したルールをうまく習慣化しながら医師国家試験の過去問演習に取り組んでいただけたらと思います。特に、今回は時間軸を意識して、各検査をカテゴライズすることで推論を進めるという形式をとっています。もともと、正解率6割という手強い問題が、

選択肢をとり除くことで大きな負荷がかかり、さらに正解率が激減することが予想されます。

実臨床では「選択肢」が与えられません。**自分の力で選択肢を作り出さなければならない**のです。しかも作った選択肢のなかに必ずしも正解が含まれているとは限りません。これが現場の難しさであり、やりがいのあるところなのです。

また、今回、検査をⒶroutine検査、Ⓑ追加で行う検査、Ⓒ確定診断に有用な検査で分類しておりますが、結果が出るまでの時間が一般にⒶ、Ⓑ、Ⓒの順に並びます。医師国家試験では時間感覚を無視してⒶ、Ⓑ、Ⓒの全ての情報が一度に目に入ってしまうという現象が起こるのは、これまで繰り返し強調してきた通りです（**＃42 実臨床と資格試験との乖離を知る**）。実際にⒶ、Ⓑ、Ⓒに分けて考えるのはよいトレーニングになるので、時系列を意識して前から後ろに情報を読み解いていくというスタイルを貫くのがよいでしょう（**＃44 時間感覚をイメージする**）。Ⓐには感度の高い検査が来やすく（スクリーニングとして除外診断に有用な検査が配置されやすい）、ⒷやⒸには特異度の高い検査が来やすいことも知っておくと便利です（**＃13 症例情報の後半には特異度の高い所見が来やすい**）。ただし、Ⓑ、Ⓒの検査は、侵襲性・時間的コスト・金銭的コスト・施設事情などの兼ね合いで、性質上、手軽に行いにくくなるという一般論も押さえておきましょう。

〈まとめ〉
・選択肢に頼ると問題演習の負荷が激減する

・Ⓐroutine検査
　Ⓑ追加で行う検査
　Ⓒ確定診断に有用な検査　で分類すると時間感覚が養われ、
　臨床医の思考過程をトレースすることができる

統合演習 7

▶ Question

　78歳の男性。呼吸困難を主訴に夜間救急外来を受診した。呼吸困難のために病歴は十分に得ることができない。家族の話によると、5年前から自宅近くの診療所で在宅酸素療法が導入されており、1 L/分の酸素を吸入している。来院時は、酸素ボンベを持参している。意識は清明。体温 36.8℃。脈拍 96/分、整。血圧 130/80 mmHg。呼吸数 20/分。体格はやせ型。吸気時に肥大した胸鎖乳突筋が特に目立ち、口すぼめ呼吸をし、喘鳴が著明である。

動脈血ガス分析（鼻カニューラ 1 L/分 酸素投与下）：
　pH 7.35、$PaCO_2$ 55 Torr、PaO_2 60 Torr、HCO_3^- 30 mEq/L。

酸素療法による適切な初期対応はどれか。

ⓐ リザーバー付マスク 10 L/分
ⓑ リザーバー付マスク 5 L/分
ⓒ 鼻カニューラ 5 L/分
ⓓ 鼻カニューラ 1.5 L/分
ⓔ 鼻カニューラ 0.5 L/分

〈111F24〉

Checkpoint

- #6 迷ったら主訴と設問に着眼する
- #15 設問文を正確に捉える
- #20 モヤモヤ問題をいち早く察知して適切に対応する

正解 ⓓ

　5年前から在宅酸素療法が導入されている78歳男性が呼吸困難を主訴に夜間救急外来を受診したという症例です。普段の酸素吸入量は1L/分であり、在宅酸素療法の適応や特徴的な身体所見（やせ体型、肥大した胸鎖乳突筋、口すぼめ呼吸）から、基礎疾患としてCOPDの存在を疑います。「呼吸困難のため病歴は十分に得られない」という箇所が実臨床らしい記述であり、本人の口からは診断のヒントを聞き出せないという設定です。

　本症例の診断の鍵となるのが、血液ガス分析所見であり、受診前の病態と来院時の病態との両方を含んだ情報を提供しています。重要な所見ですので、正しく解釈していきましょう。

〈血液ガス分析〉呼吸数 20/分、FiO_2 0.25程度
pH 7.35、$PaCO_2$ 55 Torr、PaO_2 60 Torr、HCO_3^- 30 mEq/L

〈結果の解釈〉
　①pH＜7.4なのでアシデミア
　②その変化を引き起こしている（＝1次性変化）のは$PaCO_2$→呼吸性
　③代償については、HCO_3^-高値であるがアシドーシスに偏っている
　　（代償の計算式は割愛）

　以上から、呼吸性のアシドーシスを代謝性に代償しようとしているが、代償が追いついていないという病態を考えます。具体的には、1次性変化が呼吸性なので、気道の閉塞や換気不良、呼吸抑制などが存在していることが推測されます。また、HCO_3^-が正常範囲よりも上昇していることから、慢性のCO_2貯留を背景にHCO_3^-増加で代償しているという来院前の酸塩基平衡が想像できそうです。低酸素血症もきたしていることを踏まえると（酸素使用下でやっとPaO_2 60 Torr）、慢性の閉塞性呼吸器疾患の存在を思わせるので、理学所見によく合致します。大事なのは、$PaCO_2$ 55 Torrという値が、正常範囲から逸脱しているので「基準値」という観点で考えると異常値と言わざるを得ない一方で、この患者にとっては普段とさほど変わりないと捉えることもできるという点です（もし、HCO_3^-が30 mEq/Lで、$PaCO_2$が70 Torr、pHが7.35より下回った場合には急性増悪による閉塞性の要素が悪化したと考えることになります）。
　COPD既往の患者が呼吸困難をきたしたというエピソードからは、第一にCOPD急性増悪を考えます。元々の酸素化がどの程度なのかがわからないので、酸素化の評価は難しいところですが、喘鳴著明・口すぼめ呼吸・呼吸困難の訴えという情報も急性増悪をよく支持します。COPD急性増悪とくれば、ABC療法で加療しますが（後述）、設問では「酸素療法による適切な初期対応」が問われていることに注意して初期対応について考えましょう。

酸素療法は、文字通り酸素化不良を改善させるための一手段です。すでに在宅酸素療法で、1 L/分の鼻カニューラが使用されていますが、主訴が呼吸困難であることを踏まえ、少し増量する必要がありそうです。COPDのglobal standardにおけるSpO_2の目標値は88〜92％とされています[1, 2]。PaO_2 60 TorrがSpO_2 90％に相当するので、本症例はSpO_2の目標範囲内にあり、極端な酸素化の改善は不要であることがわかります。

したがって、ABC療法で対応することが本質的であると捉えた前提で、酸素療法は呼吸苦の症状を緩和するために酸素流量をわずかに上げるというのが適切解となります。選択肢❹が鼻カニューラ 1.5 L/分なので題意を満たします。

3つの観点から本問を考える

111回の国試のなかでも、1、2を争うくらいの話題になった問題です。当時の受験生は、当日の会場内や試験終了後のネット上でザワザワしておりました。今回は、1）受験生　2）臨床医　3）今後の国試　という3つの観点から解説を補足します。

1）受験生の観点で

この問題がなぜ、注目を浴びたのかというと、①必修問題に配置されていた、②答案が割れた、という背景があります。

当然、受験生の立場からすると「この問題は必修問題としては不適切だ」、「削除問題になるだろう・なってほしい」、「この問題作成者って、どうかしている」というような声が挙がるのも無理はないとは思います。

病院実習に来た医学生に口頭試問した感触でいうと、鼻カニューラ、酸素マスク、リザーバー付きマスクの使い分けを理解している学生は多い少ないかでいえば少ないような印象を受けます。そのため、〈111F24〉で鼻カニューラとリザーバー付マスクの使い分けを問われた時点で困った受験生も多かったことが予測されます。また、「酸素流量を1 L/分から1.5 L/分に上げたところで呼吸苦は改善するのか？」という声も挙がっていました。先にその回答を示しておきますが「酸素だけでは必ずしも呼吸困難が改善されるとは限らない」というのが実情を踏まえた説明となります。

しかし、回数別の過去問解説集を眺めてみるとわかることとは思いますが、このような正解率の低い問題が配置されるのは何もこの第111回に限ったことではないのです。必修問題のなかには毎年少なくとも1問以上は、こういった「後になってザワザワする問題」が紛れ込んで来ます。正答率が20％を下回るような問題ですら平気で必修問題として出題されることだってあるのです。そのような背景を踏まえると、〈111F24〉が歴代の必修問題の中でも異質なものとは言い切れないのです。

したがって、本番でこのような問題と直面したときには**「こんな問題も毎年のように出題される」と開き直ることが重要**です。ルール#20は、まさに〈111F24〉のような必修問題で特に効力を発揮するのです（**#20 モヤモヤ問題をいち早く察知して適切に対応する**）。

2）臨床医の観点で

前述した鼻カニューラとリザーバーマスクとの違い・使い分けについては、研修医になった際に遭遇する壁となります。

研修医「酸素を投与してください」
看護師「どのくらいの流量で行きますか？」
研修医「え、えっと5L/分くらいで」
看護師「じゃ、酸素マスクにしますね？」
研修医「（よくわからないけど…）それでお願いします」

というようなやりとりが新年度のはじめに全国各地で繰り広げられることでしょう。初期研修医のうちは特に、看護師から多くのことを学ぼうとする姿勢が望ましいです。病院の事情や患者のことをよく知っている存在が看護師なので、「全てを」とは言いませんが、看護師の言うことが的を射ていることも多く積極的に耳を傾けるに値するのです。

現場目線でいうと、鼻カニューラ5L/分やリザーバー付マスク5L/分がどちらも現場では見ないので、ありえない選択肢であるということが実臨床の常識から除外できるのです。（ここでは「常識」という言葉で片付けさせていただきますが、詳細は後述します。）

鼻カニューラは4L/分までの流量で使用することが通常です。理論上は、1L/分増えるごとに、FiO_2が4％増えると言われています。したがって、鼻カニューラというのはFiO_2 0.21〜0.3程度の酸素を投与したい場合に用いるツールなのです。実際に使用してみるとわかるのですが、4L/分の酸素流量はかなり痛いです。多くの場合、3L/分の時点で既に相当痛く、5L/分以上で用いないのが普通です。

一方、リザーバー付マスクは、6L/分以上の流量で用いるのが通常です。理論上は、流量（L/分）×10程度のFiO_2（％）が期待できるので、FiO_2 60〜100％で投与したい場合に用いられます。ここで重要なのは、FiO_2 ほぼ100％が可能ということなのです。

FiO_2を100％にしても低酸素状態が改善されないのであれば、FiO_2の調節以外の方法が必要となり、PEEPをかけられるNPPVや挿管して人工呼吸器管理に繋げることが必要となります。

酸素マスクは鼻カニューラとリザーバー付酸素マスクの中間だと考えてよいでしょう。このような現場の常識を根拠にした場合には、❺リザーバー付マスク5L/分、❻鼻カニューラ5L/分、これら2つの選択肢が除外できてしまうのです。

他にも現場の感覚として重要な記述があるので、以下に拾い上げます。

- **「夜間救急外来を受診した」**
  → 救急車での搬入ではなく、自身の足で来院したということが推測されます。したがって、確かに本問では努力性呼吸を認めますが、歩けるくらいの元気はあるということを意味します。救急車の場合には「要請」や「搬入」という言葉が添えられることが多く、「受診」というのは、自力で来院したというニュアンスが含まれるのです。

- **「在宅酸素療法」**

   → 病院での酸素使用とは異なり、細かい設定となる場合があります。例えば、0.5 L/分という流量で設定されている患者もいます。本症例では安静時 1 L/分という設定となっております。また、在宅酸素では、指示が重要となります。主治医が、「安静時はこの値」、「労作時・労作後はこの値」、「就寝時はこの値」、という指示を出しますが、その流量を守らないとボンベの酸素が空になってしまうリスクが生じ得ます。ここで、「安静時が1.0 L/分　労作時が1.5 L/分」というような指示が実臨床ではよくみられるという常識を知っていれば、本問を解くヒントになりえるのです。呼吸苦時という条件下であっても「いきなり5 L/分に上げる」という指示はありえません。通常の指示で苦しいときには受診するよう言われているのが通常で、だからこそ本問の患者さんは受診したということが推測されます。「来院時は酸素ボンベを持参している」という記述も、その在宅酸素療法のリアルを匂わせてくれています。

ちなみに、本問は「在宅酸素療法」および「酸素投与のデバイスと流量」に焦点が当てられていますが、本質的には他の治療法が鍵を握ります。本症例がCOPDの急性増悪であることに気付けたとしても、治療がABC療法だという知識が身に付いていたとしても、選択肢に振り回された場合には肝心の「ABC療法」が頭から離れやすくなるのも多岐選択問題の弊害のように思えます。

COPD急性増悪の初期管理：ABC療法
- A：antibiotics　　　…抗菌薬
- B：bronchodilator　…短時間作用型
- C：corticosteroid　　…吸入ではなく全身投与（内服or注射）ステロイド

先ほど酸素流量を上げたところで、必ずしも呼吸苦が消失するとは限らないと述べましたが、それもそのはずです。根本的な治療は「ABC療法」だからなのです。選択肢にABC療法が含まれていれば正解をより簡単に選べるかもしれませんが、今回「ABCの話題は置いといて、酸素はどうする？」という切り口で問われていると捉えられたかどうかが正解・不正解の分岐点となります。

第1章で「迷ったら、主訴と設問文に立ち返る」という原則について紹介しました（**#6 迷ったら主訴と設問に着眼する**）。本問にもその原則が適用できます。設問文に注目すると、「酸素療法による適切な初期対応はどれか」と明記されています。あえて「酸素療法による」と強調されているので、もしかしたら「ABC療法は別に考えて」と邪推できたのかもしれません（**#15 設問文を正確に捉える**）。

PEEP：positive end expiratory pressure（呼気終末陽圧）
NPPV：noninvasive positive pressure ventilation（非侵襲的陽圧換気療法）

3) 今後の国試を占う観点で

今後はこういった**現場の常識を組み込んだ問題が増えてくることが予測されます**。つまり、現場で研修医が求められるような知識・技術・態度が国試でより問われるようになるのです。

本問のテーマで考えると、具体的には、次のような発想が該当します。

- 酸素デバイスの使い分けは？
- 在宅酸素療法の実際は？
- その患者さんに合った対応は？

第111回で波乱を巻き起こした本問を、数年後には当たり前のように受験生が解いているような未来も十分にあり得ます。先ほど「常識」という言葉を用いましたが、その伏線を回収すると、現場で研修医が要求されるような「常識」が当たり前のように出題される将来もそう遠くはないのかもしれないのです。

医師国家試験の全体（全400問）の構成という視点でいえば、従来の過去問演習でカバーできる問題と実臨床を踏まえた新傾向の問題の両方がバランスよく出題されることを予想しています。前者は、従来の対策の通り、過去問ベースの演習を徹底することが原則となります。後者は、病院実習で実臨床のリアリティに触れたり、あるいは本書の第3章の熟読を推奨します。

このように、初期研修医に要求される知識・判断力・マネジメント能力が医師国家試験でも問われるようになり、出題傾向にも変化が現れています。その変化に対応すべく、本書が今後の医師国家試験の過去問演習サポートの一端を担えたら幸いです。

- 初期研修医が現場で求められるような知識・技術が問われる頻度が増えつつある
- 本番で答案に迷うというシーンが少なくとも1度は起こる → その対応策を事前に練る
- 迷ったときは主訴と設問に着眼するという鉄則を徹底する

◆ 文献
1) The Global Initiative for Chronic Obstructive Lung Disease (GOLD)：http://goldcopd.org
2) National Institute for Health and Care Excellence (NICE)：Chronic obstructive pulmonary disease in adults．：https://www.nice.org.uk/guidance/qs10

統合演習 8

▶ Question

　12歳の女児。7日前からの発熱と全身の倦怠感とを主訴に来院した。生来健康であった。2週前から活気のないことに家族が気づいていた。7日前から発熱し、自宅近くの診療所で抗菌薬を投与されたが改善しなかった。顔色は不良である。腹部では肝臓を右季肋下に4 cm、脾臓を左季肋下に2 cm触知する。

血液所見：赤血球316万、Hb 6.4 g/dL、Ht 27％、白血球32,000（異常細胞65％）、血小板2.3万。LD 3,015 IU/L（基準176〜353）。

骨髄穿刺所見：細胞数60万/mm^3（基準10〜25万）（異常細胞98％）、異常細胞のペルオキシダーゼ染色は陰性、表面抗原検査はCD10とCD19は陽性、CD3とCD13は陰性。

この疾患の予後に影響する因子はどれか。2つ選べ。

- ⓐ LD値
- ⓑ 性別
- ⓒ 年齢
- ⓓ 白血球数
- ⓔ 骨髄の異常細胞比率

〈108A55〉

- ☑☑☑ #1 医師国家試験の過去問を大切に取り扱う
- ☑☑☑ #3 臨床実地問題の本文は前から後ろへ順に読む
- ☑☑☑ #6 迷ったら主訴と設問に着眼する

- ☑☑☑ #15 設問文を正確に捉える
- ☑☑☑ #24 臨床実地問題の典型症例は本文ごと覚える

正解 c、d

　生来健康の12歳女児が、7日前からの発熱と全身倦怠感とを主訴に受診し、白血病が疑われ、骨髄穿刺が施行されたという症例です。結果的にMPO（ミエロペルオキシダーゼ）染色が陰性であり、ALL（acute lymphocytic leukemia：急性リンパ球性白血病）の診断となり、その予後因子を選ばせる問題となっています。

　大学病院の小児科実習であれば、すでに診断のついた血液腫瘍の患児さんを経験したことがあるかもしれません。他方、本問のように、診断のついていない児を「ただの風邪」で帰さないという経験は、疾患の頻度的にも小児科医以外では得られにくいのが実際です。ただ、**疑わない限りは見逃すというのが診断推論の原理**なので、その教訓を伝えることを意図して本症例を取り上げました。

「違和感」を見逃さない

　本題です。前述のように、急性白血病は風邪や肺炎と誤診されていったん経過観察となるケースも一定確率で起こりえます。これは前医の診断能力が乏しい、という考えのみでは説明できないことが多く、「適切な経過観察」を通じて、「やっぱり変だ」という違和感から拾い上げられることもあります。

　今回の症状は2週間前から起こっています。見逃したり誤診したりすることを推奨するという意味ではなく、そのようなことも一定数起こりえると考えながら診療することが重要なのだと思います。

　脾臓の触診は、それこそ大学の病院実習くらいでしか陽性所見に遭遇できないのが現実的なのですが、本症例ではしっかりと理学所見から情報を得ている点が素晴らしいと思います（今後は脾臓の触診よりもエコーや腹部CTで偶発的に気づくという頻度が増えることが予測されます）。

　また、小児科領域では、母親が言う「いつもと違う」「何か変」という訴えが臨床的に非常に重要な情報となりうることもしばしばあります。その一言が、診断を前進させることだってあるのです。

「違和感」の正体

　さて、今回の診断のエントリーとなりうる「違和感」とは一体何なのでしょうか？

　本症例では、「顔色不良」「抗菌薬投与無効」「生来健康」というのが、精査を進めようとするモチベーションとなりそうです。風邪に抗菌薬を出す・出さないの論点は別として、今回は抗菌薬を投与してしまったにもかかわらず、やはり効果が乏しいという結果を見て、例えば「採血をしてみようかな」という気になります。routineで誰でもかれでも採血をするのは、子どもを病院嫌いにする原因となるので推奨はできませんが、今回は採血をして正解だったと考えてよいでしょう。

次に、採血結果からの違和感について、一度、本文に戻ってみて一緒に考えましょう。

課題
- 本症例では骨髄穿刺を施行していますが、なぜ骨髄穿刺をしようと判断したのか、その根拠を述べてください。また、自分が初療医だったとしたら、どのタイミングで骨髄穿刺をするかも記してください。

解答欄

記載日　　　/　　　/

　自分がもし、初療医の立場だったら、下記のような要素を根拠に骨髄穿刺に踏み切る判断を下すと思います。
- 白血球 32,000 は、細菌感染にしては高過ぎる（という経験則）
- 2系統の血球減少
- LDHの異常高値　→臓器特異性は乏しいが、重要臓器が破壊されている可能性を示唆

　なお、「異常細胞 65％」は敢えて根拠にしていません。異常細胞を自動分析（フローサイトメトリー）で検出できる場合とできない場合とがあるからです。もし、異常細胞をリンパ球としてカウントしているのであれば、リンパ球数異常高値を根拠にしてもよいでしょうが、自動分析では異常細胞を必ずしも検知できるとは限らないのです。

実際の行動としては、前述を根拠にまず末梢血塗抹標本の作成を臨床検査技師に依頼し、時間があれば自身の目で検査室まで鏡検しに行くことになると思います。過去問にみられるような典型像が期待できるでしょう。

　初療医としては、そこまでが限界で、あとは本症例であれば小児科の血液内科を専門にする先生に（成人例であれば血液内科の先生に）コンサルトしてバトンを引き渡します。そのときに「骨髄穿刺の必要性がある」と言ってプレゼンor手紙に一筆添えることになります。
　骨髄穿刺は結構強い力でグリグリするので、子どもにとっては侵襲の強い検査の部類に入ると思います。その適応については慎重に判断することが重要です。実臨床では医師国家試験での定番問題ほど頻繁に骨髄穿刺を行うことはありません。
　汎血球減少の鑑別疾患は、過去問においても、また実臨床においても頻度が高いので常にアウトプットできるように準備しておきましょう。今回でいうと、小児・汎血球減少・肝脾腫・末梢血で異常細胞ということを根拠に骨髄穿刺に踏み込む決断をして、急性白血病の診断に至ります。また、骨髄穿刺によって得られた所見から、急性リンパ球性白血病の診断となります。典型的な症例プレゼンテーションですので、本文をまるごと覚えてしまうのが学習効率の観点で推奨されます（**#24 臨床実地問題の典型症例は本文ごと覚える**）。
　改めて正解を検討すると、設問における「この疾患の」という箇所に注意して、❸年齢、❹白血球数を選びます。「この患児の」という問いであれば、❹が該当しないので❸の1択となることに注意しましょう（**#15 設問文を正確に捉える**）。

> **急性白血病（小児例）の予後因子**
> - 1歳未満 or 10歳以上
> - 白血球数 ≧ 50,000
> - Ph染色体陽性
> - 11q23異常

過去問は完全なフィクションではない

　国試の臨床実地問題は、多少のデータを改変した上で匿名化しているものの、仮想患者ではなくリアルの世界に存在した患者が題材となっています。したがって、<mark>「医師国家試験の過去問を通じて、実在した症例から間接的に学ばせていただく」</mark>というのが、本来あるべき医師国家試験の過去問演習の前提かつ心構えになるのです（**#1 医師国家試験の過去問を大切に取り扱う**）。

〈まとめ〉
- 違和感をどのように察知するかを研究する
- 十分な時間経過を置いてからわかることもある
  =「経過観察」の正しい使用法
- 臨床実地問題で登場する症例は
  リアルに存在した誰かがモデルになっている

 Coffee Break

追憶の外来

　#24のコラムでの肘内障のエピソードは医学生時代の小児科外来実習での体験が基になっています。
　遡ること十年前の出来事 ― 臨床遺伝外来という専門的な環境で、患児の診察と親とのやりとりを見学したときのことです。患児に関するbad newsを両親に伝える一連の流れのなか、外来担当医は「親子3人で、外来の周りを散歩しておいで」という指示を出しました。「え？散歩？」と驚いた表情で両親は互いに見つめ合った表情を見ながら、私も「なんで散歩？」という疑問に答えを見出せずにいました。

　診察室の横開きの扉を開けて親子三人が手を繋いで診察室の外にで出ようとしたときの、三人の後ろ姿が一枚の写真のような鮮明さで自分の記憶に刻まれています。
　bad news tellingの後に、混乱・緊張・不安・絶望というような複雑な心理状態になるのは至極当然のことです。診察室からいったん退室することで、少しは気持ちをリセットさせるような意図があったのかもいしれません。部屋に戻って来た両親は暗い表情のままでしたが、さきほどより落ち着いていて、わずかに穏やかな雰囲気になったことを覚えています。その印象的な体験が、十年後の肘内障の診療のヒントになったのです。

　当時の外来担当医が、後の旭川医科大学 教育センター専任教授 蒔田芳男 先生です。私は学生の頃から、医学教育に興味がある奇妙な学生として認識され、それから数年のときを経て、教育センター非常勤講師のポストに就きました。今、母校での正規の授業・カリキュラムに関わることができているのは、蒔田先生の理解と支持があったおかげです。当時と同じように、今も新たな気づきや学びを得られる環境に感謝したいです。

統合演習9

▶ **Question**

64歳の女性。右腰痛を主訴に来院した。2、3カ月前から階段歩行時に動悸を自覚するようになった。今朝、特に誘因なく突然に右腰痛を自覚し、持続するため受診した。症状は体動で変化しない。来院時、意識は清明。体温36.7℃。脈拍92/分、不整。血圧138/84 mmHg。呼吸数16/分。SpO_2 96%（room air）。眼瞼結膜と眼球結膜とに異常を認めない。心尖部を最強点とする拡張期ランブルを聴取する。呼吸音に異常を認めない。腹部は平坦、軟で、肝・脾を触知しない。右肋骨脊柱角に軽度の叩打痛を認める。

血液所見：赤血球413万、Hb 11.8 g/dL、Ht 35%、白血球11,300、血小板21万、PT-INR 1.0（基準0.9〜1.1）。

血液生化学所見：総蛋白6.0 g/dL、アルブミン3.5 g/dL、総ビリルビン0.4 mg/dL、AST 17 IU/L、ALT 23 IU/L、LD 855 IU/L（基準176〜353）、ALP 170 IU/L（基準115〜359）、CK 42 IU/L（基準30〜140）、尿素窒素11 mg/dL、クレアチニン0.6 mg/dL、尿酸4.3 mg/dL、血糖98 mg/dL、Na 140 mEq/L、K 3.8 mEq/L、Cl 107 mEq/L、CRP 1.0 mg/dL。

心電図（Ⓐ）、胸部X線写真（Ⓑ）および腹部造影CT（Ⓒ）を次に示す。

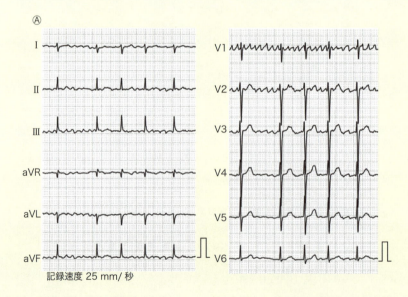

記録速度 25 mm/秒

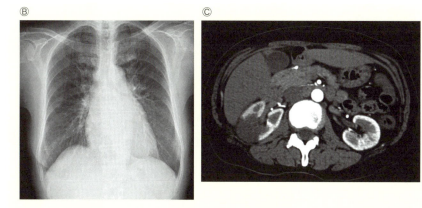

まず行うべき治療はどれか。

ⓐ 緊急開心術
ⓑ 抗凝固療法
ⓒ 電気的除細動
ⓓ ジゴキシン投与
ⓔ 冠動脈インターベンション

〈110A27〉

正解 ⓑ

　心電図で心房細動波形のある、突然右腰痛をきたした64歳女性の症例です。このプレゼンテーションと特徴的な造影CT所見とを踏まえて、右腎梗塞の診断となります。治療は、心房細動による全身性塞栓症に対してという意味合いで抗凝固療法を行うという流れになります。

　以上の記述が最短の説明になりますが、胸部の聴診における「心尖部を最強点とする拡張期ランブル」の所見、および胸部X線での「心拡大」「左第3弓の突出（＝左心房の拡張）」とから僧帽弁狭窄症が想起され、左房負荷によって発作性心房細動が2、3カ月前から生じているというようなアセスメントができれば尚よいかと思います。

　さて、ここまでが資格試験の範疇での話です。今回の問題では、「自分が同じような症例と直面したときに腎梗塞の診断に至れるか」という論点に照準を絞り、これまでの原則をどのように活用するかを考察しましょう。

> **課題**
> - 実臨床で同じような症例と直面したときに腎梗塞の診断に至れるかを考察してください。
> - これまで紹介した原則一覧を見ながら、どのルールを適用できるのかを挙げてください。
>   → 〈110A27〉本文で該当する箇所を色ペンでチェックして、ルールの番号を記載してください。

解答欄

記載日　　　／　　　／

#3 臨床実地問題の本文は前から後ろへ順に読む

　実臨床では、病歴聴取の最初は「主訴」からはじまります。患者の立場にしても、医師サイドにしても、主訴からはじめるというのは、診療の基本となります。原則通り、本文を前から後ろに読んでいくと、「64歳女性が来院した（おそらくwalk-in）際に、突然発症した右腰痛」という情報が第一に入ってきます。そこから診断推論を進めて行きましょう。

#31 診断のエントリーはパターン認識で捉える
#28 解剖と病態を想像する

　突然発症と来れば、管腔構造の「詰まった」「裂けた」「捻れた」「切れた」という病態を考えるのが定石です。右腰痛で起こり得るものとしては、頻度的な観点では右尿管結石が第一に挙がり、除外すべき疾患としてはStanford B型大動脈解離→腎動脈閉塞→腎梗塞、もしくは、心房細動等による血栓症による腎梗塞を挙げます。尿管結石であれば、thin sliceでの腹部「単純」CTで十分となります。一方で、腎梗塞や大動脈解離では、造影剤を用いての撮像が必須となります。

　疾患を想起するときには、解剖の知識や、病態生理の知識が役立つのは、まさにこのようなシーンとなります。突然発症というキーワードから病態を推察し、右腰部の痛みという部位から解剖的に何の臓器に問題があるのかを検索します。

#45 疫学的な頻度を意識する
#33 似たような疾患はグループ化して拾い上げる

　日常的に頻度の高い疾患を見続けると、反射的にその疾患に飛び付いてしまいそうな衝動に駆られることがあります。尿管結石が典型例です。そして、いつかpitfall疾患（見逃してはならない疾患のうち、見落とされてしまいがちな疾患）に遭遇して痛い目を見ると、今度は急に診療が慎重になってしまい、commonな尿管結石の症例に対して過剰な検査をしてしまう段階に突入します。さらに経験を重ねると、commonとemergentをうまく見極め区別できるような感覚が身に付きます。

　本症例も「また尿管結石か」と過小評価をした際には、誤診して後医が拾い上げるという悲しい結末に陥ってしまう可能性を秘めています。もし尿管結石を第一に疑ったとしても、その所見がなかった場合に、どのようなリカバリーをするかという第二手・第三手を考えていれば、患者に害をもたらすことを予防できるでしょう。

　具体的には、尿管結石と似たような症状をきたす疾患のなかで、致死的なものをあらかじめ尿管結石と紐づけてグループ化しておくという策が有効です。

#43 closed question で疾患特異的な情報を引き出す

　尿管結石を第一に疑ったとして、心疾患の存在に気づくためには、どのようなアプローチをすればよいのでしょうか。実際の医療面接でのやりとりを想像しながら、有意な情報をどのように引き出すかを考察します。質問の形式は open question で聞いていますが、適宜 closed question を交えて情報を絞り込んでいきます。

医師　今日はどうされましたか？
患者　今朝、突然、右腰痛が出現して痛みが改善しないので来ました。
医師　どのような痛みですか？
患者　今までずっと痛くて、姿勢を変えても痛いままなのです。
医師　昨日までは普段と変わりなかったですか？
患者　腰痛が出現したのははじめてです。でも、そういえば…
　　　　ここ2、3カ月、階段歩行時に動悸が出現して気になっていました。
医師　これまで何か病気にかかったり、通院・手術をしたことはありますか？
患者　いえ、実は今まで健康そのもので健診でも異常は指摘されていません。
　　　　だから動悸も様子を見ていました。
医師　わかりました。それでは診察に移らせていただきます。
患者　はい、お願いします。
　　　⋮

　このやりとりで最も重要なのが、「でも、そういえば…」という展開です。もし仮に、この患者の初療に当たったとして、発作性心房細動を思わせる病歴を引き出すことができたでしょうか？ あるいは診察の際に、脈の不整に気づいて「これまでに不整脈を指摘されたことはありますか？」と問えたでしょうか？

　特に既往のない方の、突然発症の片側腰背部痛であれば、前述の通り尿管結石を第一に疑うのが自然かと思いますが、やはり除外すべき疾患に血管疾患が含まれるので、不整脈（特に心房細動）の有無や大動脈解離のリスクを事前に評価するのはきわめて理に適っている姿勢と言えましょう。

　そして、心房細動の存在に気づいたときに、血栓症（腎梗塞）の検査前確率が高まります。採血での高LDH血症がここで有意なものに変わります。このように腎梗塞や大動脈解離らしさの方が疑わしくなったと考えたときに、造影の必要性が生じます。

#13 症例情報の後半には特異度の高い所見が来やすい

　造影CTをオーダーできるかどうかについては、過不足のない病歴聴取と身体診察に依存します。CVA叩打痛を真っ先に探しに行って陽性だからと言って、尿管結石に飛びついてしまい、病歴聴取を省略してNSAIDsを投与してしまったとしたら？ 確かに症状が緩和され、もしかしたら彼女は受療目的が達成されて帰宅していたかもしれません。そう考えると恐ろしい話ですね。

例えば、本文には肉眼的血尿の記載が見当たりませんが、たとえ血尿があったとしても、尿管結石と腎梗塞を区別することはできません。どちらも、血尿をきたすことが有り得るからです。尿管結石だと思い込んで固執してしまえば、採血さえしない状況も起こり得ます。場合によっては心電図を実施しないことも考えられますし、造影CTという発想は、そのさらに遠い話になってしまうことでしょう。

これが医師国家試験であれば、採血結果でLDHが高値だったり、D-dimerもしっかりと採血項目に含めていたり、あるいは造影CTが当然のように実施されており親切に腎梗塞のスライスまで示されているという忖度モードで症例と向き合うことになります。診断に直結する特異度が高い検査所見は、症例情報の後半に配置されますが、これは造影CTをオーダーしたから得られた所見なのです。

実臨床では、造影CTをオーダーできたかどうかという問いが重要です。腎梗塞へと続く正しい推論の流れは、病歴で「2、3カ月前からの動悸の自覚」を聴取するか、脈を触れて「不整」に気づけるかに左右されます。つまり、OSCEで習得する病歴聴取のスキルや、病院実習での診察のトレーニングを積んだ向こう側に、正しい診断への道が通じているのです。

#26 背景知識が評価基準を決める

実臨床では診断が付いたら終わり、というわけにはいきません。腎梗塞と診断したら、その原因について考えます。今回は、推論したように左房負荷による心房細動が原因と推測されます。その結果、抗凝固療法を行うという流れにつながるのです。動脈性の塞栓症（本症例では腎梗塞）を見つけたときに、その原因を考えることが大事だと知っていれば、よいアセスメントに繋げるためのヒントになります。

診断が付いたときに、「その原因は何だろう？」と一度は思いを馳せてみる習慣をつけると病態を把握する能力に長けた医師になれるでしょう。診断した目の前の病態が、そもそもの根源なのか、他に何か原因があって単にその一表現型に過ぎないのか、それは診断の時点ではわからないのです。だからこそ、診断が付いた後に、そのどちらかを見極めようとする姿勢は、医師人生の予後を決定すると言っても過言ではありません。診断が付いたときには心理的に安堵しやすいのが常です。そこから気を引き締められるかどうかが医師としては重要な心構えなのです。

以上、本問を通じてのメッセージは「実際に本症例を診たとして、心房細動と腎梗塞という診断にたどりつけますか？」というのが要旨となります。

また、これまで取り上げてきた原則を実際の問題に適応させる練習をしていただきました。以下のチェックリストで、ルールを応用できたかをセルフチェックしてみてはいかがでしょうか。

Checkpoint

- ☑☑☑ #1 医師国家試験の過去問を大切に取り扱う
- ☑☑☑ #3 臨床実地問題の本文は前から後ろへ順に読む
- ☑☑☑ #13 症例情報の後半には特異度の高い所見が来やすい
- ☑☑☑ #26 背景知識が評価基準を決める
- ☑☑☑ #28 解剖と病態を想像する
- ☑☑☑ #31 診断のエントリーはパターン認識で捉える
- ☑☑☑ #33 似たような疾患はグループ化して拾い上げる
- ☑☑☑ #43 closed questionで疾患特異的な情報を引き出す
- ☑☑☑ #45 疫学的な頻度を意識する

　このように、医師国家試験の問題のなかには良問が存在しており、臨床医の思考過程に沿って取り組めば、診断推論のよいトレーニング題材となるのです。将来、実際に診療に臨むときに、役立つエッセンスが臨床実地問題のなかに多く含まれているのです。
　だからこそ、「医師国家試験の過去問を大切に取り扱う」のです。

〈まとめ〉
- 本書の「医師国家試験の取扱ルール」は汎用性が高く、応用範囲が広い
- その理由は、本書が臨床医の思考過程に基づいて設計されているからである

統合演習 10

▶ Question

　34歳の女性。月経が遅れ妊娠の可能性があるため、慢性糸球体腎炎で長く通院中の主治医の外来を受診した。28歳から慢性糸球体腎炎に罹患しており、妊娠・出産により透析になる可能性があるため避妊を指導されていた。妊娠反応は陽性であった。夫とともに面談をくり返したが、本人の「透析になってもよいから子どもを産みたい」という強い希望は変わらない。
　対応として正しいのはどれか。

- ⓐ 弁護士に連絡する。
- ⓑ 産科医を含めたチームで対応する。
- ⓒ 指示に従わないことを理由に診療しない。
- ⓓ 透析になったら医療保険の適用にならないと説明する。
- ⓔ 夫に人工妊娠中絶のための内服薬の入手方法を紹介する。

〈109H21〉

Checkpoint

- ☑☑☑ #5 文字は全てに目を通す
- ☑☑☑ #18 禁忌問題は治療・緊急性・倫理的配慮で察知する
- ☑☑☑ #47 臨床には正解がない

正解 ⓑ

選択肢が極めて平易なので正解を選ぶことは簡単なのですが、実際に医療の現場に立って似たようなシチュエーションに遭遇した場合にはどうするかと考えると悩ましい問題に化けます。本文を読まなくても、選択肢を読んだだけで解けてしまうのは、問題の設計上どうなのかというツッコミは置いといて、VBPという理論を紹介したいです。

VBPのフレームで考える

医療は適切なevidenceに基づいてなされるべきという考えがevidence based medicine（EBM）ですが、EBMの実践において「患者への適用」のステップで苦労することが少なくはなく、相手（EBMの対象）の事情や思い、価値観と衝突することがあるのです。このように**医療者側の価値（＝「何を大切にしているか」）と患者や家族側の価値とを総合的に調整・共有して意思決定を行う方法がvalue based practice（VBP）**です。医療者−患者の価値が合致した場合には問題は生じないのですが、両者の価値が不一致の場合に問題が生じえるので、VBPが役立ちます。

VBPが機能するためには、互いの違いに対する相互の理解という前提をもとに「共有された価値」という枠組みにおける意思決定が到達点となります。患者や家族の価値を引き出す上で有効になるツールが下記の**ICE-StAR**になります。

患者・家族の価値に迫るICE-StARのフレーム
- Ideas　　　　考え　…今の状態をどのように捉えているか？
- Concern　　心配　…今の生活、今後のことに心配はあるか？
- Expectations　期待　…医療スタッフに何を期待するか？

- Strength　　強さ　…志を具現化できるような強み・力はあるか？
- Aspirations　志　　…具体的にどのようになりたいか？
- Resources　資源　…協力してくれる人や利用できる社会資源はあるか？

このフレームに沿って情報を聴取できれば、患者や家族の「価値」に迫ることができます。ICEの箇所にはnegativeな内容が来ることが多いですが、いわゆる解釈モデルに相当するとも捉えられます。つまり、現状をどのように解釈しているかを具体的に問うことができるのがICEです。この部分に共感のチャンスが潜んでいるので、考え・心配・期待を知ろうとすることで患者や家族に寄り添いやすくなります。続いて、StARの項目でどのような着地点を設計するのかという建設的な議論が生じます。現状を把握し（＝ICE）、どのように決定していくか（＝StAR）をお互いの価値に基づいて意思決定をしていくという枠組みで考えていくのです。

本症例では、「妊娠・出産により透析になる可能性がある」という Idea・Concern が医療者−患者間で共有されておりますが、「透析になってもよいから子どもを産みたい」という Aspiration の部分でジレンマが生じています。正解の選択肢❺「産科医を含めたチームで対応する」というのは、Resourse の1つを動員するという考えに含まれます。他にも「どのようにすれば、よい着地点に結論づけられるのか」ということを話し合いながら決定していくことが本問の場合では重要です。

選択肢考察

- ❶ 法的な問題に直面しているわけではないので弁護士は不要です。
- ❷ 前述の通り、産科を含めたチームは Resourse の1つに相当します。
- ❸ 診療契約が結べない場合には診療拒否という方法もとれますが、今回の場面ではそこまでに至っていません。
- ❹ このシチュエーションで透析になったとしても医療保険が適応となります。虚偽の発言なので、訴えられる可能性があります。
- ❺ 違法の可能性を含んでおり、また、医療者としてとるべき対応として不適切です。
- ※ ❹、❺の選択肢は医師のプロフェッショナリズムに反するので禁忌肢となります

(#18 禁忌問題は治療・緊急性・倫理的配慮で察知する)

知識や技術はもちろん必要なことですが、今回紹介した VBP のように態度や姿勢の部分も大事になってきます。正解があると楽といえば楽ですが、実臨床では答えのないところに答えと思われるものを仮説的に打ち立てて検証していくというサイクルになるので、現場に出るとそのギャップに驚いたり打ちのめされたりすることもあるかもしれません（#47 臨床には正解がない）。実臨床で相手にするのは生身の人間です。evidence についての<u>知見を深めた上で、それをうまく活用</u>したり、<u>活用できない場合にはどのような知恵を絞るか</u>が求められるのです。そのような複雑系の世界の中でプロフェッショナリズムを発揮するのが医師なので大変ではありますが、とてもやりがいのある仕事なのだと個人的には思っています。

医師国家試験で VBP をテーマに出題してしまうとどうしても選択肢が平易になってしまい、正解率の高い問題となってしまうので資格試験には不向きなテーマだと思います。一方、医療の現場では、うまくいくケースももちろんありますが、大いに苦悩したり、ときには患者・家族と衝突して後味の悪さが残ることも少なくはありません。医療スタッフの価値と患者・家族の価値とがうまく噛み合わないときには、VBP の理論を用いてケースをシンプル化したり、お互いの歩み寄りをしやすい環境を創出して解決に向かうこともあります。

「原因はよくわからないけれど、うまくいかない」という状況に活路を与えられる技術ですので、知っておくときっと役に立つ日が来るでしょう。

〈まとめ〉
- 医療の対象は生身の人間
- 医療を提供する側と受ける側との間で価値観の相違が生じる
- 両者のギャップを埋めるためのアプローチがVBP

◆ 参考文献

1)「価値に基づく診療　VBP実践のための10のプロセス」(大西弘高, 尾藤誠司/監訳), メディカルサイエンスインターナショナル, 2016

付 録

付録1　本書のデザイン

十年後の医学生の手にも

　メールマガジン「医師国家試験の取扱説明書」の書籍化にあたり、まずはメールマガジンの過去ログすべてに目を通すことからはじめました。内容が重複しているものは省略し、読者から好評を博したものは残し、今後の医師国家試験対策に耐えうる記事をpick upしました。

　候補となった記事のタイトルを並べて眺めたときに思い浮かんだのが「普遍性」というkey phraseでした。これまで執筆したメールマガジンで伝えたかったのは、小手先の技術ではなく、「ごく当たり前」のことだということに気付いたのです。

　その過程で「十年後の医学生の手にも」というキャッチコピーが閃きました。医学は日進月歩の勢いでupdateされていくので、一般に医学書が存続するためには定期的な改訂が必要となります。しかし、伝えたかったのは普遍的な解法プロセスであり、改訂なしで十年間は愛読されるような書籍を世に送り出したいという強い思いが芽生えました。それを実現するには、どのような意匠を組込む必要があるのかを考えた結果、以下に語るようなデザインとなりました。

知識・技術・態度

　医学教育に限らず、人材育成の領域では、能力のoutcomeを①知識（knowledge）②技術（behavior）③態度/姿勢（attitude）で規定することがあります。医師の「知識」は前述のように、絶えずupdateされ続けなければならないので、十年間も更新なしで出版し続けるのは無理があると感じました。その一方で、医師国家試験を攻略するための「技術」と「態度/姿勢」については本書のコンテンツで十分にカバーできると判断したので、知識の要素は他の教材に譲り、技術・態度/姿勢に特化した受験参考書をめざすことにしました。

　本書のmain targetは医師国家試験の受験生、つまり医学生の5、6年次を想定しています。したがって、基本的な医学的知識は担保されているという前提で解説しています。しかし、「医学知識は日々更新されるので、絶えずupdateが必要である」という内容を伝えるためには具体例が必要となるので、#29「EBMを問題から汲み取る」、#40「知見のupdateを絶えず重ね続ける」では特に工夫を要しました。

　#29「EBMを問題から汲み取る」では、CHADS$_2$スコアを引用しました。これは2001

年の論文がevidenceになっていますが、2018年現在でも広く用いられています。2001年以降はCHADS$_2$スコア以外にも、抗凝固薬投与の判断基準に関するevidenceが蓄積されているにもかかわらず、その簡便さのおかげで経年変化にも対応できているのです。

#40「知見のupdateを絶えず重ね続ける」では、CDIの治療薬について言及しました。2012年2月の出来事を境に、治療の第一選択が変化したという要旨です。そこでは、現在のevidenceの内容ではなく、evidenceが変わったということに焦点を当てたことで、今後のupdateに影響を受けないような文章ができあがりました。

他にも、肺塞栓血栓症や急性心不全、川崎病の診断基準も登場していますが、いずれも十年、二十年という期間を乗り越えた歴史を有するevidenceを意図的に題材として取り入れました。むこう十年も劇的な新発見がない限りは、evidenceのマイナーチェンジに耐えられるような言い回し・構成を全体的に意識しました。

章の構成　～起承転結の型～

論理的な文章は、一般には「起承転結」よりも「序論・本論・結論」の形式の方が書きやすいとされています。というのも、「起承転結」では「転」の部分で「起承」とは関係ない別のことがらを持ち出すという展開が好まれるためです。一見、論理の本筋と別のことを述べているかのようで、実は起承転結すべてが同じテーマで一貫していたという工夫を要するので、論理的な文章を作成するには「序論・本論・結論」の形式を取る"paragraph writing"が適しているのです（そもそも、起承転結は漢詩に由来するものであり、作文に適用するべきではないという主張もあります）。

しかし、本書は結果として「起承転結」を採用しました。メールマガジンからpick upした記事を内容の近いもの同士でグループ化すると、「資格試験としての医師国家試験に有用なコンテンツ」と「今後ますます重要視される実臨床のトピック」に大きく二分されました。前者は、医師国家試験予備校講師のキャリアで得たノウハウであり、後者は、臨床医の経験から得たエッセンスでした。両者は一見、相反する内容のように思えましたが、実は共通項も多いことに気付きました。そこで、試験対策の内容を第2章に、実臨床の内容を第3章に配置して、第4章では両者の結びつきを示して締め括るという書籍構成にしました。例えば、#3「臨床実地問題の本文は前から後ろへ順に読む」という基本原則は、#44「時間感覚をイメージする」で言及されている現場での時間感覚に通じます。臨床実地問題では、本文を前から順に読み進めていくことで、実臨床での時間経過を擬似的に体験することが可能となります。このような#3と#44の関連性を第4章の統合演習3で総括しています。

文章の編集という過程を通じて、試験対策と実臨床という相異なった領域に共通性を見出せたのが大きな発見でした。

起：第1章「医師国家試験の取扱原則」
承：第2章「資格試験の観点からの医師国家試験」
　→「起承」では、試験対策という切り口で過去問演習の基本ルールを紹介しています。
転：第3章「実臨床の観点からの医師国家試験」
　→「転」では一見、試験対策からかけ離れた内容の実臨床トピックを取り上げています。
結：第4章「統合演習」
　→「結」では、「起承」と「転」が実は繋がっていたという統合性がテーマです。

読者別カリキュラム

　筆者は、卒後臨床研修病院で救急領域の臨床医をしている傍ら、見学・実習に来た医学生の指導にも当たっています。自分が初期研修医の頃に感じた、卒前医学教育（5、6年次）と卒後の初期研修（医師1～2年目）との間にある大きな乖離が今もなお存在しているように思えます。そのギャップ（56-12のギャップ）を解消するために何か自分にできることはないかと考えた結果、メールマガジン「医師国家試験の取扱説明書」を配信することを決めました。main targetは、受験生（＝5、6年次の医学生および既卒生）を想定していたので、読者の9割はその層で占めたのは想定内だったのですが、他方、残りの1割の中には初期研修医や大学の教員、医学教育に熱心な臨床医、医学生の保護者が含まれていて、想定外（いい意味で）の層からの感想メールがしばしば届きます。

　本書も受験生を主な対象として設計していますが、メールマガジンと同様、受験生以外の「国試ファン」が書店で本書を手に取ることを想像しました。main targetを変えずに、様々な読者層にも愛読してもらえるような意匠として、冒頭の「カリキュラム～本書の処方箋～」を加筆しました。

　試験本番までの残り時間によっては、本書の分量が受験生の負荷になってしまわないように、読者の現在位置で区分することで、限られた時間をどこに費やしたらよいかを示すことが可能になりました。比較的時間が確保されている病院実習の時期は本書の通読を、受験期には第2章を、また卒後の初期研修医には第3章を中心に読み進めることを推奨しています。

　カリキュラムを設けた意図の中には、「読む時期によって、書籍から得られる学び・気付きが変化する」ということも含まれています。医師国家試験に合格した後もメールマガジンを通読している初期研修医の話を聞くと「初期研修医になってからメールマガジンを読むと視点が変わり、受験生の頃には拾い切れていなかったことを読み取れるようになった」という声が多数あり、前述した「56-12のギャップ」を埋める役割の一端を本書で担えるような可能性を感じずにはいられません。

「医師国家試験の取扱説明書」のデザイン

　Instructional Designの領域で「学習者の意欲」を直接的に扱うものとして広く知られているのが、米国の教育工学者John M. Kellerが提唱するARCSモデルです。これは、学習の動機付けをAttention（注意）、Relevance（関連性）、Confidence（自信）、Satisfaction（充実感）の4要因に分けて整理した枠組みで、各要因に対応した動機付けの設計の手順を提案したものです。

ARCSモデル
- Attention　　　：おもしろそうだ、何かありそうだという興味・関心
- Relevance　　 ：やりがいがありそうだという意義
- Confidence　　：やればできるという自信感
- Satisfaction： やってよかったと思える充実感

　本書も、このARCSモデルの型を応用して、学習者の意欲を向上させることを意図しています。

Attention: おもしろそうだ、何かありそうだという興味・関心
　Attentionの要素は、書籍のタイトルに込められています。「医師国家試験の取扱説明書」という題名から、「医師国家試験」に何らかの興味がある層への呼びかけが可能となります。受験の当事者かもしれませんし、指導する立場かもしれません。傾向として「もう受けたいとは思わない」という意見が大半であるにもかかわらず、「今年の国試は？」というアンテナを張っている医師も少なくはありません。「取扱説明書」という語の選択も、本書を読み終えたときには「たしかに取扱説明書だった」と思えるような内容にしているので、何やら謎めいた雰囲気をかもし出すことをねらっています。
　また、受験参考書という属性から、大学受験の「赤本」を真っ先に思い浮かべました。書籍化が決まってから、表紙は「赤系のカバー」のシンプルなデザインをイメージしていたので、僭越ながらも羊土社には「通称『赤本』になるような表紙デザインを希望します」と主張しました。幸い、医師国家試験の受験参考書コーナーには（2018年現在）、赤単色の書籍は少なく、見事採用になりました。
　タイトル文字のインパクトとカバー色のインパクトといった、視覚的なアピールでAttensionを表現しています。

Relevance: やりがいがありそうだという意義
　main targetは、5、6年次の医学生なので、「医師国家試験の受験参考書」という位置付けは、やりがい・関連性に直結します。既存の医師国家試験の受験参考書や過去問解説集には、長い歴史の定番書があり、そこと競合しても、出版後の十年間を生き延びることはできないので、「過去問の取り扱い」という部分に照準を当てて、また今後の医師国家試験でさらなる重要視が期待される「実臨床」に関するコンテンツを充実させるこ

とで差異を図りました。

　したがって、医師国家試験の受験生が本書を通じて得られる「やりがいがありそう」と思えるような関連性、つまり学習課題は、合格に必要なコア知識の習得ではなく、どのような姿勢で日々の演習を行えばよいかという方略を対象としているのです。過去問演習のコツと実臨床トピックの提供に重きを置くことでRelevanceの条件を満たすと考えています。

Confidence: やればできるという自信感

　本書の47の基本ルールは、医師国家試験の過去問演習で有用なエッセンスを言語化したものです。初見の問題に対しても繰り返し適用できるように（再現性）、さまざまな問題に対応できるように（汎用性）、受験生が自力でルールを想起できるように（実現可能性）、なるべく覚えやすいキャッチーなフレーズになるように（簡便性）、ということを意識してデザインしました。「このルールを覚えれば大丈夫」というConfidenceにつながるような工夫を施しています。

　具体的には、(a) one breath で言い切れるくらいの文の長さ、(b) 他のルールと明確に区別が付くような言い回し、(c) 主語＋述語のセットを原則、という制約で47のフレーズを綴りました。そのために、「診断ツール」「精度と速度」「禁忌問題」「30秒サマリー」というようなkeywordを文頭に配置して、述語は語彙に重複がないよう注意を払いました。

※余談　筆者は素数がそれとなく好きなので、47という割り切れない数が気に入っています。また、第47回東日本医科学生総合体育大会の実行委員長をしていたということもあり、47という数字には思い入れがあります。

Satisfaction: やってよかったと思える充実感

　本書の最大の目標は、「学習者が医師国家試験に合格すること」です。その目標が達成されたときには「やってよかった」と思ってもらえるよう、そこから逆算して必要なアイテムを本書の至るところに散りばめています。受験を乗り越えるためのヒントを本書で提供できれば、このSatisfactionの要素を担保できるのではないでしょうか。

　ときに「満足」は「成長」や「向上心」のブレーキになることがあります。そのような意味でも、本書は読者に対して短期的な満足感ではなく、受験を終えたときの「読んでよかった」という充実感に繋がるような教材であってほしいと切に願います。

参考文献 「Motivational design for learning and performance: The ARCS model approach」(Keller JM), Springer, 2010

付録2 エラー集

To err is human.

　本書は医師国家試験の過去問をどのように取り扱うかに主眼を置いています。これは、著者の医師国家試験予備校講師の指導経験から得られた演習のコツの集大成なのです。その背景には、数多くの受験生のエラーの集積が存在しています。その分析と帰納の結果が本書のDNAとして組み込まれています。

　試験本番で生じるエラーは、直接は「医師国家試験の取り扱い」には関与しませんが、受験生が試験と向き合って産み出されるものなので、本書ではコラム扱いとして受験生のエラー集を紹介したいと思います。どちらかと言えば、人間の心理的な作用についての記述が多くなってしまうので、このエラー集を読む主な対象は「ケアレスミスと真摯に向き合いたい方」が望ましいと考えます。

　普段からケアレスミスに悩んでいる方や、残念ながら医師国家試験に不合格となり改めて準備をしている既卒生には参考になると思い、主なコンテンツとは区別して配置しております。

　取り上げるのは、本番で致命傷となりえるエラー5選です。

直前期の演習で生じるエラー
①成績のドーナツ化現象
②演習フォームの崩れ

本番で生じるエラー
③知識の競合現象
④陰性感情の遷延化
⑤光る竹現象

① 成績のドーナツ化現象

概要
比較的好成績を保てていたが、直前期に奇問/難問に時間を過剰に割いて、誰もが取り組んでいる「コア問題」の演習を怠った結果、成績が急失墜する現象を「都市のドーナツ化現象」にちなんで「成績のドーナツ化現象」と呼ぶ。

症状
みんなが確実に正解するような問題で迷う/失点する
→結果的に直前期にも関わらず、時に急激な勢いで合格圏外に成績が落ち込む。
keyword「模試の成績は良かったのに」「あの人が何故…」

原因
心理的には、(a) 過度な向上心 または (b) 極度の不安感 が直接の原因となる。
(a) 直近3〜5カ年分の問題の演習が合格の必須条件であるにも関わらず、もう「学びがない」「演習する価値がない」と見なして直近の過去問の演習が不十分となる。
(b) 動機は (a) と異なり「数多くの問題を解かなければ不安」という焦燥感ないし強迫観念が災いし、直近3〜5カ年分の過去問以外の問題にも幅広く手を出してしまう。

対策
「みんなが解ける問題を確実に得点する」という原則を遵守する。
直近3〜5カ年分の問題は、繰り返し登場するテーマが多く含まれており、合格するための得点のベースとなるために、1日に一定時間は触れるような学習計画にするとよい。何より、直前期には多くの受験生が取り組んでいる教材であるという点でも外せないだろう。

解説
(1) 直近3〜5カ年の過去問
(2) それに準じる問題（例えば、模試で正解率の高い問題）

上記(1)、(2)を「コア問題」と定義するのであれば、コア問題に類似した問題が本番で正解率が高い問題となる。したがって、直前期にコア問題の演習を怠ると、本番で合格点を支持している問題をとりこぼすリスクにつながる。延々と(1)、(2)のみを繰り返せという意味ではなく、1日のうちのどこかで必ずコア問題に触れる時間を設けるという習慣が直前期には必須であろう。

詳細は、p109「#21 過去問は直近3カ年分を徹底的に研究・演習する」参照

② 演習フォームの崩れ

概要
　一問をどのように解くかという「演習フォーム」が崩れると、量を重ねたときにその作用が増幅されて重篤な結果を引き起こす。具体的には、スピードを重視するあまり演習が雑になるパターン（速度過剰型）と、詳細を追求するあまり演習時間が過多になるパターン（精度過剰型）とがある。

症状
速度過剰型：演習量の割に定着度が低い
精度過剰型：計画している分量をこなせない
keyword「何回も解いているのに」「ぜんぜん終わらない」

原因
　速度過剰型は「正解すること」に重きを置いている受験生が陥りがちである。問題を多くこなしたいと思うがゆえに、押さえるべき解法や確認事項をスキップしてしまうために反復回数が減ってしまい知識の定着に不利となる。
　一方、精度過剰型は確認事項を「あれもこれも」と拡げてしまうことで生じる。1問から学ぶべきことが多いことに越したことはないが項目が多過ぎると却ってノイズになってしまうためポイントを外したり、エッセンスがボケてしまったりする。

対策
　知識の定着や時間配分に問題がないかをまず確認する。問題がなければ演習フォームは適切であると判断して良い。

速度過剰型は、次の主項目を満たすように解法フォームを矯正する。
- [ ] #3 臨床実地問題の本文は前から後ろへ順に読む
- [ ] #4 本文→画像→設問→||大きな壁||→選択肢の順を厳守する
- [ ] （#3、4を最優先して、それでも改善がなければ）
　　　#5 文字は全てに目を通す
- [ ] （時間に余裕があれば）#22 30秒サマリーで反復の回数を増やす

精度過剰型は、次の項目を満たすように解法フォームを矯正する。
- [ ] #23 速読では①診断、②根拠、③治療 を確認する
- [ ] 上記#3～5の作用を緩和する
- [ ] （予備校ノートはオリジナルを保つ）

> **解説**

　②のエラーは、医師国家試験に限らず、受験と呼ばれるものであれば頻回に遭遇する。このエラーを回避・予防するために編み出したのが、本書のエッセンスである。演習における精度と速度とは相互に作用するために、どちらかに偏ってしまうこともしばしば見受けられる。速度に偏ってしまう場合には#3〜5のルール徹底を、精度に偏ってしまう場合には#3〜5のルール緩和を推奨したい。

　予備校ノートとは、予備校講師が作成したまとめ集のことを指すが、これはどこの予備校、どの予備校講師であっても、医師国家試験の過去問を研究して作られているため、そのエッセンスが凝集された形で受験生に供給される。したがって、そのエッセンスに新たな情報を付記するとノイズが増えるだけであり、覚える量が増えるだけではなく反復量が減るリスクとなることを強調したい。もし、どうしても記入したい事項がある場合には、ペンの色を変えて後で区別できるようにするか、透明色の付箋に書くか、というような工夫を勧めたい。

③ 知識の競合現象

概要

知識が増えれば増えるほど、知識同士で競合が起こるようになる。特に、似たような概念・事項を混同するようになり、区別が付かないという現象が起こり得る。

症状

これまで正解できた問題が誤答するようになる。
選択肢や答案を絞り込めても、最後の決定力に欠ける。
keyword「見たことあるのに」「二択までは絞れたのに」

原因

知識が足りないことで正解に至れないという段階をクリアした受験生に生じる。知識量が増えたことによって、習得した知識同士が互いに競合しあうという現象が生じるのが主な原因である。「類似しているからこそ区別が必要な事項」が何なのかを認識できない場合に生じやすい。知識が整理できていないこと、また知識が不確実であることが相乗効果を成し、正解に至れないのである。

対策

まずは「知識が競合しうる」ことを認識することから始めたい。特に、類似した項目でこのエラーが生じやすいので、(a) 共通点は何か、(b) 相違点（鑑別点）は何かという2軸で考える習慣が理想的である。知識の蓄積だけではなく、知識の整理にも重きを置きたい（p183「二項対比で鑑別する」参照）。

次に、知識自体の信憑性である。試験本番では資料の類いは持ち込めないのが医師国家試験なので、いかに信頼の置けるリソースが身に付いているかどうかが問われる。つまり、知識の確実性が要求されるのである。試験会場に持ち込むべき「身に付いた知識」を何に絞るかが大事であり、その知識を試験本番で自在に使いこなせるようになるためには、どのような準備をすれば良いかを設計することが重要だ。

最後に、このエラーは前項②とも関連しており、速度・精度がどちらかに偏っている場合に生じやすいことも付記しておく。両者の共通点は「コア知識の反復不足」である。速度を意識し過ぎて演習フォームが雑になっても、精度を取り違えて覚えるべき対象を増やし過ぎても、コア知識の反復を阻害する。したがって、解決策は「覚えるべき対象をコア知識に絞る」ことと、「反復演習によってコア知識の確実性を高める」ことが本質的である。

解説

必修問題の学習には下記のように段階があり、その段階のどこにいるかで、得点が推移することがある。このエラーは、特に必修問題の得点の推移で見受けられることがある。

第一段階　知識が不足して解けないという段階
第二段階　誰もが知っている知識のみで解けてしまう段階
第三段階　知識が増えてきた頃に知識同士の競合が起こる段階
第四段階　十分量の知識が定着し、整理ができているため確実に得点できる段階

したがって、模試での必修問題では、途中で成績が落ち込む現象が生じる受験生が一定数存在する。この原因は上述の通りで、知識を詰め込んだまではできているが知識の整理ができていない場合に誤答が目立つようになるためである。

最終段階での得点力は、「知識の絶対量」「それらの知識の整理」「知識の定着度」の3点に依存する。知識のinputだけではなく、整理、outputまでを想定した演習を心がけたい。

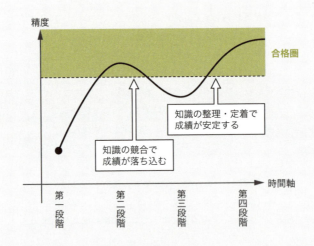

④ 陰性感情の遷延化

概要
本番で、不意に難問/奇問に遭遇した際に生じた感覚を以降の問題にも引きずってしまう現象である。

症状
本来ならば難なく解けるはずの問題が、本番では解けなくなる。
keyword「今年の問題は難しいかも」「過去問と傾向が変わった？」

原因
医師国家試験の問題作成者は100名前後（その年によって変動するが）であるにもかかわらず、まるで同一作成者が作ったかのような錯覚に陥ることが原因となる。また、難問や奇問の類いは合否に与える影響が小さい割に、今まさに問題に直面している受験生にとっては大きなインパクトを与えることに起因する。

対策
- 国試は一問一問が独立しているということを予め認識しておく
- 次の問題、次のブロックに移るときには気持ちをリセットして臨む
- 直前期には、本番を意識したブロックごとの演習の時間を設ける

解説
医師国家試験は一問一問が独立している。連問を除けば、隣り合う問題同士が同一作成者になる確率は極めて低い。試験本番で「今年の問題は難しいかも」「過去問と傾向が違う気がする」と思うことは個人の自由であるが、それが自分で生み出した感想・アセスメントであると自覚することが重要である。

不意に「難しい」「傾向が違いそう」な問題と出くわしても、次の問題では気持ちをリセットして、普段通りのアプローチで取り組むことが本番での鉄則である。決して「難しい傾向」「モヤモヤ感が残る」といった自分が作り出した陰性感情のようなものを次の問題に繰り越してはならない（p103 #20「モヤモヤ問題をいち早く察知して適切に対応する」）。

加えて、新しい問題と向き合った時に、誰もが解けるような高正答率の問題なのか、合否に影響しない低正答率の問題なのかを大雑把に判断することを推奨したい。前者は油断せずに確実に得点し切ることを目指し、後者は深追いせず軽く受け流してしまうのが理想的である。

このエラーは、普段の演習が本番を意識しているかどうかで出現頻度が変わる。「本番だったら」という意識で演習ができているかどうか、直前期であれば意識したいところである。本番だったら確実に得点できる問題なのか、他の受験生も迷ったり選択肢を絞りきれなかったりする問題なのかという仮説を立てて、正解率で検証するような演習方法も有効である。

⑤ 光る竹現象

概要

まるで竹取物語の翁が光る竹を見つけて飛び付いてしまうかのごとく、周囲の視覚情報が全く目に入らなくなってしまう現象を指す。大概は、結果的に正しい診断・正しい選択肢を踏んでいることも多く気になることは少ないが、読み飛ばし・見逃しによって視界外の記述が根拠の中心となる場合には、修正が難しいエラーである。

症状

答え合わせの後に、読み飛ばしをした箇所に解答の根拠が存在していることに気付く。飛び付いた選択肢以外が正解の場合で、目を通しさえすれば正解できていた。

keyword「キターーーーー!!」「これしかないっしょ」「次は見落とさないゾ」

原因

読み飛ばしや飛び付きが根本的な原因である。

演習速度が過剰に速い受験生の中には、キーワード依存の習慣や読み飛ばしの癖が身に染みている人が一定数含まれており、記述の一部に飛び付き、肝心な情報を見落としてしまうことで生じる。

焦燥感や疲労、我慢し切れない心理状況、直前期等が増悪因子となる。

対策

普段の演習フォームを見直すことが必要不可欠である。

※エラー②速度過剰型の対策に準じる

□ #3 臨床実地問題の本文は前から後ろへ順に読む
□ #4 本文→画像→設問→|| 大きな壁 ||→選択肢の順を厳守する
□ (#3、4を最優先して、それでも改善がなければ) #5 文字は全てに目を通す

解説

読み飛ばしがなければ生じにくいエラーなので、「#5 文字は全てに目を通す」が習慣化できている受験生にとっては、心配無用である。しかし、模試の後半で本エラーが出やすい傾向を認めたり、直前期に「とにかく演習量をこなしたい」と意気込んでいる受験生には要注意だと警鐘したい。

当然、後に同じ問題を解いたときには「同じ轍を踏むまい」と上手く回避できるのだが、本番では初見の問題が大半なのでこのエラーを避けられないこともある。やはり、日頃の演習で少しでも本番に起こりそうなエラーを察知した場合には早期に原因分析し、対応策を講じることが重要であろう。

本文の全ての文字に目を通す、選択肢は全て吟味する、といった当たり前のことが当たり前にできていれば生じないエラーであることを強調したい。

以上、本番で合否に関わるほどの致命傷を生じ得るエラーのうち、頻度の高いものの「傾向」と「対策」を紹介しました。問題数が 400 問もあり、処理すべき情報量が莫大であることを考えると、どんな受験生であれ、数回はケアレスミスが生じると考える方が無難のように思えます。「エラーは生じるもの "to err is human"」と事前に準備することが、本番での大失墜を未然に防ぐことに繋がるのではないでしょうか。

　本番で起こるエラーは、その多くが事前の準備段階に起因します。したがって、普段の演習の中に本番らしさを組み込めるかが鍵となります。日常の習慣やフォームが本番に通じているのであれば、本番は「いつも通り」と心がけるだけで、理想的な performance を繰り出せるのです。医学生にメッセージを送る場面で、私は次の言葉をかけるようにしています。

　　　「普段は本番 like、本番は普段 like」

　ここぞというときに自分の実力を発揮できるかどうかは、普段どのようなトレーニングを積んでいるかに依存します。年に一度しか訪れない医師免許取得のチャンスを確実に手中にできるかは日常の演習で決まっているのです。

　最後に、これまで紹介した悲惨なエラーが生じないように、まとめとして Power Phrase を以下に示して、本項「エラー集」を締めさせていただきます。「ミスをしないように気を付ける」という対応策では無効なのです。なぜエラーが生じるかを分析し、予防線を複数用意することが本質なのです。医療安全の概念にも通じる重要な考え方なので皆さんの参考になれば幸いです。

致命的なエラーを未然に防ぐ Power Phrase 集

① みんなが解ける問題を確実に得点する
② コア問題に触れ続ける（#21）
③ 精度と速度のバランスを調整して演習する（#7）
④ 覚えるべき対象をコア知識に絞る / 反復演習によってコア知識の確実性を高める
⑤ 医師国家試験は一問一問独立している
⑥ 文字は全てに目を通す（#5）
⑦ 普段は本番 like、本番は普段 like

付録3 30秒サマリー実例集

　執筆の舞台裏です。ここでは、本書での「臨床実地問題の解説の冒頭部をどのように書き上げたのか」というネタバレを公開したいと思います。実は #22 の「30秒サマリー」の項で紹介した思考フレームが、解説の冒頭部作成に反映されているのです。

　まず心がけたのは、現場での思考の流れをなるべく忠実に再現することです。解説文を作成する際には、本書で繰り返し強調した「実臨床での時間の流れ」に沿って話を進めるということを強く意識しています。したがって、本書ではNGとしている「中年女性＋抗ミトコンドリア抗体→原発性胆汁性胆管炎」というような類いの説明は極力避けるよう努めました。その代わりに、現場での時間感覚を損なわないように「早い段階で手に入る情報」から何を推論していくかを冒頭で述べるというパターンを原則としています。

　次に、症例情報を適切に取捨選択して、必要最小限の情報にまとめることを目指しました。「30秒サマリー」の項で紹介したSBARの理論が、各解説の冒頭部に反映されているということを制作秘話の1つとして紹介したかったのです。SBARでは「situation→background」の順で申し送りを行いますが、本書では「background→situation」の順で述べることを基本形としました。背景の情報を先に述べた方が「旧情報→新情報」の情報構造を保つことができるので、一覧ではBSARの順で配置しています（p308、309参照）。

　さらには、本書で登場した基本ルールも「30秒サマリー実例集」の随所に配置されています。読み手がsnap diagnosis的に疾患を想起しやすいように、例えば、semantic qualifierを効果的に付加したり、情報をうまく取捨選択して、診断推論がスムーズに行えるような工夫を施しています。ここで今一度、症例の情報をコンパクトにまとめるときに有用な基本ルールを以下に示すので参考にしてください。

時間感覚をイメージする
臨床実地問題の本文は前から後ろへ順に読む
本文→画像→設問→||大きな壁||→選択肢の順を厳守する
情報の取捨選択のセンスを身に付ける
snap diagnosis では以降の情報を確認目的に利用する
semantic qualifier で鑑別リストを単純化させる
緊急度は red flag sign で伝える
アセスメントとは情報に意味を与えること

30秒サマリーによる症例情報まとめあげの過程は、症例をより印象付けやすくするだけではなく、実臨床での申し送りやコンサルテーションにも有用です。初期研修医からの質問されることのうち、圧倒的に多いのが「上手なコンサルテーションの方法は？」と「診療情報提供書（いわゆる手紙）の書き方のコツは？」という内容です。実は、どちらも「症例情報のサマライズ」が鍵を握るという結論になります。トレーニングを積めば、situationやbackgroundの情報だけで、snap diagnosis的に相手の診断をサポートしたり、red flag signを効果的に配置して緊急性を伝えたりすることができるのです。

　次ページには30秒サマリーの例として、本書の臨床実地問題から計34症例をpickupして、一覧にしています。症例情報の全体を一望した上で、background、situation、assessmentに該当する情報が何かを考えてみると、よいトレーニングになります。医師国家試験の特性上、診断・治療が完結していない時点での症例もあるので、recommendationの項目に該当する情報が必ずしもあるとは限りません。したがって、ここではSBARのうち、特にS、B、Aについて注目して症例情報をまとめあげる練習をしてみてはいかがでしょうか。

　各解説文の冒頭部分に同様の記述があることに着目していただけたら、本書を別の角度から楽しむことができるかもしれません。

Coffee Break

匠の技術

　医師国家試験予備校講師が症例情報を端的にまとめ上げて、あたかも「キーワードだけを拾っている」かのように見えてしまうのは、このようなサマライズ能力を事前に伝えていないがために生じる誤解なのかもしれません。本書を通読した後であれば、拾い上げたキーワードが「頻度的にcommonなのか」「疾患特異性の高い情報か」「それ単独で評価してよいのか」というような検討が可能になります。

　時間の制約上、1問あたりに割ける時間が限られているので、余計な情報をいかに削ぎ落とすかが予備校講師の腕の見せどころなのです。彼らは決して「読み飛ばし」をしているのではなく、有用な情報とそうではない情報とを識別しながら、メリハリのある情報読解をしています。今の私の立ち位置で、予備校の講義を視聴したとしたら、「どの情報を取捨選択してコンパクトにまとめ上げたのか」という匠の技術に興味が向きます。いうまでもなく、その取捨選択の能力がうまい講師ほど、講義がコンパクトにまとまるので医学生からの支持が増す傾向にあります。

　症例情報のサマライズ能力は実臨床でも役に立つものなので、絶えることなく研鑽したいものです。

no	過去問	B: background	S: situation
2	108H31	中年女性	片側の下肢腫脹・疼痛・発赤
3	106D43	中高年女性の	肝機能障害→皮膚掻痒感→黄疸
9	110I49	41歳男性	健診で白血球増多を指摘された
13	109D38	70歳男性が2カ月前から発熱・全身倦怠感・体重減少	血清クレアチニン上昇　顕性の血尿・蛋白尿
14	105A22	55歳男性	2カ月前からの右下腹部の不快感（痛みではない）
15	110I75	喫煙歴のある70歳女性	慢性の湿性咳嗽
16	110A48	動脈硬化のリスクのある高齢女性	突然の左下腹部痛と鮮血便
17	109A29	78歳男性　極度のheavy smoker	慢性的な呼吸症状　fine crackle　CTで蜂巣肺
18	108C31	17歳の痩せ型体型男性	突然左胸痛　しばらくして息苦しさ
20	108D53	38歳女性	健診で高血圧を指摘された
23	108B59	先行する腸炎症状がある22歳男性	進行性の末梢性運動麻痺
24	106I48	幼児	片側上肢を動かせなくなった
25	100A38	32歳女性	若年発症の全身性浮腫
26	110B52	特に既往のない16歳女性	通り魔に襲われ前胸部刺傷 血圧 80mmHg（触診）
27	109E48	ADL全介助・寝たきりの86歳男性	数日前から食欲低下、元気がない
30	110F19	特に既往のないADL自立の50歳女性	突然の頭痛
31	109G53	36歳女性　20歳代後半から過多月経	全身倦怠感を主訴に来院
32	110I52	統合失調症で抗精神病薬を定期服用　62歳男性	発熱、発汗過多、意識障害、筋強剛、CK異常高値
33	110D35	特に既往のない51歳男性	左背部痛→一度軽快→左下腹部〜側腹部の疼痛
34	108H21	手術直後に回復室に入室した50歳の男性	6時間経過した頃に頻脈
36	111E54	出生歴に異常がなく順調な発達経過の1カ月乳児	発熱　not doing well
37	109E47	12歳女児	3カ月続く間欠性の腹痛と1日数回の下痢
38	108I56	幼児の発熱	川崎病の診断基準6項目中、5項目を満たす
39	111G57	抗菌薬治療で一旦解熱が得られた後	再熱発および腸炎症状
41	110B57	肺炎を繰り返す32歳男性	再び肺炎になって入院
44	109A35	45歳の女性	腹痛を主訴　心窩部→右下腹部へ痛みが移動
45	104A44	48歳男性	古典的に有名な5H症状のうち3症状を満たす
46	108H23	3歳男児	嗄声・吸気性喘鳴・犬吠様咳嗽
統1	111D44	10日前に感冒が先行　34歳女性	胸部症状　心不全症状
統5	111B50	これまでの定期検診でHbA1cが正常だった78歳男性	高齢初発の糖尿病
統6	108I50	高血圧既往があり内服治療を受けている68歳男性	3カ月未満という期間内で、腎機能障害を呈した
統7	111F24	5年前から在宅酸素療法が導入されている78歳男性	呼吸困難で夜間救急外来を受診した
統8	108A55	生来健康の12歳女児	7日前からの発熱・全身倦怠感　顔色不良
統9	110A27	64歳女性　心電図で心房細動波形	突然右腰痛

A: assessment	R: recommendation	comment
蜂窩織炎、深部静脈血栓症	下肢静脈圧迫超音波検査〈選択肢〉	semantic qualifier「片側の〜」
原発性胆汁性胆管炎	ウルソデオキシコール酸〈選択肢〉	推論の序盤で「抗ミトコンドリア抗体陽性」を根拠にしない
慢性骨髄性白血病		「健診で」という情報を「自覚症状がない」と解釈する
糸球体疾患の鑑別		疾患特異性の乏しい「発熱・全身倦怠感・体重減少」以外で推論
		主訴＝感度の高い情報として除外診断に活用する
COPD	増悪予防〈選択肢〉	喫煙歴はCOPDの最大のリスクファクターであることを暗に示した
虚血性大腸炎		〈snap diagnosis〉「左下腹部」は虚血性大腸炎の好発部位
特発性肺線維症		fine crackleやCTでの蜂巣肺が疾患特異性の高い情報となる
自然気胸（緊張性気胸）	胸腔ドレナージ〈選択肢〉	身長173cm、体重60kgを「痩せ体型」と表記し自然気胸を示唆
二次性高血圧の除外/検索		「健診で」という情報を「自覚症状がない」と解釈する
Gullain-Barré症候群		〈snap diagnosis〉 semantic qualifier「先行する腸炎症状」
肘内障		〈snap diagnosis〉肘内障の典型例のプレゼンテーション
原発性ネフローゼ症候群		semantic qualifier「若年発症の」「全身性」
外傷性ショック	転送前に行う処置〈選択肢〉	血圧：触診でしか測定できないという解釈 →ショックに備える
		疾患特異性の乏しい情報から推論を進めていく
くも膜下出血		〈snap diagnosis〉
貧血の鑑別	慢性炎症に伴う二次性貧血との鑑別	semantic qualifier「若年女性の〜」 →鉄欠乏性貧血を示唆
悪性症候群	大量輸液〈選択肢〉	〈snap diagnosis〉
尿管結石らしい病歴		
鎮痛薬の効果切れ		背景・状況を詳細に言語化することで推論が行いやすくなる例
重症感染症の疑い〈選択肢〉		not doing wellをred flag signとして言語化した
炎症性腸疾患の疑い	下部消化管内視鏡検査〈設問〉	慢性経過の腹痛・下痢が炎症性腸疾患を思わせる
川崎病	血漿交換〈選択肢〉	背景知識から「川崎病の診断基準」を想起する
CDI		〈snap diagnosis〉
肺炎　HIV感染の可能性		「若年男性が肺炎を反復」という情報が「易感染性」を思わせる
急性虫垂炎		〈snap diagnosis〉
褐色細胞腫		〈snap diagnosis〉しかし頻度が低い疾患
クループ症候群		〈snap diagnosis〉
急性心筋炎の疑い		若年女性の胸部症状に違和感 →先駆症状から心筋炎を想起する
自己免疫性膵炎・膵癌を想起		semantic qualifier「高齢初発の」
		初療の病歴・身体所見だけでは鑑別疾患を絞り込むのが難しい
COPD 急性増悪の疑い	酸素療法〈設問文〉	「呼吸困難のため病歴は十分に得られない」の箇所が臨床的
急性白血病の疑い	骨髄穿刺〈本文〉	ただの風邪ではなく、白血病の根拠を察する能力が問われる
右腎梗塞		「心房細動」で血栓症、「突然発症」で血管eventを想起する

付録4 各種文献の使い分けについて

　152ページのcoffee breakでは、どのようにevidenceを検索するかについて述べました。一次文献と二次文献の具体例を次のようにまとめましたので、文献検索のヒントとして利用してください（ちなみに、メイキング的な裏話としては、メールマガジン「医師国家試験の取扱説明書」では、文献検索する場合には主に診療ガイドラインやUp To Dateを参照することが多いです）。

原著論文

- 一次文献
- publishされた時点では最新の情報である
- ある1つのテーマについての言及に限定される
- 分量は少なく、いわゆる「型」が存在するので読みやすい
- evidenceとして適用するには批判的吟味を要する

各種 診療ガイドライン

- 二次文献
- あるテーマについてのevidence集
- 一次文献の検索方法や批判的吟味の過程が記されている
- Clinical Questionとevidenceとが対となりQ＆Aのような形式が多い
- 使いこなすには通読が望ましく、即時的には使いにくい

year note 別冊「イヤーノート・トピックス」

- 二次文献
- common疾患や重要トピックの知見がpickupされている
- 1項目あたりの分量はコンパクトにまとめられているので読みやすい
- 網羅性に欠けるが、医学生が通読するには適切な分量でありコストパフォーマンスが高い

UpToDate（www.uptodate.com）

- 二次文献
- 教科書の長所である包含性と一次文献の最新性の両方の性質を有する
- 検索性に優れる
- 現場で即時的に検索可能、実用にも耐えうるという点が最大の長所
- 情報量が莫大であり、全コンテンツの通読は不可能

教科書

- 二次文献
- 複数のチェック機構を経て出版されるので信憑性が高い
- 記述は系統的に配置されており、知見の網羅性が特長である
- 出版までに年単位で時間を要するので新鮮さを欠くという点が最大の短所

以上を踏まえて、時期ごとに、どのような文献が適切かという私案を以下に示しますので、情報検索の参考にしてください。

推奨される情報ソースと時期

	原著論文	診療ガイドライン	イヤノート・トピックス	UpToDate	教科書	comment
医学生（病院実習中or前）	◎	○	○	○	◎	時間が十分あるので広く文献にあたることができる
医学生（受験期）	×	△	◎	×	△	時間的コストを考えると文献検索は最小限に抑えるべき
初期研修医	○	◎	△	◎	○	日常診療の合間を縫ってとなると、実戦に有用な二次文献は限られる

付録5 推薦図書

医学書

レジデントノート
羊土社

レジデントノートは、2018年で創刊20周年を迎えました。その雑誌名が示すように、臨床研修で重要となるテーマ・知識・トピックを基本からわかりやすく解説するという特徴があります。

for 医学生

冊子ごとにテーマが明確に決められているので、欲しいコンテンツがピンポイントで手に入ります。「抗菌薬」「心電図」「脳卒中診療」というように多彩かつ日常での遭遇頻度が高いものが取り上げられるので、座学の理解を深めることや臨床実習のサポートに最適です。また、コストパフォーマンス的にもお手頃な価格なのでオススメです。

for 研修医

実用性・実践を重視していると謳っているだけあって、日々の診療と直結した記事が魅力です。原著論文の掲載も十分量あるので、さらなる知見を得たい場合にも重宝します。アラカルト的に興味のあるトピックの冊子を必要分のみ入手することも有用ですが、「興味がない領域であっても、日常診療に直結した内容」に定期的に触れられる年間購読を推奨したいです。各科の著名な臨床家の先生方が監修していることも多く、次世代の若手の有能な医師たちが力強い記事を世に繰り出しているところにも注目したいです。

国試のトリセツ舞台裏

メールマガジン「医師国家試験の取扱説明書（通称：国試のトリセツ）」のネタ本として重宝しています。前述の通り、基本からわかりやすく解説してあることはもちろん、良質な論文検索にも使っています。同世代の仲間たちも執筆する先生が増えており、motivationにも繋がります。羊土社といえば、レジデントノート以外にも、「Gノート」と「実験医学」という雑誌が有名です。前者は「総合診療」領域に特化したコンテンツを取り扱っていて、後者は「生命科学の研究」がテーマとなっています。個人的には、基礎研究という極めて重要な領域で尖って出版し続けている「実験医学」の生き様が好きです。1983年の創刊以降ずっと継続しているので、ひそかに応援しているということを補足しておきます。ちなみに羊土社と私は同い歳なので運命を感じずにはいられません（笑）

研修医のための見える・わかる外科手術
畑 啓昭/編、羊土社、2015

for 医学生

titleには「研修医のための」と銘打ってありますが、医学生にも有用な教材です。特に病院実習において、手術前の予習には非常に有用な一冊です。対象科も、一般外科にはじまり、心臓血管外科、乳腺外科、呼吸器外科、産科、婦人科というように広くカバーされているので、病院実習にとっても必読と言い切れるほどの名著です。

for 研修医

前から通読するというよりは、医学生の使用法と同様に、該当する手術の項目を徹底的に読んで、手術の全体像・具体的な流れを事前に把握するような使用を推奨したいです。外科手技は「目」で見ても全く何も見えてこないので、「頭」で視覚的情報を捉えるための最良の手引きとなるでしょう。「何を意図して」今「何をしているのか」を「頭」で観察することが手術見学のコツです。視力がどれだけ優れていても、解剖の知識や手術の術式がわかっていなければ何も得られません。頻度の高い手術の予習・復習に適しているので、まさに「外科研修の傍に」という一冊です。

国試のトリセツ舞台裏

近年の医師国家試験では、臨床実習で習得できる知識が役立つケースが増えています。〈110B29〉では「McBurney交叉切開による虫垂切除術の過程で切開する筋」が問われていますが、p109にこの問題の答えそのものが載っています。病院実習での知識強化のサポート本として読み進めることで、結果的に医師国家試験でも役立つ知識が熟成されます。

麻酔科研修チェックノート

讃岐美智義／著、羊土社、2018（改訂第6版）

for 医学生

麻酔科実習で活躍します。外科の病院実習でも同様ですが、見学が「見てるだけ」で終わらないような事前／事後学習をすることが重要です。指導医の先生の説明や口頭試問には十分耐えうるだけの基本事項が網羅されているので、実習終了後に関連項目を読むだけでも定着度が変わります。見学の前に予習をするのが理想的ですが、何が大事なのかを理解した後に復習する方が効率がよいのでしょう。初期研修医の必読書の一つなので、医学生のうちに購入するのも好手です。

for 研修医

帯にも書いてあるように「選ばれ続けるロングセラー」です。麻酔科研修の必読書とも言えます。麻酔の一連の流れだけではなく、器具の説明や薬剤ごとのリストがあったりと親切設計です。こまめに改訂されていることもロングセラーの一因を担っているのでしょう。研修医の頃に「麻酔は準備8割、本番2割」と指導されたことがありますが、イメージトレーニングや機器の準備を一冊でカバーすることができます。麻酔科志望・他科志望にかかわらず、時間の有効活用を約束してくれる必読書です。

国試のトリセツ舞台裏

competency-basedで記述されているという点が秀逸です。本書「医師国家試験の取扱説明書」も、企画当初はcompetency-basedを全面に出したいとは思っていましたが実現には至りませんでした。その名残が、Checkpointの箇所です。最終的には、基本ルールも他の問題にも応用できたかをチェックするというシンプルな構成になりましたが、最初はもっと細かくCheckpointを記載する予定でした（かなり大変なので、路線変更してよかったです…）。「教材」という観点からも、とても参考になる名著です。

バイタルサインからの臨床診断　改訂版

宮城征四郎／監・入江聰五郎／著、羊土社、2017

for 医学生

救急領域を志望する医学生や、優先順位をつける問題が苦手という受験生に薦める本です。医師国家試験の臨床実地問題では、さりげなく掲載されているバイタルサインですが、実臨床においては現状の把握や予後予測にきわめて重要な指標となることを教えてくれる良著です。客観的指標は、単独で解釈するものではなく、複数項目を組合わせて評価することが実感できます。

for 研修医

AHAの心肺蘇生コースのように、短期間でシミュレーションに曝露されることで学習効果が一層高まるので、後述の「CPVS」への参加を推奨します。「本に書かれていることなのに、実践するとなると難しい」ということを痛感できます。救急科の研修や集中治療領域、日常の患者把握に有用です。簡便に測定できる客観的指標ですが、バイタルサインの奥深さを真髄まで語っている比類なき一冊です。

国試のトリセツ舞台裏

入江聰五郎先生のCPVS（Clinical Physiology of Vital Signs）のワークショップに参加したことがあります。シミュレーション教育をうまく取り入れた素晴らしいセッションを2018年9月現在で40回に及ぶ開催実績があります。表現形は異なりますが、医学教育の同志として刺激を与え続けてくれる存在です。

Dr. 竜馬のやさしくわかる集中治療（循環・呼吸編／内分泌・消化器編）
人工呼吸に活かす！呼吸生理がわかる、好きになる

田中竜馬／著、羊土社、2013～2017

for 医学生

わかりやすい。この一点に尽きます。特に「集中治療シリーズ」は、病態生理と治療の知識を整理しやすいという意味で医学生にも適しています。一方、人工呼吸器管理の書籍は実践的なものなので、救急・集中治療志望の医学生には向いていますが、第112回現在では医師国家試験レベルをはるかに超えているので、残念ながら一般的な医学生には非推奨です。ただし、NPPVの出題も少しずつ散見されるようになっていて、今後、人工呼吸器関連の問題が増えてきた場合には頼りにしてよい本だと思います。

for 研修医

人工呼吸器管理の作法を学ぶのに最適な書籍です。実際に触れる機会が少しでもあるならば、必読の一冊となるでしょう。人工呼吸器は、設定と評価のサイクルが重要ですが、実践に即したコンテンツになっています。集中治療シリーズと同様、とにかく「わかりやすい」のが特徴で、しかも実践に耐えうるというベストセラーです。

国試のトリセツ舞台裏

ある日、SNSにこんなメッセージが届きました。「国試のトリセツを楽しく拝見しています。大変勉強になります。今後ともよろしくお願いします」と。差し出し人を見ると田中竜馬先生でした。なんと、竜馬先生も弊メールマガジンの読者だったのです。飛び上がるくらいビックリしたことを記憶しています。その後、著書を献本していただいたので、その御礼も兼ねてrecommendationの一冊としました。

あてて見るだけ！劇的！救急エコー塾

鈴木昭広/編、羊土社、2014

for 医学生

　私事ですが、病院実習は循環器内科スタートだったので、心エコーの見学で相当に苦労した記憶があります。教科書を読んでも、エコーの臨床工学的な内容から始まりますし、書いてある内容も煩雑で理解に困りました。その十年後には、エコーの小型化・安価化・高機能化がさらに進み、いつでも・どこでも・だれでもエコーを使える時代に突入しました。もう一つの聴診器としてエコーが使いこなすのが当然な時代が目前に迫っています。エコーはあてなければ上達しないので、タイトルの「あてて見るだけ」というのは本質を突いているように思えます。病院実習でエコーに触れる機会がある医学生にはオススメの一冊です。

for 研修医

　もともとはレジデントノートで大好評を博した特集・連載の単行本化書籍です。現場目線で書かれているので、読みやすいことはもちろん、実践的な内容になっています。分量も200ページ未満なので、一気に通読できます。写真・画像も多く、まずプローブを当てて見ようという気持ちにさせてくれる本です。

国試のトリセツ舞台裏

　これまた私事ですが、著者の鈴木昭広先生は、旭川医科大学の初期研修医時代の私の指導医でした。シミュレーション教育にも精通していて、記憶に残る実習指導が印象に残っています。指導された内容はもちろん覚えていますが、その教育手法に興味を向けていた不思議な研修医がついに単著を書くに至ったというのが裏話です。

クエスチョン・バンク

メディックメディア

for 医学生

　言わずと知れた定番問題集です。過去問データバンクとしての長い歴史があります。近年は一定条件下でオンライン版も利用可能なので、検索性にも優れています。集合知という点では、随一の受験参考書だと思います。本書との併用で、競合しないような細心の注意を払っているので、本書をうまく組合わせて活用していただけたら幸いです。

国試のトリセツ舞台裏

　メールマガジンのネタ探しに、検索機能をよく活用しています。直近の過去問であれば正解率や回答の分布が掲載されているので、「当時の受験生がどのような心理で選択したのか」を推察するヒントになります。今回、書籍化するにあたり、クエスチョン・バンクの正解率を転載できるのかどうかで伝わり方が大きく変わるので、羊土社経由で正解率の表示が可能かを交渉したところ、快くOKをもらえたのでメディックメディア社には頭が上がりません。「別の出版社なので公には応援できないけど」と言いながらもエールをくれた清澤 宝先生にも感謝です。

一般書

伝わる・揺さぶる！文章を書く（PHP新書）

山田ズーニー/著、PHP研究所、2001

　文章の書き方について基本から応用まで教えてくれた本です。どのように書けば、読み手に伝わる文章になるのかを端的に説明しています。

　一言で表すと「よい意見（答え）は、よい論点（問い）によって導かれる」という要旨になりますが、これがとても奥深いので一読する価値があります。問いをどのようにブラッシュアップしていくかの過程が述べられていて、読むだけで思考力向上のヒントも得ることができます。

　もともとの自分の文章力が、どの程度のものだったのかは記憶の彼方なので比較検証はできませんが、この本があったからこそ、単著での出版が達成できたのだと思います。「どのように文章を校正すれば、より伝わりやすくなるか」という視点が持てたので、編集スタッフの校正に対しても有意義なディスカッションができたということも補足しておきます。

　この本は、医師に必要なnon-technical skillを習得できるという点でも医学生にぜひ推奨したいです。本書「医師国家試験の取扱説明書」にも随所で登場するカルテ記載、プレゼンテーション、カンファレンス、医療面接等のコミュニケーションなどの基礎力を磨くヒントがぎっしり圧縮されています。

　節目、節目で読み返すのですが、読むたびに新たな発見が得られる本です。私は勝手に「時間経過とともに成長する本」という位置付けにしています（本が成長しているというより、本が私の成長を待ってくれているというのが適切な表現のように思えます）。この「時間経過とともに成長する本」というコンセプトがヒントとなり、冒頭のカリキュラム（本書の処方箋）が誕生しました。

ポレポレ英文読解プロセス50（代々木ライブラリー）
英文速読のナビゲーター（研究社）
情報構造で読む英語長文（代々木ライブラリー）

西きょうじ／著

　まず、舞台裏の話としては、本書は「ポレポレ英文読解プロセス」のオマージュ的な作品に仕上がりました。単著を出版できるとなったときに、真っ先に思い浮かべたのがポレポレでした。初版から25年が経過（2018年9月現在）したにもかかわらず改訂なしでベストセラーのまま存在し続けている伝説の参考書です。ポレポレがなぜ、長きにわたり受験生に愛読され続けているのかを考察してから、本書の制作に取りかかったのですが、結果的には次のような点で共通したことになります。

- 受験参考書である
- 精読のプロセスに重きを置いている
- 問題の選択、配列に意識を集中させた
- 問題解説を基本ルールに帰納させている
- 普遍性を追求している
- シマウマ

　ポレポレのオマージュ本が、医師国家試験の受験参考書として機能するかどうかは未知数ですが、十年後の医学生の手にも広く普及している未来を想像して、ワクワクしながら精魂こめて本の制作にあたりました。

　次に「英文速読のナビゲーター」は、文章を論理展開に注意しながらどのように読み進めればよいかを示した長文読解の指南書です。接続語と指示語の「ただしい読み方」が述べられています。論理展開を学ぶことができるので、日本語の文章読解力や作文力が副次的に向上したという点で、本書のベースとなった本です。校正の場面においても、接続語の矛盾を拾い上げて修正することができたのも、この本のおかげなのだと思います。

　最後に「情報構造で読む英語長文」では、一文を構成している情報が英語ではどのように配置されているかという説明が記されています。文は旧情報から新情報へ展開されるというのが自然になるという主旨の記述があって、このような情報構造を実は日常診療に応用しています。例えば、健診で異常を指摘されて二次検診の結果を説明する場面では、伝えたい内容は以下に示す△で集約されるのですが、より効率的に伝えるためには○のように旧情報を挟んでから伝えると情報がスムーズに伝達されやすい構造になります。

△　「二次検診の結果は、●●でした。」

○　「前回は健診で◆◆を指摘されたので来院されたという流れでした。〈旧情報〉
　　そのときに追加で行った二次検診の結果は●●でした。〈新情報〉」

　付録③「30秒サマリーの実例集」では、一般的なSBARの型ではなく、BSARの順で配置しています。backgroundが〈旧情報〉、situationが〈新情報〉ということを踏まえ、プレゼンテーションをしたときに「旧情報→新情報」という配置になるように、情報構造を意図的に変更しています。その結果、情報の流れが自然になるので、伝達の効率化を図れるのだと考えました。

　医師の症例プレゼンテーションの情報構造も同様です。早く入手できる順に情報が配置されているので、旧情報→新情報の流れが担保されます。ここに、臨床実地問題の本文を前から後ろに読むことの必然性が見出せるのです。

◆ 参考文献

http://kyoji111.blog40.fc2.com/blog-entry-52.html

おわりに

　冒頭の「はじめに」の話の続きです。西 きょうじ先生に会いに行く軽井沢までの電車の中、「いったい自分は何者なんだろう」という答えの出ない物思いに耽っていました。

　私は、自分の医師国家試験を迎えるまでに、大学受験での浪人と大学生の頃の留年とで、何年分かの遠回りをしました。大学受験の浪人中は１浪、２浪と年数を経るほど、ボディブローのように表現しがたい重苦しさが累積したことを今でも思い出すことがあります。高校の同級生が大学生になり、楽しそうに大学生活を過ごしているのを見ては焦燥感や虚無感に襲われることもありました。特に、身分を証明するものが何もなかったので、まさに自分は「浪人」なのだと、当時の不安定なidentityを憂う時期もありました。
　結果的には医学部に合格することができたものの、簡単には医師になれませんでした。原級留置もあり、周囲の級友たちから取り残された感が尾を引きました。苦労は買ってでもしろとは、よく言われますが、それ以降もここに書けないくらいの辛いエピソードがあり、人並みには苦労や苦悩、困難、失望、挫折を一通り経験し、今に至ります。
　でも、今、このように医学参考書を世に繰り出せるという極めて光栄な機会に恵まれました。やっと挽回できたという達成感が湧いています。
　小さい頃から、文字を読むのが苦手で、小中高と「言語」の教科に苦労したことを考えると、単著を出版できるのは自分にとって奇異な出来事のように思えます。浪人時代も、留年したときも、遠回りをするたびに、自分の弱点だった読解力を補うために文章を書くトレーニングを積んだことが、よい成果を生んだのかもしれません。文章としてoutputするためには、それ相応のinputが必要だったということに後に気付きましたが、結果的には副次的に「読むトレーニング」を兼ねていたのでしょう。
　つまり、ストレートで医師になった場合には本書の誕生は成立しえなかったのかもしれません。遠回りをして努力したからこそ、必要十分条件がそろい、やっと到達できた境地なのだと思います（反実仮想の話ですが）。

　かつての自分と同じように「受験生」の立場となった医学生に向けて、よく伝えているメッセージがあるので、「あとがき」のkey phraseとして締め括ります。

「今、こうやって充実した日々が過ごせるのは、転んでは起き上がり、前に進んでは転んでを繰り返して、あきらめることなく今に繋げてくれた他ならぬ自分のおかげ」

　もしできることなら、なかなか大学受験から抜け出せずに悶々としている浪人時代の自分と留年した後で取り残された気持ちになっている自分に本書を見せつけてやりたいとも思います。同じように、医師国家試験を受験する医学生のみなさんも、人によっては様々な困難が背景にあるかと思いますが、合格するためには、そこまでの過程で「あきらめなかった」という条件が必要になります。試験当日まで繋いでくれた過去の自分、そして医師免許を取得したという結果を残した自分も実は連続しているのです。いつか必ず「過去の自分、よくやった！」と言える日が来るので、その日を信じて大切な時間を積み重ねていただけたらと心から願っています。本書を通じて、資格試験・実臨床両方のアプローチから、医学生の育成の一端を担えたら幸いです。

　　謝辞

　　〜二人の「ケンジ」〜

　医学生の６年次に旭川医科大学小児科への入局を決めたものの、卒後、母校での初期研修中に将来の進路に迷ったことがありました。小児科医ではなく、医学教育分野でのキャリアを考えて医師国家試験予備校講師になりたいと思ったのです。
　そのことを正直に当時の教授に相談した日のことを今でも鮮明に覚えています。口約束ではありますが、小児科研修の前に「やっぱり辞めます」というのは無礼そのものです。いわば裏切りのプレゼンテーションです。どんな仕打ちが来てもしかたがないという覚悟で臨みました。しかし、自分の予想とは反して彼は私の話を傾聴し、次の言葉を発したのでした。

　「好きにしたらいい。めざすものがあるなら応援したい」

その対話のなかで、「いつか単著を出版したい」という野望を口にしました。そのとき「本気なら出版社を紹介する」とまで言われたのですが、自分の実力でチャンスをつかみ取りたいので気持ちだけいただきますとだけ答え、礼を述べるにとどめました。
　彼は、自分だけではなく誰に対しても非常に厳格な人物でしたが、チャレンジャー精神が旺盛で熱意を伴う人に対しては、最大限に支援するという姿勢でした。私も、応援されるに値するような医師になりたいと固く決心しました。
　それから、1カ月と経たずして彼は帰らぬ人になりました。終末期の貴重な時間を私に割いていただき、私の背中を押した形で他界されたのです。さらに十年が経とうとして、やっと当時の野望の1つが実現するに至りました。故・藤枝憲二 教授がいなければ、今の自分はなかったと思います。アポイントをとる際にメールに記した「自分のために、そして社会貢献のために、今の自分にできることをしたいと考えています」という言葉を具現化することができました。この場を借りて、感謝の気持ちを述べたいと思います。藤枝先生、ありがとうございました。

　2018年9月現在は、札幌東徳洲会病院の救急科で臨床医をしながら、母校 旭川医科大学の非常勤講師と北海道大学医学部の診療参加型コア科臨床実習の指導医という立場で医学教育に携わっています。市中病院の救急科というと、忙しくて大変という世間のイメージがありますが、職場の理解もあり、自分のlifeworkとして医学教育に熱情を注ぐことができています。そのような恵まれた環境に身を置けるのは瀧 健治救急センター長によるところが大きいです。私の経歴、性格、性質、能力、野心、すべて受容したうえで、「どんどんやりなさい」と応援してくれる存在です（十年前にも同じようなことを言われたことが思い出されます…）。
　今回、羊土社で書籍が出版されることを報告したときも「羊土社は以前よくお世話になったから、よろしくお伝えください」と、笑顔でよろこんでくれました。瀧先生、いつもありがとうございます。

　二人の「ケンジ」先生なしでは、本書の誕生はなかったと思います。感謝しても感謝し尽くせないほどの言葉を伝えたいです。

本書を世に送り出すにあたり私を育て、関わっていただいた、すべての方に感謝します。

　旭川医科大学 教育センター専任教授 蒔田芳男先生、故・藤枝憲二先生、旭川医科大学の先生方。沖 潤一副院長をはじめとする旭川厚生病院小児科の先生方。札幌東徳洲会病院の名誉院長 清水洋三先生、院長 太田智之先生、救急センター長 瀧 健治先生、丸藤 哲先生、副センター長 松田知倫先生、スタッフドクターの先生方、歴代の初期研修医の先生方、院内スタッフの皆様。Medu4 穂澄先生。ハワイ大学がんセンター岡田悠偉人様。本書での正答率の提示に御尽力をいただいた MedicMedia 社の皆様、清澤宝先生。西 きょうじ先生。山田ズーニー先生。株式会社まなびのデザイン 宮野正史様。羊土社 編集部 間馬彬大様、中田志保子様、鳥山拓朗様、羊土社スタッフの皆様。長きにわたり支えてくれた父、母、弟、妹。そして、いつも笑顔で支えてくれる妻 亜紗子に、この本を献げます。

2018年10月20日　民谷 健太郎

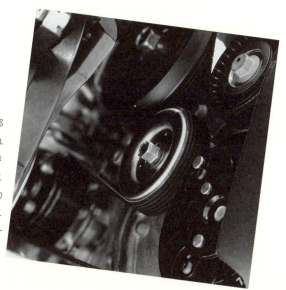

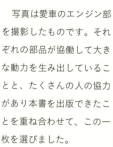

　写真は愛車のエンジン部を撮影したものです。それぞれの部品が協働して大きな動力を生み出していることと、たくさんの人の協力があり本書を出版できたことを重ね合わせて、この一枚を選びました。

● **著者プロフィール**

民谷　健太郎（たみや　けんたろう）
札幌東徳洲会病院 救急科／旭川医科大学 教育センター 非常勤講師／
株式会社まなびのデザイン

2009年旭川医科大学卒業、同大学病院初期研修、2011年札幌東徳洲会病院　救急総合診療部後期研修。2013年から2015年まで、臨床医の傍ら医師国家試験予備校講師を務める。2015年より札幌東徳洲会病院救急科。良き指導医になれるよう、日々臨床経験を積んでいる。2014年2月 医学教育にかかわる「株式会社まなびのデザイン」設立。

メールマガジン「医師国家試験の取扱説明書」
http://manabino-design.com/torisetsu/

医師国家試験の取扱説明書
（いしこっかしけん とりあつかいせつめいしょ）

2018年10月20日　第1刷発行	著　者　民谷健太郎（たみやけんたろう）
	発行人　一戸裕子
	発行所　株式会社　羊　土　社
	〒101-0052
	東京都千代田区神田小川町2-5-1
	TEL　　03（5282）1211
	FAX　　03（5282）1212
	E-mail　eigyo@yodosha.co.jp
	URL　　www.yodosha.co.jp/
© YODOSHA CO., LTD. 2018	
Printed in Japan	ブックデザイン　羊土社編集部デザイン室
ISBN978-4-7581-1838-5	印刷所　　　　　日経印刷株式会社

本書に掲載する著作物の複製権、上映権、譲渡権、公衆送信権（送信可能化権を含む）は（株）羊土社が保有します。
本書を無断で複製する行為（コピー、スキャン、デジタルデータ化など）は、著作権法上での限られた例外（「私的使用のための複製」など）を除き禁じられています。研究活動、診療を含み業務上使用する目的で上記の行為を行うことは大学、病院、企業などにおける内部的な利用であっても、私的使用には該当せず、違法です。また私的使用のためであっても、代行業者等の第三者に依頼して上記の行為を行うことは違法となります。

JCOPY ＜（社）出版者著作権管理機構 委託出版物＞
本書の無断複写は著作権法上での例外を除き禁じられています。複写される場合は、そのつど事前に、（社）出版者著作権管理機構（TEL 03-3513-6969，FAX 03-3513-6979，e-mail：info@jcopy.or.jp）の許諾を得てください。